طب روحانی اور تاثیر قرآنی

(عملیات کی شرعی حیثیت پر مدلل کتاب)

مولانا محفوظ الرحمٰن فاروقی رحمانی

Tibb-e-Roohani aur Taseer-e-Quraani

by: Mahfoozur Rahman Farooqui Rahmani

Edition: April '2026
Publisher :
Taemeer Publications LLC (Michigan, USA / Hyderabad, India)

ISBN 978-93-6908-716-7

کتاب	:	**طب روحانی اور تاثیر قرآنی**
مولف	:	**مولانا محفوظ الرحمٰن فاروقی رحمانی**
صنف	:	مذہب وروحانیت
ناشر	:	تعمیر پبلی کیشنز (حیدرآباد، انڈیا)
سالِ اشاعت	:	۲۰۲۶ء
صفحات	:	۲۱۴
سرورق ڈیزائن	:	ابوسعد گرافکس (اورنگ آباد، مہاراشٹر)

عملیات کی شرعی حیثیت پر مدلل کتاب

طبِ روحانی اور تاثیر قرآنی

مَنْ رَاقٍ

ہے کوئی جھاڑ پھونک کرنے والا

جنات جادو اور تعویذات؟

مسمریزم؟

حضرت علیؓ فرماتے ہیں کہ حضورؐ نے فرمایا

خَیْرُ الدَّوَاءِ الْقُرْآنُ

سب سے مؤثر دوا قرآن مجید ہے

(ابن ماجہ، کتاب الطب ۳۵۰۱)

☆ مؤلف ☆

مولانا محفوظ الرحمٰن فاروقی رحمانی

امیر مرکز علوم شرعیہ ورُکن آل انڈیا مسلم پرسنل لاء بورڈ

مقدمہ

مفکر اسلام حضرت مولانا محمد ولی رحمانی

سکریٹری آل انڈیا مسلم پرسنل لاء بورڈ

(خانقاہ رحمانی، مونگیر، بہار)

اضافہ شدہ ایڈیشن

نام کتاب ◀ طبّ روحانی اور تاثیر قرآنی (جنّات جادو اور تعویذات) اردو، ہندی، گجراتی

مؤلف ◀ محسن مراٹھواڑہ عالمی شہرت یافتہ قاری مولانا محفوظ الرحمٰن فاروقی رحمانی
امیر مرکز علوم شرعیہ ورکن مسلم پرسنل لاء بورڈ

ترتیب ◀ محمود الرحمٰن فاروقی ندوی پروپرائٹر: رضوان انٹرنیشنل ممبئی (منظور شدہ سعودی کونسلیٹ)

تزئین ◀ مُفتی حبیب الرحمٰن فاروقی (ایم، آر، ایف ٹرانسلیشن، اورنگ آباد)

کمپوزنگ ◀ کمپیوٹر کمپوزنگ اینڈ ڈیزائننگ ◉ ابوسعد گرافکس (اورنگ آباد مہاراشٹر)

رابطہ کیلئے ◀ ایم، آر، ایف ٹاور، بھڑکل گیٹ، اورنگ آباد (مہاراشٹر) پن کوڈ: ۴۳۱۰۰۱

فون نمبر ◀ 09822629596 - 09226240077 - 08888884483

ملنے کے پتے

◀ مولانا مسعود الرحمٰن فاروقی (جامعہ کفایت العلوم للبنات ہنگولی مہاراشٹر) 09822114571

◀ حافظ سعید الرحمٰن فاروقی (سوپر میٹل شاپ، اورنگ آباد) 09226240077

◀ حافظ ضیاء الرحمٰن فاروقی ابوسعد گرافکس (اورنگ آباد مہاراشٹر) 08888884483

◀ قاری عبد الرحمٰن نعمانی مدرسہ دار العلوم نعمانیہ پربھنی 09604163368

کتاب پر تبصرے

طِبِّ روحانی اور تاثیر قرآنی

(جنّات جادو اور تعویذات)

پر تبصرے کئی ماہناموں میں شائع ہو چکے ہیں،

جس میں ماہنامہ جہانِ کتب دہلی، ماہنامہ دارالسلام مالیر کوٹلہ،

ماہنامہ الکوثر، ماہنامہ ندائے شاہی وغیرہ اسکے علاوہ کئی اخبارات

اور میگزین میں بھی تبصرے شائع ہو چکے ہیں۔

اورنگ آباد ٹائمز، ایشیاء ایکسپریس اورنگ آباد، تعمیر (بیڑ)،

کامل یقین ناندیڑ، گواہ حیدرآباد، منصف حیدرآباد، انقلاب ممبئی،

اردو ٹائمز ممبئی، عرب نیوز جدّہ، جنگ پاکستان وغیرہ۔

مؤلف کتاب نے اس کتاب کو تمام مذہبی وسیاسی

قائدین کی خدمت میں پیش کیا،

بطور خاص امامِ حرم شیخ عبدالرحمٰن السدیس

اور اے، پی، جی عبدالکلام

(سابق صدر جمہوریہ ہند)

بسم اللہ الرحمن الرحیم

انتساب

میں اپنی اس حقیر کوشش کو والدِ محترم جناب
قاری عبدالستار رحمانیؒ اور اپنے محسن و مربی
مفکر اسلام حضرت مولانا محمد ولی رحمانی سجادہ نشین
خانقاہِ رحمانی مونگیر (بہار) کے گرامی قدر نام کے ساتھ منسوب
کرنے کی سعادت حاصل کرتا ہوں، جن کے فیضانِ تعلیم و تربیت کا
یہ اثر ہے، اور میری نگارش کی بسم اللہ ہے، میرا مقصد قرآن و حدیث کی
روشنی میں مستند حوالوں سے صحیح رہبری و رہنمائی کرنا ہے، اور جاہل عاملوں
و نقلی باباؤں سے امت کو بچانا ہے، اس کتاب کے کچھ حصّے کو مسجدِ نبوی میں
اصحابِ صفہ کے چبوترے پر تحریر کرنے کا بھی شرف ملا، اللہ تعالیٰ روضہ اقدس ﷺ
کی نسبت اور اس مبارک سرزمین پر کی گئی دعاؤں کو قبول فرما کر
اس کتاب کو مقبول و مفید بنائے۔ (آمین)

سراپا عصیان

محفوظ الرحمن فاروقی رحمانی

۱۴/ نومبر ۲۰۰۰ء بروز سنیچر

حال وارد مسجدِ نبویؐ مدینہ

بسم اللہ الرحمن الرحیم

قرآن کہتا ہے

مَنْ رَاقٍ

ہے کوئی جھاڑ پھونک کرنے والا؟

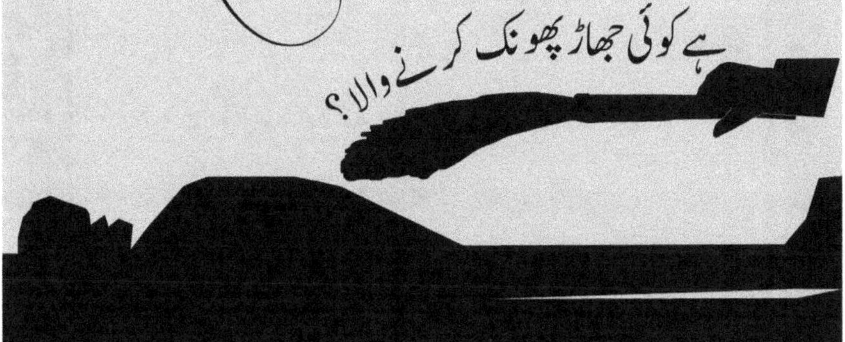

حضرت ابوسعید خدریؓ فرماتے ہیں کہ

نَعَمْ وَاللّٰہُ اِنِّی لَرَاقٍ

قسم خدا کی میں جھاڑ پھونک کرنے والا ہوں

حضور پاک ﷺ نے حضرت عائشہؓ سے فرمایا

عَالِجِیْھَا بِکِتَابِ اللّٰہ

"اسکا علاج قرآن مجید سے کرو"

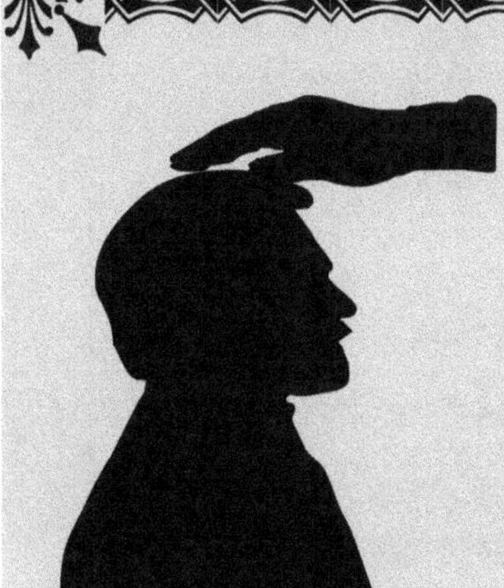

بسم اللہ الرحمن الرحیم

جھاڑ پھونک کا ثبوت قرآن سے

جب موت کا وقت قریب آیا قرآن نے ایک عجیب منظر کو پیش کیا

كَلَّآ إِذَا بَلَغَتِ التَّرَاقِيَ وَقِيلَ مَنْ رَاقٍ

ترجمہ: ہرگز نہیں جب کے جان گلے تک پہنچ جائے گی اور لوگ کہتے پھرینگے
''ہے کوئی جھاڑ پھونک کرنے والا (پارہ ۳۰، سورۃ قیامہ)''

معلوم ہوا کہ قرآن کے نزول سے پہلے بھی جھاڑ پھونک
کا رواج تھا اور عربوں کے اندر علاج کا یہ طریقہ عام تھا۔

ایک موقع پر حضور ﷺ نے فرمایا

''اَعْرِضُوا عَلَيَّ رُقَاكُمْ لَا بَأْسَ مَالَمْ يَكُنْ فِيهَا شِرْكٌ''

ترجمہ: تم لوگ مجھے اپنے جھاڑ پھونک کے کلمات سناؤ
اگر اس میں شرک نہ ہو تو کوئی حرج نہیں (مسلم شریف)

معلوم ہوا کہ جھاڑ پھونک قرآن وحدیث سے ثابت ہے
اور حضور ﷺ نے اس کی ترغیب واجازت دی ہے

ہندوستان کے مشہور اکابر علماء کے خطوط مؤلفِ کتاب کے نام

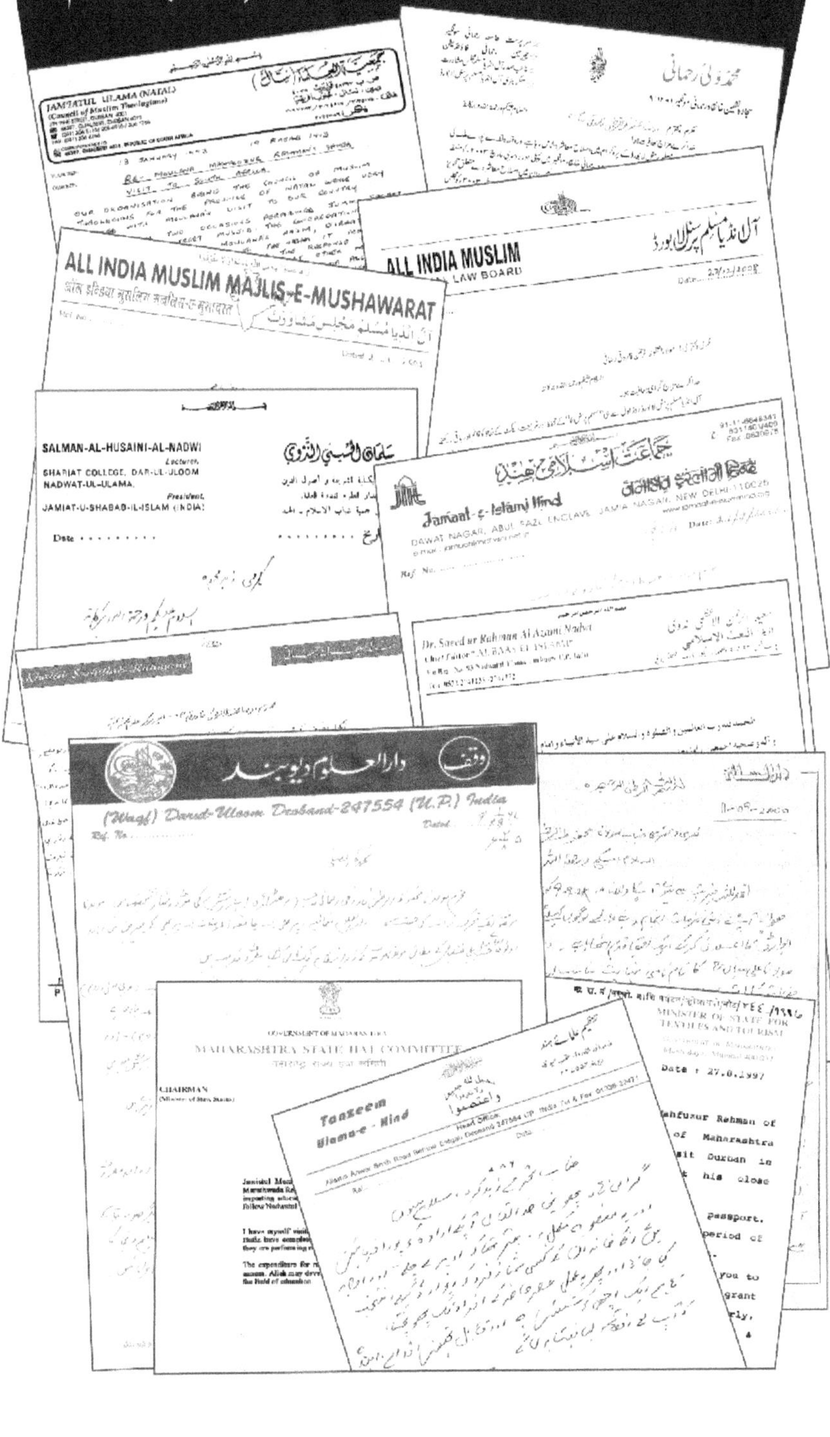

شیخ احمد دیداتؒ کی یادگار تحریر

بسم اللہ الرحمن الرحیم

The Islamic Propagation Centre International

3rd FLOOR
BINLADIN CENTRE
124 QUEEN STREET
DURBAN 4001
SOUTH AFRICA

PHONE: (027-31) 3060026/7
P.O. BOX 2439
DURBAN 4000
SOUTH AFRICA
TELEX: (095) 6-21815 IPCI SA
FAX: (027-31) 304-0326

25/2/94

TO WHOM IT MAY CONCERN

I had the privelege of sharing the pitalform with Moulana, Mahfoozurrahman Faruqui on Friday 4/2/94

The Moulana led the Juma Salaat and delivered the Khutba, and I was given the honour of delivering the pre Khutba talk.

Ahmed Deedat

Invite (All) to the Way of thy Lord with Wisdom and Beautiful Preaching, and reason with them in ways that are Best and Most gracious (Al-Quran 16:125)

مضامین

شمار نمبر | صفحہ نمبر

بسم اللہ الرحمن الرحیم

مقدمہ

مفکرِ اسلام عارف باللہ حضرت مولانا محمد ولی رحمانی صاحب دامت برکاتہم
(سجادہ نشین خانقاہ رحمانی مونگیر (بہار) وسیکریٹری مسلم پرسنل لاء بورڈ)

جن ایک حقیقت ہے، اللہ تعالیٰ نے اس مخلوق کو مخصوص صلاحیتیں دی ہیں، جن کا اظہار ہوتا رہتا ہے، کبھی لوگ سمجھ پاتے ہیں اور کبھی نہیں، لیکن یہ واقعہ ہے کہ اللہ تعالیٰ کی دی ہوئی نعمت کا اس مخلوق نے انسانوں کو پریشان کرنے اور تباہ کرنے کا ذریعہ بھی بنایا ہے جاننے والے جانتے ہیں اور جن لوگوں پر بیتی ہے وہ سمجھتے ہیں کہ ان کی تباہ کاریوں نے اللہ کے کتنے معصوم بندوں کو کتنا پریشان حال اور بدحال کیا ہے۔

جادو بھی ایک حقیقت ہے، اس کے سیکھنے سکھانے، کرنے کرانے کا تذکرہ واضح الفاظ میں قرآن پاک میں اور احادیثِ صحیحہ میں موجود ہے، اور اس کے بُرے اثرات کا ذکر بھی قرآن پاک اور احادیثِ صحیحہ میں صراحت کے ساتھ موجود ہے، آج بھی جادو کرنے والے اور کرنے والیاں موجود ہیں، اور ان کی کارستانیوں کی بدترین مثالیں سامنے آتی رہتی ہیں۔

ٹونا ٹوٹکا اور نظر کے برے اثرات بھی محسوس چیزیں ہیں، اور انسانی تہذیب کی پرانی تاریخ سے لے کر آج تک جنّات، جادو، ٹونا، ٹوٹکا اور نظر کے برے اثرات سامنے آتے رہے ہیں، پڑھے لکھے، ان پڑھ، دیندار، بے دین، گنہگار، عابد، زاہد، فاسق وفاجر، امیر وغریب، ہر سطح اور ہر طبقہ کے انسان ان چیزوں کا نشانہ بن چکے ہیں۔

قرآن پاک کی ایک خصوصیت شفاء بھی ہے، اللہ تعالیٰ نے اپنے کلام کے مختلف حصوں میں اتنا اثر رکھا ہے کہ وہ اللہ کے حکم سے دفعِ مرض کا ذریعہ ہے، اسی طرح جنّات کے شر سے بچنے کا بہترین ذریعہ اللہ تعالیٰ نے اپنے کلام کے بعض حصوں کو بنایا ہے، جادو، ٹونا، ٹوٹکا اور نظر کے اثر کو ختم کرنے کے لئے بھی کلام اللہ کے الفاظ وآیات میں اللہ نے طاقت رکھی ہے۔

جادو کے اثر کو ختم کرنے کا قرآنی نسخہ اللہ تعالیٰ نے حضرت جبرئیل کے ذریعہ سرکارِ دو عالم ﷺ کو بتایا، جنّات سے بچنے اور اپنے آپ کو محفوظ رکھنے کی تعلیم سرکارِ دو عالم ﷺ نے قرآن کے کلمات کے ذریعہ دی، معوذتین کا معمول سرکارِ ذی وقار ﷺ کا تھا، اور آپ نے اس کی تلقین بھی فرمائی، امراض سے شفاء کے لئے اللہ کے نام اور کلام کی رہنمائی سرکارِ دو عالمؐ نے فرمائی۔

اور صرف کلام کے ذریعہ ہی نہیں بلکہ اپنے کلمات سے بھی آپؐ نے حضرت عثمانؓ کے درد کا علاج فرمایا، حضرت عائشہ صدیقہؓ نے حضور ﷺ کا معمول بتایا کہ آپ مریض پر دایاں ہاتھ پھیرتے اور چند کلمات پڑھا کرتے تھے جو قرآن کا حصہ نہیں ہوتے تھے، اسی طرح جنہیں پھوڑے پھنسی کی تکلیف ہوتی ان کے علاج کے لئے بھی چند کلمات ادا فرماتے تھے، دفع سحر کے لئے معوذتین کے علاوہ سرکارِ ذی وقار ﷺ دوسرے کلمات بھی پڑھا کرتے تھے۔

عہد نبویؐ میں حضرت سہل بن حنیفؓ کو حضرت عامر بن ربیعہؓ کی نظر لگ گئی، وہ سر نہیں اٹھا پا رہے تھے، معاملہ سرکارِ دو عالم تک پہونچا، آپ ﷺ ناراض ہوئے اور فرمایا کہ ''عَلَامَ یَقْتُلُ اَحَدُکُم اَخَاہ؟ '' (کس جرم میں تم اپنے بھائی کو مار رہے ہو؟) اس موقعہ پر حضرت عامرؓ نے اپنے چہرے، ہاتھ، پاؤں اور گھٹنے کو دھویا اور اس پانی سے حضرت سہلؓ کے جسم کو

دھویا تو ان کی تکلیف دور ہوگئی۔(بروایت موطا امام مالک باب ما جاء فی نزع التعالیق والحرس من العین)

حضرت ام سلمہؓ کی خدمت میں جب نظر بد کا معاملہ لایا جاتا تو پیالہ میں پانی رکھ کر سرکارِ ذی وقارؐ کے موئے مبارک کو اس میں چھوڑ دیتیں اور پانی مریض کو پلا دیتیں، مریض کو فائدہ پہونچتا۔(مشکوٰۃ شریف ج ۲ کتاب الطب و الرقی)

سرکارِ ذی وقار صلی اللہ علیہ وسلم کی تعلیم وتلقین اور عمل کے پیشِ نظر حضرت عبداللہ بن عمرؓ کا یہ طریقہ تھا کہ ''کَانَ عَبدُاللّٰہِ بن عُمَرَ یُعَلِّمُھُنَّ مَنْ عَقَلَ مِن بَنِیہِ وَمَن لَّم یَعقِل کَتَبَہُ فَعَلَّقَہُ عَلَیہِ۔''(ترجمہ: حضرت عبداللہ بن عمرؓ ان کلمات کو(جو حضورؐ نے بتائے تھے) سمجھدار بچوں کو سکھاتے اور ناسمجھ بچوں کے گلے میں لکھ کر لٹکا دیا کرتے۔)

اس طرح کی روایتیں بخاری شریف، مسلم شریف اور حدیث کی دوسری مستند کتابوں میں موجود ہیں، انہی روایتوں کے پیشِ نظر علماء کرام اور بزرگانِ دین نے سحر، جنات، نظر اور بہت ساری بیماریوں کا علاج کلام اللہ کے الفاظ، اللہ کے نام یا دوسرے الفاظ کے ذریعہ کیا، اور جیسے جیسے وقت گزرتا گیا دم، جھاڑ پھونک اور تعویذ پر تلاش وتحقیق اور تجربات کے ذریعے اضافہ ہوتا رہا، اور جس طرح دوسرے اسلامی علوم وفنون کی تدوین دوسری اور تیسری صدی ہجری میں ہوئی اور تحقیق کا سلسلہ جاری رہا فن تعویذ وعلاج نے بھی تدریجاً مدوّن ومرتب شکل اختیار کرلی۔

تعویذ اور جھاڑ پھونک سے متعلق بعض روایتوں کی وجہ سے یہ غلط فہمی پیدا ہوتی ہے کہ یہ چیزیں شرعاً غلط ہیں، لیکن حدیث شریف کے ذخیرہ کو تحقیق اور احتیاط کے ساتھ دیکھنے سے یہ حقیقت سامنے آتی ہے کہ مطلقاً تعویذ اور جھاڑ پھونک کو غیر شرعی سمجھنا حدیث کی تعلیم کے خلاف

ہے، اور اس سے ملنے والی رقم کو نا جائز سمجھنا حدیث صحیح اور صریح کے مطابق نہیں ہے، اللہ کے رسولؐ نے رقیہ باطل اور رقیہ حق کی صراحت فرمادی ہے اور رقیہ حق کی آمدنی کو صحیح قرار دیا ہے۔

فَجَاءُ وْا بِمَعْتُوهٍ فِی الْقُیُودِقَالَ فَقَرَأْتُ عَلَیْهِ بِفَاتِحَةِ الْکِتَابِ ثَلٰثَةَ اَیَّامٍ غُدْوَةً وَ عَشِیَةً کُلَّمَا خَتَمْتُهَا اَجْمَعُ بُذَاقِی ثُمَّ اَتْفُلُ فَکَأَ نَّمَا نَشَطَ مِنْ عِقَالٍ فَأَ عْطُوْ نِیْ جُعْلاً فَقُلْتُ لَا حَتّٰی أَسَأَلَ رَسُوْلَ اللّٰهِ صلی اللہ علیہ وسلم فَقَالَ کُلْ فَلَعَمْرِیْ مَنْ اَکَلَ بِرُقْیَّةِ بَاطِلٍ لَقَدْ اَکَلْتَ بِرُقْیَّةِ حَقٍ. (سنن ابو داؤد- کتاب الطب)

(ترجمہ: وہ لوگ ایک پاگل کو لائے میں نے تین دنوں تک صبح وشام سورہ فاتحہ پڑھ کر اس پر دم کیا، میں نے تھوک جمع کر کے اس پر تھوک کی پھوار دی تو اس کی گرہیں کھل گئیں، ان لوگوں نے مجھے نذرانہ دیا، میں نے کہا: نبی کریم صلی اللہ علیہ وسلم سے پوچھے بغیر نہیں لونگا، تو آپ صلی اللہ علیہ وسلم نے فرمایا کہ اسے کھاؤ (بخدا یہ ممنوع ان کے لئے ہے) جو باطل رقیہ کے ذریعہ کھاتے ہیں، تم تو رقیہ حق کے ذریعہ کھاؤ گے۔

رقیہ حق اور رقیہ باطل کا فرق دوسری روایت میں واضح کیا گیا ہے عَنْ عَوْفِ بِن مَالِکِ قَالَ کُنَّا نَرْقِیْ فِیْ الْجَاهِلِیَّةِ فَقُلْنَا یَا رَسُولَ اللّٰهِ (صلی اللہ علیہ وسلم) کَیْفَ تَرٰی فِیْ ذٰلِکَ فَقَالَ اِعْرَضُوْا عَلَیَّ رِقَاکُمْ لَا بَاسَ بِالرُّقِیْ مَا لَمْ تَکُنْ شِرْکاً.

(سنن أبی داؤد- کتاب الطب)

ترجمہ: حضرت عوف بن مالکؓ فرماتے ہے کہ ہم لوگ زمانہ جاہلیت میں جھاڑ پھونک کیا کرتے تھے، ہم لوگوں نے ایک بار رسول اللہ صلی اللہ علیہ وسلم سے پوچھا کہ اس سلسلہ میں آپؐ کا کیا ارشاد ہے؟

آپ ؐ نے فرمایا کہ اپنے جھاڑ پھونک میرے سامنے پیش کرو، جس جھاڑ پھونک میں کوئی شرک نہیں اس میں کوئی مضائقہ نہیں ہے۔

مذکورہ تفصیلات کے پیشِ نظر میرے مخلص اور مہاراشٹر کے ذی علم عالم وخطیب اور معروف عامل جناب مولانا حافظ محفوظ الرحمٰن فاروقی رحمانی زاد ہم اللہ علما وعملاً نے کتاب ''طب روحانی اور تاثیر قرآنی'' تحریر کیا ہے، اللہ کے کرم سے انہوں نے تعویذات کے ذریعہ تقریباً تیس سال سے پریشان حال بندوں کو ملک و بیرون ملک میں بہت فائدہ پہونچایا ہے، ان کی علمی لیاقت اور خطیبانہ صلاحیت سے بھی بڑا فائدہ ہوا ہے، ان کے اصرار پر میں نے کتاب حرف بہ حرف پڑھ کر کچھ مشورے بھی دیئے، قرآن وحدیث کے مستند حوالہ جات کے بعد کتاب کا معیار بھی الحمد اللہ بہت پسند آیا اور عناوین کے انتخاب نے تو چار چاند لگا دیئے، اللہ تعالیٰ ان کے ذریعہ فائدہ پہنچاتا رہے اور اس کتاب کو مفید بنائیے۔ (آمین)

محمد ولی رحمانی

خانقاہ رحمانی مونگیر ۴ر رمضان المبارک ۱۴۲۱ھ

پیش لفظ

از: حضرت مولانا انظر شاہ صاحب کشمیریؒ شیخ الحدیث دارالعلوم (وقف) دیوبند

کس قدر عجیب وغریب ہوگا یہ جائزہ بلکہ یہ کہئے کہ بصائر وعبر کا ایک بھیانک مرقع کہ ہماری اس وسیع وعریض کائنات میں سلسلہ کس چیز کا سب سے زیادہ طویل ہے، انسان نے سمندر کی تہہ میں اتر کرنئ عجائبات کی دریافت میں کیا گل کھلائے، صحراءِ قمر پر قدم رکھ کر کس نئی دنیا، نئے عالم اور ایک نئی کائنات سے آشنا ہوا؟ مریخ اپنے نشیب وفراز میں کیا کچھ لئے بیٹھا ہے، اور زہرہ کے مرمریں سینے میں دولت کا کونسا خزانہ مستور وپوشیدہ، کھوج، دریافت، کاوش، دوڑ دھوپ، سب ہی کچھ ہورہا ہے، اور سب ہی کچھ ہوتا رہے گا، مگر آج تک اس دریافت کی کسی کو نا سوجھی کہ حقائق کے انکار کا سلسلہ درازتر ہے یا اقرار کی زنجیر لمبی چوڑی؟ انسان نے کس کس چیز کا انکار کر دیا، خدا کا انکار، اس کی بے پناہ قدرتوں کا انکار، قیامت کا انکار، جنت کی خوشگواری اور جہنم کی سوزشوں کا انکار، بلکہ انکار کے منحوس بطن سے لاکھوں نامبارک انکار کی پیدائش۔

پس خوب دیکھ لیا جائے کہ انکار کا سلسلہ ہمالیہ کے لمبے چوڑے سلسلہ سے دراز ہے اور اس کی گہرائیاں سمندر سے زیادہ عمیق ہیں، تو کیا عجب ہے کہ اگر اس انکار کی عام وباء جس کی لپیٹ میں شرق وغرب شمال وجنوب آئے ہوئے ہیں یہی انسان ان حقائق کا انکار کر بیٹھے جن کی حقیقت ہدایت کی روشنی سے زیادہ تاباں وتابناک تھی، افسوس تو یہ ہے کہ بوجھلی کا مرقع یہ انسان لہسن، پیاز، مرچ، ہلدی، گل بنفشہ، گاؤزبان، سپستاں اور عناب سب کی تاثیرات کو کھلے دل سے قبول کرتا ہے، یہ مار کے درد کو محسوس بھی کرتا ہے، اور مفرح القلوب خوشخبری کے اثرات اس کے چہرے پر گل گوں بن کر جھلکتے ہیں، اس کے باصرہ نے آج تک حسین مناظر کے حسن سے گہرے

تاثرات کا انکار نہ کیا، اس کی شامہ پھولوں کی بھینی بھینی خوشبو کے انکار کی جرأت نہ کر سکی، ذائقہ ان چٹخاروں کا انکار نہیں کر پاتا، جس سے کے کام ودہن لطف اندوز ہوتے ہیں، مگر یہ انسان تسلیم نہیں کرتا تو ان حقائق کو تسلیم نہیں کرتا، جو دنیا کی سب سے زیادہ پکی اور سچی حقیقتیں تھیں، دل خراش جملوں سے متاثر ہونے والا، خوش کن باتوں سے سرور وراحت حاصل کرنے والا، حدیث وقرآن، اوراوراد ووظائف کی تاثیر کا صاف انکار کرتا ہے، کیا خوب ہے اس کائنات کی یہ منفعل مزاج ہستی، اس کا علم، اس کی آگہی اس کا فلسفہ، اسکی منطق، اسکی دانش، اس کی بینش، اگر انکار کرتی ہے تو انہی حقیقتوں کا جو زبان رسالت ﷺ سے بیان میں آئیں، حالاں کہ محمد ﷺ کے اس صادق لہجے سے بڑھ کر کوئی سچّی زبان اس کائنات کو میسر نہیں آئی۔

طبیب کا نسخہ، ڈاکٹر کا مجوزہ علاج، پیک شدہ دوائیاں سب معتبر ومستند، لیکن ''طبِ روحانی'' کا دفتر گراں مایہ ہر حیثیت سے نا قابل اعتبار، پس اقرار وانکار کی اس کشمکش سے دوچار ہونے کے بعد کیا صراطِ مستقیم یہی ہے کہ انکار کے غوغا میں ایک صدا کا اضافہ کر دیا جائے؟ نہیں نہیں بلکہ وہ منہاج جو سلامت روی کا جچا تلا معیار ہے، یہ ہوگا کہ اس بات کو حقیقت پسندانہ انداز سے جانچا اور پرکھا جائے، بھلا تعویذ گنڈے، ورد ووظائف ان کی تاریخیت اور ان کی تاثیر کا انکار ان پختہ اور پکّی روایات کے باوجود کس طرح ممکن ہے۔ جس کی اطلاع دیتے ہوئے بخاریؒ ومسلمؒ نے سید الکائنات سردارِ دوجہاں ﷺ کا معمول یہ بتایا ہے کہ ''كَانَ رَسُولُ اللّٰهِ ﷺ اِذَاشْتَكٰى مِنَّا اِنْسَانُ مَسَحَهُ بِيَمِيْنِهٖ ثُمَّ قَالَ اَذْهَبِ الْبَاسَ رَبَّ النَّاسِ وَاشْفِ اَنْتَ الشَّافِىْ لَا شِفَاءَ اِلَّاشِفَائُكَ شِفَاءً لَا يُغَادِرُ سَقَمًا۔''
آپ ﷺ کی عادت مبارکہ یہ تھی کہ جب ہم میں سے کوئی بیمار ہوتا تو آپ ﷺ مریض پر

اپنا دستِ مبارک پھیرتے اور یہ دعا فرماتے کہ (ترجمہ) ''اے اللہ بیماری کو دور فرما دے، مریض کو شفاءِ کامل بخش، واقعی شفاء دینے والی تو آپ ہی کی ذات ہے، آپ ہی شفاء بخش ہیں، آپ کے سوا کس سے شفاء مل سکتی ہے؟ ایسی شفاء دیجئے کہ بیماری کا نام و نشان باقی نہ رہے، روایت کی راوی کوئی اور نہیں، نبوت کے گھرانے کی ایک فردِ فریدہ سیدہ عائشہؓ ہیں، عربی اسلوب کے مطابق جو پیرایۂ بیان اس عفیفہ و محصنہ نے اختیار کیا ہے اس کی صاف دلالت یہی ہے کہ آنحضور ﷺ کا یہ معمول دائمی تھا، یہی وہ ''چھو'' ہے جس کا انکار منہ بھر بھر کے کیا جاتا ہے، حضرت عائشہؓ کی ایک روایت، حدیث کے یہی جلیل القدر امام ان الفاظ کے ساتھ پیش کرتے ہیں، ''جب کوئی بیمار ہوتا، یا کسی کے پھوڑے پھنسیاں نکلتیں تو آنحضور ﷺ اپنے انگشت مبارک رکھتے اور یہ فرماتے ''بِسۡمِ اللّٰهِ تُرۡبَةُ أرضِنَا بِرِيُقَةِ بَعۡضِنَا يُشۡفٰى سَقِيۡمُنَا بِا ذۡنِ رَبِّنَاَ''، جس کا مطلب یہ ہے کہ اللہ کے نام سے، ہماری زمین کی مٹی ہم میں سے کسی کے تھوک کے ساتھ اس سے شفا پائے گا ہمارا بیمار ہمارے رب کے حکم سے۔

ایں سرے ست ازا اسرار در علاج قروح و جروح آنچہ میر سد درنمی باید آں را عقول وافہام و در رقیہ ہا و افسوس ہا و آثار عجیبہ است کہ ظاہر نمی گردو۔

یہ پھوڑے اور پھنسی کا ایک شافی علاج ہے، عقل و فہم اس کی حقیقت کی دریافت سے عاجز ہیں اور بات یہ ہے کہ جھاڑ پھونک میں عجیب تأثیرات ہیں جن کو معلوم نہیں کیا جا سکتا۔

رہی تحقیق حال یا جستجوئے مال وہ سکراتِ عقل کے اس مریض حلقہ کا کام ہے جو دانشور ہونے کا مدعی، لیکن در حقیقت عقل و خرد سے سراسر محروم ہے، بلکہ انہیں مبرّأۃ عند اللہ کی روایت کا آخری ٹکڑا یہ ہے کہ ''جب کوئی گھر میں سے بیمار ہوتا تو سید الانس والجن معوذات پڑھ کر

پھونک دیتے'' بات ابھی کہاں ختم ہوئی، بخاریؒ نے حضرت عمر بن العاصؓ کی روایت پیش کرتے ہوئی یہ بھی سنایا ہے کہ اِن ہی حضرت عثمانؓ نے اپنے ایک درد کا تذکرہ آنحضور ﷺ سے کیا، پھر آپ ﷺ نے نہ کوئی درد، روکنے والی دوائی تجویز فرمائی اور نہ کسی چیز کے استعمال کا مشورہ دیا، بلکہ فرمایا کہ '' اے عثمانؓ اپنا ہاتھ درد کی جگہ رکھ لو اور تین مرتبہ بسم اللہ پڑھ کر یہ پڑھو!

أَعُوْ ذُ بِعِزَّةِ اللّٰهِ وَ قُدْرَتِهٖ مِنْ شَرِّ مَا اَجِدُ وَ اُ حَا ذِ رُ

ترجمہ: ''پناہ طلب کرتا ہوں میں اللہ کی عزت وقدرت کی ان بیماریوں کے خوف وشر سے جنہیں میں محسوس کرتا ہوں۔''

یہ پڑھنے کی دیر تھی کہ حضرت عثمانؓ کے بیان کے مطابق درد کا نام ونشان باقی نہ رہا، اس سے آگے روایتوں میں یہ تک موجود ہے کہ آنحضو ﷺ کی علالت کے دوران سیّدنا حضرت جبرئیلؑ آسمان سے جو نسخۂ شفا لیکر اترے، لطیفہ کی بات یہ ہے کہ اس میں نہ گل بنفشہ تھا، نہ گاؤزبان، مویز منقیٰ کا ذکر تھا، نہ تخم خطمی، اس نسخۂ شفا میں کیا تھا؟ امام مسلمؒ کے بیان کے مطابق وہی جھاڑ پھونک جس کا انکار شیوۂ عقل ہے، رہا آثارِ صحابہؓ کا معاملہ تو اس وضاحت سے خواہی نخواہی یہاں بھی دوچار ہونا پڑے گا کہ حضراتِ اصحاب النبی ﷺ خوفناک بیماریوں میں تعویذ لکھتے اور گلوں میں ڈالتے تھے۔

دنیا مجھے کیا کہے گی خرد فروش یا خرد نواز، مجھے کچھ فکر نہیں مگر اپنے اس اذعان ویقین کو چھپا نہیں سکتا کہ حذاقت وتجربہ پر مبنی معالجے بیکار ہو سکتے ہیں، لیکن انشاءاللہ آیاتِ ربّانی سے ماخوذ تعویذ اور حدیثی دعائیں، اوراد واذکار بے اثر ثابت نہیں ہو سکتے۔

ہاروت وماروت کے واقعہ میں ممدوح کی تحقیق یہی ہے کہ یہ دو فرشتے بنی اسرائیل کے

عہد ضلالت میں جب بدقسمتی سے اس کی تمام تر دلچسپیاں سحر و جادو کے ساتھ قائم تھیں، آسمانی کتابوں سے ماخوذ علوم علوی کی بالکل ایسی ہی تعلیم دینے کے لئے دنیا میں بھیجے گئے تھے، جیسا کہ اسلام میں قرآن و حدیث سے مستنبط تعویذات یا وظائف کا دفتر ہے، بہر حال کچھ بھی ہو راقم السطور کے ہیچ و پوچ قلم سے کچھ تیز و تند باتیں جو نکل گئیں، وہ دل و دماغ کے اس غبار کو دور و ہلکا کرنے کے لئے تھیں، جو ان حقائق کے انکار کرنے والوں کی چیرہ دستیوں کے نتیجہ میں تہ بہ تہ بیٹھ گیا، ورنہ حقیقت تو یہ ہے کہ اسلام نہ طبِ جسمانی کا مخالف ہے اور نہ طبِ روحانی کا، اور اس کا ثبوت بھی احادیث کے گنج گراں مایہ میں موجود ہے، جو کچھ لکھا گیا حاصل صرف اتنا ہی تھا، جسے قارئین کے سامنے اس شاعرانہ معذرت کے ساتھ پیش کرتے ہوئے۔

رکھیو غالبؔ مجھے اس تلخ نوائی سے معاف

آج کچھ درد مرے دل میں سوا ہوتا ہے

اکابر دیوبند جنہیں میرے یقین و علم میں منہاجِ نبوت پر جماؤ و استواری کی توفیق سب سے زیادہ میسر آئی وہ لوجہ اللہ ضرورت پڑنے پر جھاڑ پھونک یا تعویذ و وِرد سے بھی کام لیتے، سید حاجی عابد حسینؒ اور میاں سید اصغر حسینؒ اس فن کی اساسی شخصیتیں گذری ہیں، اور آج بھی ان کے خانوادہ میں اس فن کی بچی کچھی دولت موجود ہے میں نے ''گنجینۂ اسرار'' میں بھی ان احساسات کا تذکرہ کیا ہے۔

بہرِ حال خدا جانے مولوی محفوظ الرحمٰن فاروقی رحمانی کو کیا سوجھی انھوں نے بھی قلم اُٹھایا، یہ وہ شخصیت ہے جو اورنگ آباد میری حاضری پر اور دیوبند وغیرہ میں بھی مجھ سے قریب رہے، اور بار بار نیازمندانہ ملاقاتوں کا سلسلہ جاری رکھا انہیں

مجھ سے جو عقیدت و محبت ہے اس بناء پر وہ میرے دل میں محفوظ ہو گئے۔

مراٹھواڑہ کے علماء و داعیوں میں امتیازی شان کے حامل، علمی و تحقیقی صلاحیتوں کے ساتھ ساتھ بہترین عامل بھی ہیں، بیرونِ ممالک جنوبی افریقہ، زامبیا، متحدہ عرب امارات، و برطانیہ میں بھی ان کے چرچے و تذکرے اور خدمات سننے کو ملتے ہیں، قابلِ توجہ بات یہ ہے کہ انہوں نے عملیات کو دعوت دین کا میدان بنایا ہے، کئی مرتبہ مجھ سے درخواست کی کہ میں ان کی کتاب ''طب روحانی اور تاثیر قرآنی'' پر پیش لفظ لکھوں، ہجومِ کار کی بناء پر حرف بہ حرف تو نہیں دیکھ سکا، لیکن ان کے سلیقہ و قرینہ سے واثق امید رکھتا ہوں کہ انشاء اللہ یہ کتاب مفید و مقبول ہوگی، اللہ تعالیٰ مقاصد میں کامیابی دے۔ (آمین)

هذا ما عندی والله يعلم السر و العلن فانه علام الغيوب

انظر شاہ کشمیری

خادم التدریس (وقف) دار العلوم دیوبند ۱۲/ جنوری ۲۰۰۱ء

● سحر اور آسیب پر تحقیق قابلِ قدر ہے ●

مولانا محمد عیسیٰ منصوری (چیئر مین ورلڈ اسلامک فورم) لندن

عملیاتِ قرآنی کو شرعی حدود میں رہکر کرنا بہت کم عاملوں کو نصیب ہوتا ہے، رفیقِ محترم مولانا محفوظ الرحمٰن فاروقی اس فن سے واقف ہیں اور اپنے اکابر علماء کا اعتماد بھی اُن کو حاصل ہے، اختلافی عنوان عملیات کی شرعی حیثیت پر قرآن وحدیث کے مستند حوالوں سے اتنی بہترین کتاب لکھ کر اُنہوں نے اُمّت کی اُلجھنوں کو دور کر دیا، اور اپنے (۳۰) تیس سالہ تجربات کی روشنی میں روحانی مریضوں کا تشفی بخش علاج بھی کیا، کتاب اس قدر دلچسپ ہے کہ بار بار پڑھنے کو دِل چاہتا ہے، ایسے عجیب وغریب واقعات مستند حوالوں سے ذکر کئے ہیں جو بہت کم پڑھنے میں آتے ہیں، میرے دیرینہ قریبی تعلقات ہیں، اِنکی دعوت پر میں کئی مرتبہ اورنگ آباد اور پربھنی حاضر ہو چکا ہوں، اِنکے دینی وعلمی خدمات اس علاقہ میں بہت ہیں، بیرونی ممالک میں بھی آپ نے کئی مریضوں کا علاج کیا، سحر اور آسیب پر آپ کی تحقیق قابلِ قدر ہے، مُجھے یقین ہے کہ یہ کتاب بہت مقبول ومفید ثابت ہوگی۔

فجزاك الله خيرالجزاء

محمد عیسیٰ منصوری

وارد حال امراؤتی

● اچھے بُرے عامل کی تمیز ●

حضرت مولانا نیاز احمد ندوی
شیخ الحدیث دار العلوم ندوۃ العلماء لکھنؤ (یو پی)

عملیات کا شرعی حدود میں کرنا پریشان و مصیبت زدہ انسانوں کی عظیم خدمت ہے، مولانا محفوظ الرحمٰن فاروقی علاقۂ مراٹھوڑہ میں کئی اداروں کے بانی و سرپرست کی حیثیت سے نمایاں مقام رکھتے ہیں، ایک جید عالم دین، بیباک مقرر، عالمی شہرت یافتہ قاری، اور حافظ ہونے کے ساتھ ساتھ بہترین عامل بھی ہیں، عملیات کے فن سے واقفیت اور اس میں مہارت کے چرچے میں نے کئی معتبر علماء کرام سے سنے ہیں، آپ نے اس عنوان پر قرآن وحدیث کی روشنی میں مستند و مدلل اور تحقیقی کتاب تألیف کی ہے، مجھے یقین ہے کہ اس کتاب کے مطالعے کے بعد جادو ٹونا اور جنّات سے متعلق اکثر شکوک وشبہات اور اعتراضات دور ہو جائیں گے، اچھے بُرے عامل کی تمیز ہوگی، اللہ تعالیٰ مولانا کی خدمات کو قبول فرمائے، اور کتاب کو مقبولیت سے نوازے۔ آمین

فقط والسلام

نیاز احمد ندوی لکھنؤ

روحانیت کے لحاظ سے بہت بڑے مقام پر ہیں

ماہر امراض قلب، سول سرجن ڈاکٹر عبداللہ عثمانی عدلیس بابا (ایتھوپیا)

جادو اور جنّات سے متعلق قرآن میں پڑھنے کو ملا اور احادیث میں بھی اسکے واقعات نظر سے گزرے۔ کچھ مریض ایسے بھی ملے جنکے علاج میں دُشواری آئی، اس درمیان کچھ عامل حضرات سے تبادلہ خیال کیا، اُنہوں نے تشفی بخش جواب نہیں دیا، البتہ ایک عرصہ کے بعد مشہور عامل مولانا محفوظ الرحمٰن فاروقی (انڈیا) کا فون نمبر ملا، اور اسکے بعد میں نے حضرت سے ساؤتھ افریقہ کے شہر ڈربن میں ملاقات کی، آپ کسی کے علاج کے سلسلہ میں تشریف لائے تھے، دو تین ملاقات میں کافی اشکال دور ہوئے اور مولانا صاحب نے مستند حوالوں سے مجھے مطمئن کیا، میں نے ایتھوپیا کی دعوت دی، آپ تشریف لائے اور کافی لوگوں کا علاج قریب سے دیکھا۔

یہاں کی مرکز کی مسجد اور دیگر مساجد میں آپکے بیانات بھی ہوئے اور آپکی سادگی و بے نیازی نے ہم کو بہت متاثر کیا، آپ روحانیت کے لحاظ سے بہت بڑے مقام پر ہیں اور مردم شناس ومزاج شناس ہیں کئی خوبیوں کے مالک ہیں آپکی صحبت میں رہکر جو فیض ملا وہ کبھی نہیں بھول سکتا، میں تو بہت لکھ سکتا ہوں کیوں کہ اب میں مرید ہوں اور حضرت میرے شیخ ہیں۔

مریض کو روحانی علاج کے ساتھ ساتھ دینی ڈوز بھی دیتے ہیں اور لاعلاج امراض جسمانی کا علاج بھی کرتے ہیں لیکن اکثر جسمانی امراض میں ڈاکٹر سے رجوع ہونے کا مشورہ دیتے ہیں، اللہ تعالیٰ انکی کتاب کو حق و باطل میں تمیز کا ذریعہ بنائے (آمین)

ڈاکٹر عبداللہ عثمانی

عدلیس بابا (ایتھوپیا)

● دُنیوی طمع سے بے نیاز عامل ●

مولانا عبدالرحمٰن خان، صدر چسود علماء کونسل و سابق ناظم جمعیۃ علماء
وخطیب جامع مسجد ویسٹ اسٹریٹ ڈربن (ساؤتھ افریقہ)

عملیات کی دنیا میں عقل کو دخل نہیں ہے، اور کئی اکابر علماء و بزرگانِ دین نے عملیات کے ذریعہ مخلوقِ خدا کی خدمت کی ہے، میں ایک مسئلہ میں صحیح عامل کی تلاش میں تھا کہ میرے کرم فرما تعلیم القرآن اسپنگو بیچ (SpingoBeach) (افریقہ) کے استاذِ حدیث مولانا محمد ہارون صاحب نے بذریعہ فون مجھے اطلاع دی کہ ہندوستان کے مشہور عامل حضرت مولانا محفوظ الرحمٰن فاروقی تشریف لائے ہوئے ہیں، اور ہم نے کئی مریضوں کے علاج کے سلسلے میں ان کو مؤثر پایا ہے۔

میں نے عاملوں کے بارے میں بہت کچھ سن رکھا تھا، وہ سوچتے ہوئے مولانا محفوظ الرحمٰن صاحب سے ملاقات کی، پہلی ہی ملاقات میں میرے کئی اشکال دور ہوئے، اور انہوں نے بعض ایسی باتیں بتلائیں کہ مجھے یقین ہوگیا کہ یہ شخص عملیات کے فن سے واقف و ماہر ہے، میری فیملی کے پہلے دو مریض رجوع ہوئے، ایسے مریض کہ کئی عاملوں نے ان کے سامنے گھٹنے ٹیک دیئے تھے، اور کئی ڈاکٹروں نے نفی میں جواب دیا تھا، لیکن حضرت مولانا نے ان کو دیکھ کران کی تمام تکالیف و واقعات کا ذکر کیا، جیسے کوئی ڈاکٹر ایکسرے دیکھ کر کہتا ہے، نہ کوئی بناوٹ نہ کوئی تصنع، بس کچھ قرآن پڑھ کر دم کیا، اور ایک ہفتہ کے علاج میں اللہ نے شفاء دی، میرے ساتھی علماء کرام وائمہ حضرات نے بھی کافی علاج کروایا، حضرت مولانا صرف عامل ہی نہیں بلکہ ایک اچھے قاری اور عالم دین کی حیثیت سے بھی پہچانے جاتے ہیں۔

ڈربن کی اکثر مساجد میں بیان، جمعہ کا خطبہ اور نماز وغیرہ بھی پڑھانے کا مولانا کو شرف

حاصل ہے۔ایک مرتبہ جمعہ کے موقع پر جامع مسجد ویسٹ اسٹریٹ میں مبلغ اسلام شیخ احمد دیداتؒ کا بیان اور مولانا کا برجستہ عربی خطبہ ونماز ایسا ہوا کہ جسے ہم کبھی بھول نہیں سکتے ہیں، اس تاریخی یادگار کو شیخ احمد دیداتؒ نے اپنے قلم سے لیٹر ہیڈ پر تحریر کر کے حضرت مولانا کو دیا اور اسے اخبارات نے بھی سرخیوں میں شائع کیا تھا۔

مولانا میرے خاص مہمان کی حیثیت سے کئی سال آتے رہے، آپ کے اخلاق، معمولات ومعاملات سے میں کافی متاثر ہوا، اور جب ہندوستان پہونچا تو آپ کی محبت وخصوصی دعوت پر مولانا کے علاقہ مراٹھواڑہ کا دورہ کیا، دراصل جنوبی افریقہ کے مسلمانوں کو مولانا سے بہت فیض پہونچا ہے۔

آپ کو پوری فیملی کے ساتھ یہاں مقیم بننے کی درخواست ایک نہیں کئی مرتبہ کی گئی، آپ نے معذرت چاہی، آپ کے پروگرام یہاں کے ریڈیو اسٹیشن وغیرہ سے بھی ہوتے ہیں، بہرحال ایک باہر کے عالم کی اس قدر مقبولیت ومحبوبیت بہت کم دیکھنے کو ملی ہے، اللہ تعالیٰ آپ کے علم وعمل میں ترقی دے اور آپ کے ذریعہ انسانوں کو شفاء دے۔آمین

والسلام

عبدالرحمٰن خان افریقی

● یہاں کے عامل اپنا شیخ مانتے ہیں ●

حضرت مولانا اسمٰعیل عبدالرّزاقؒ فاضل جامعہ ازہر (قاہرہ)

لیڈی اسمتھ (Lady Smith) ساؤتھ افریقہ

مخلوق جب کسی کی تعریف کرتی ہے تو سمجھ لو کہ اللہ تعالیٰ کے پاس اس کا کچھ مقام ہے، ''زبان خلق کو نقارۂ خدا سمجھو'' جنوبی افریقہ میں حضرت مولانا محفوظ الرحمٰن فاروقی اتنے مشہور ہیں، جتنے وہ اپنے علاقہ میں ہونگے، یہاں رمضان میں ریڈیو اسٹیشن دربن نے آپ کی اذان، تراویح، نمازِ جمعہ اور نعتوں کا پروگرام بھی نشر کیا، ''شیل کراس'' کی عیدگاہ میں ۱۹۹۴ء میں حضرت مولانا کے خطبہ و نماز سے قبل خاکسار کو بیان کا شرف ملا اور وہ ایک یادگار ملاقات بن گئی۔

عملیات میں آپ کی مہارت اور فن سے واقفیت کے چرچے و تذکرے بڑے بڑے علماء کرام سے سننے کو ملے، اور پھر میرے احباب کے علاج نے اس کی تصدیق کر دی، ایسا مرض جو ڈاکٹروں کی سمجھ سے باہر اور عاملوں کے بس کا نہ ہو وہ حضرت مولانا کے ذریعہ چند دنوں میں دور ہو گیا، شریعت کی پابندی کا خیال رکھ کر اور عقائد کی درستگی کے ساتھ تعویذات کا دینا، دنیوی طمع سے بے نیاز، خدمت خلق کا جذبہ یہ خوبیاں بہت کم عاملوں میں دیکھنے کو ملتی ہیں، اللہ تعالیٰ نے آپ کو ئی خوبیوں کا حامل بنایا ہے، اللہ تعالیٰ آپ کے فیوض و برکات کو جاری و ساری رکھے۔ (آمین)

اسمٰعیل عبدالرزاق

لیڈی اسمتھ ساؤتھ افریقہ

● زبانِ خلق کو نقارۂ خدا سمجھو ●

مولانا حافظ بلال پٹیل امام وخطیب مسجد بلی روز (برڈوک) نیویارک (امریکہ)

جادو اور جن کے اثرات سنتے اور پڑھتے آرہے ہیں، لیکن حافظ ہونے کے بعد سب سے پہلے ۱۹۷۸ء میں اپنے وطن گجرات کے مقام کوساڑی میں استادِ محترم حضرت مولانا محفوظ الرحمٰن فاروقی (جو ہمارے مدرسہ کے صدر مدرس تھے) کو ایک اثر زدہ شخص کا علاج کرتے ہوئے قریب سے دیکھنے کو ملا، آج بھی وہ منظر بھول نہیں سکتا ہوں کہ ایک شخص کو تقریباً دس افراد پکڑ کر لائے، اور وہ خوب چیخ رہا تھا چلّا رہا تھا، اور ایک وقت ایسا بھی آیا کہ دس آدمیوں کو گرا کر حضرت مولانا کی طرف بڑھا، آپ نے پانی منہ پر مارا اور وہ پیچھے ہٹنے لگا اور دیکھتے ہی دیکھتے وہ بیہوش ہوگیا، استادِ محترم نے کان میں پڑھ کر پھونک ماری ہوش میں آیا، پانی پلائے اب ایسا ہوگیا جیسا کہ کچھ بھی نہیں ہوا تھا لیکن اب اتنا کمزور کہ دوسروں کے سہارے چل سکے، عقل حیران تھی کہ کچھ دیر قبل اس قدر طاقت کہ دس افراد کو اٹھا کر پھینک دے اور اب کسی کے سہارے چلنے پر مجبور، کچھ دیر بعد دریافت کرنے پر پتہ چلا کہ اس شخص پر جنّات کا اثر ہے۔

چند دنوں میں اس کو شفاء ملی اور مولانا کی شہرت سنکر اطراف واکناف کے لوگوں کی بھیڑ جمع ہونے لگی، اس کے بعد سینکڑوں واقعات اور ہزاروں علاج ہوئے، میرے ساتھ تقریباً ۲۸/ طلباء نے آپ سے شاگردی کا شرف حاصل کیا اور

حافظ قرآن بنے، آج لندن، افریقہ، امریکہ اور دبئ و سعودی میں آپ کے کئی شاگرد کام کررہے ہیں، مجھے ساؤتھ افریقہ کے شہر پیٹر میرٹز برگ (PETERMERITZ BURG) میں آپ کی میزبانی کا کئی مرتبہ موقع ملا، اس ملک میں آپ کی اتنی شہرت وعزت دیکھی کہ شاید کسی عامل یا عالم کو ملی ہوگی، یہاں کے عامل اپنا شیخ مانتے ہیں، میں نے کچھ عملیات بھی سیکھے، جنوبی افریقہ کے اکابر علما اکرام کو استاد محترم کا اکرام کرتے ہوئے دیکھا ہے۔

حضرت مولانا کی دعا سے اور آپ کے مشورہ سے مجھے امریکہ میں خدمت کا موقع ملا ہے مجھے خوشی ہے کہ حضرت مولانا عملیات سے متعلق کتاب لکھ رہے ہیں، افریقہ وامریکہ میں کام کرتے ہوئے میرا اُردو سے ربط بھی بہت کم ہے اسلئے کچھ لکھتے ہوئے جھجک محسوس ہورہی تھی لیکن استاذِ محترم کا حکم تھا اسلئے میں نے کچھ لکھ دیا حضرت مولانا کی تقریباً ۳۰ سالہ عملیات کی زندگی اور انکی خدمات کا تذکرہ مجھ جیسے کم علم کے لئے ناممکن ہے، یہ چند سطریں لکھ کر اپنی سعادت سمجھتا ہوں کہ انکی کتاب میں میرا ذکر آجانا ہی میرے لئے باعث سعادت ہے، اللہ تعالیٰ آپ کی خدمات کو قبول فرمائے اور آپ کی کتاب کو مفید بنائے۔ (آمین)

والسلام

بلال احمد۔ نیویارک

● علماء و ڈاکٹرس کو آپ نے مطمئن کیا ●

مشہور سرجن ڈاکٹر قاسم متالا، گرے ٹاؤن

(Grey Town) جنوبی افریقہ

عملیات کو میں نہیں مانتا تھا، اور نہ ہی اثرات کا قائل تھا، اتفاق کہ ماہر ڈاکٹروں کے علاج کے باوجود مریضہ کا علاج نہیں ہوا تو میں نے مولانا محمد خالق چوہان امام شئے وو ڈربن سے اپنی پریشانی بیان کی، انہوں نے کہا کہ اثرات ہوتے ہیں اور ایک ہندوستان کے مشہور عامل حضرت مولانا محفوظ الرحمٰن فاروقی تشریف لائے ہیں، اور ویسٹ اسٹریٹ جامع مسجد ڈربن کے امام مولانا محمد عیسیٰ صاحب کے مہمان ہیں، حضرت مولانا کے پاس پہنچ کر تفصیلات سنایا، پہلے تو حضرت مولانا نے معذرت کی، اور فرمایا کہ انڈیا واپسی کا وقت آگیا ہے، ادھورا علاج میں نہیں کرنا چاہتا کیونکہ اس سے بدنامی بھی ہوتی ہے، لیکن کچھ علماء کے اصرار پر آغاز کر دیا، چنانچہ آپ نے کچھ پڑھ کر دم کیا مریضہ نے چلانا شروع کیا، ڈراونی شکل دیکھ کر ہم کمرے سے باہر ہوگئے، ہماری پریشانی اور بڑھ گئی، کہ مریضہ کی بہن نے بھی چلانا شروع کر دیا، اب یکے بعد دیگرے ایک کو کنٹرول کرے تو دوسری پر حال طاری ہو جاتا، گھومنے اور چیخنے لگتی، میں نے زندگی میں ایسا منظر نہیں دیکھا تھا، تھوڑی دیر بعد حضرت مولانا نے فرمایا کہ ڈاکٹر صاحب آپ اثرات کو نہیں مانتے ہیں، اس لئے تھوڑا سا تماشا ہونے دیا ورنہ میں ایسی چیزوں کو پسند نہیں کرتا، میرے پاس حال آنے والے بھی فوراً قابو میں آجاتے ہیں، دونوں مریضوں کو پانی پلایا اور وہ ٹھیک ہوگئے، ایک ہفتے کے اندر اللہ تعالیٰ نے دونوں کو مکمل شفاء دی۔

اس دوران آپ نے مجھے پڑھ کر دم کیا اور ہاتھ سونگھ کر میری تکلیفیں بیان کر دی، اور ایسی بعض باتیں بھی بتلائیں کہ میں حیران رہ گیا، ہم ایکسرے دیکھے بغیر نہیں بتا سکتے، حضرت

مولانا نے ہاتھ سونگھ کر سب بتلا دیا، اللہ تعالیٰ نے حضرت مولانا کے ہاتھ میں شفاء بھی دی ہے، اور وہ اپنے فن کے بہت ہی ماہر ہیں، میرے ساتھی کئی ڈاکٹرس ملنے آئے، اور حضرت مولانا کے معتقد و مرید ہوگئے، ظاہر ہے کہ ڈاکٹروں کا اعتماد کسی کو آسانی سے نہیں ملتا، اس کے بعد گرے ٹاؤن کی ایک دیندار فیملی کا بھی علاج ہوا جو برسوں سے پریشان تھے، کئی عامل حضرات مایوس ہو کر گئے، اور ہزاروں روپئے خرچ کئے، ایک ایسا حلقہ جو تعویذات سے بدظن ہو چکا تھا اور عاملوں سے نفرت کرنے لگا تھا، اللہ تعالیٰ نے حضرت مولانا کے ذریعہ شفاء دی اور وہ بہت متاثر و معتقد ہوگئے، آپ کے اخلاق و سادگی اور دنیوی اغراض سے بے نیازی نے دل پر ایک گہرا اثر چھوڑا ہے، علماء و ڈاکٹرس و تعلیم یافتہ طبقے کو پہلی مرتبہ کسی عالم اور عامل نے اس قدر مطمئن و متاثر کیا ہے، ہم زندگی بھر آپ کے احسانات نہیں بھول سکتے، اللہ تعالیٰ آپکو بہترین بدلہ دے، اور ہمارے ملک میں بار بار آنے کا موقع دے۔ (آمین)

والسلام قاسم متالا (جنوبی افریقہ)

● پُر مغز مقدمہ اس کتاب کی وقعت میں اضافہ کرتا ہے ●

مولانا ڈاکٹر صدر الحسن ندوی مدنی لیکچرار سر سید کالج اورنگ آباد

الحمد لله رب العالمين والصلاة والسلام على محمد بن عبد الله الامين و على اله و صحبه أجمعين أما بعد۔

جس طرح زندگی ہردم دواں اور رواں ہے اسی طرح زندگی میں پیش آنے والے حادثات و واقعات میں بھی جدّت اور طرفگی ہے، اس کائنات میں بعض چیزیں ایسی ہے جو حد ادراک چشم سے پرے ہیں، لیکن ان کے تاثرات محسوس و مشاہد ہے، جن ایک موجود اور مسلم حقیقت ہے، انکے بارے میں ارشادِ خداوندی ہے ''اِنَّه' يَراكُمْ هُوَ وَ قَبِيْلُهُ مِنْ حَيْثُ لَا تَرَوْنَهُمْ ''، جن نظر نہیں آتے لیکن ان کے اثرات ہر دور میں محسوس کئے جاتے رہے ہیں، اسی طرح سحر کا تذکرہ خدا کی پاک کتاب میں اور نبی امی ﷺ کی صحیح احادیث میں ملتا ہے، اسی طرح قرآنی آیات کے ذریعہ عملِ سحر کو غیر مؤثر بنانے کی تفصیلات تفاسیر اور احادیث صحیحہ میں ملتی ہے۔

امیرِ مرکز علومِ شرعیہ مولانا محفوظ الرحمٰن فاروقی صاحب نے ایک اہم موضوع پر خامہ فرسائی کی جرأت و ہمت کی ہے، اور حضرت مولانا محمد ولی رحمانی دامت برکاتہم کے طویل و پر مغز مقدمہ سے اس کتاب کی وقعت و افادیت میں گراں قدر اضافہ ہوا ہے، مولانا موصوف ملک و بیرون ملک میں عملیات کے ذریعہ مخلصانہ خدمات انجام دے رہے ہیں۔ معیار اللہ کی کتاب اور حضور اکرم ﷺ کی احادیث ہے، قرآن کریم اور احادیثِ نبویہؐ سے جو باتیں ثابت ہیں بھلا ان کو قبول کرنے میں کس کو پس و پیش ہوسکتا ہے، اللہ تعالیٰ ہمیں کتاب و سنت پر عمل کرنیکی توفیق عطا فرمائے (آمین) کتاب آپ کے سامنے ہے، ہندی کی کہاوت ہے ''ہاتھ کنگن کو آرسی کیا''

﴿محمد صدر الحسن ندوی مدنی ۲۵/ فروری ۲۰۰۱ء﴾

● جادو کے اثرات بھی ہوتے ہیں ●

ڈاکٹرلئیق الرحمٰن خان (ماہرامراض نفسیات وجنسیات)

جادواور جن کی حقیقت قرآن سے ثابت ہے، یہاں تک کہ یہ ذکر بھی ہے کہ قرآن کی آخری دوسورتیں سحر کا اثر زائل کرنے کے لئے نازل ہوئی تھیں، اورسورۂ جن میں جنوں کا خاص طور پرذکرکیا گیا ہے، قرآنی آیات کے فیض سے مختلف مصیبتوں سے ازالہ کی مستند احادیث مطالعہ میں آئی ہے، لیکن آج جا بجا جادواور جن کے علاج کی دکانیں کھول کر ڈھونگی بابا بیٹھے ہیں جوعوام اورخواص سبھی کولوٹ رہے ہیں، ایسے موقع پر صحیح عامل، صاحبِ علم کی پہچان کافی مشکل تھی لیکن حضرت مولانا محفوظ الرحمٰن فاروقی صاحب کی یہ کتاب اس تعلق سے ہماری رہنمائی کرے گی۔

مولانا محفوظ الرحمٰن فاروقی سے میرے دیرینہ تعلقات ہیں۔ان کے عملیات کا شہرہ ہندوستان اوراس کے باہرتک ہے، آپ قرآنی آیات کے ذریعہ مخلوق خدا کی زبردست خدمت انجام دے رہے ہیں، مولانا اکثر ذہنی وجسمانی مریضوں کو ماہرینِ نفسیات اورڈاکٹروں سے رجوع کرنے کا مشورہ بھی دیتے ہیں، جواس بات کا ثبوت ہے کہ مولانا موصوف صحیح علاج میں یقین رکھتے ہیں، اللہ تعالیٰ اس کتاب کواور مولانا کی خدمت کوقبول فرمائے۔(آمین)

والسلام

﴿ڈاکٹرلئیق الرحمٰن خان﴾

(راحت کلینک،اورنگ آباد)

● صحیح عامل کی پہچان میں رہنماء خطوط ●

حضرت مولانا حافظ جمیل احمد قاسمی شیخ الحدیث

جامعۃ المؤمنات و دارالعلوم نعمانیہ پربھنی

حدیث شریف میں ہے کہ علمِ نجوم رکھنے والوں کے مؤکلین ہوتے ہیں جو انہیں آسمانی خبریں پہنچاتے ہیں، اور ان خبروں کی بنیاد پر وہ انسانوں کے سامنے بعض ایسی باتیں و پیشن گوئیاں کرتے ہیں کہ لوگ متاثر ہوجاتے ہیں، اور عقیدت میں ایسے عامل کو بہت پہنچا ہوا سمجھتے ہیں، حالانکہ شریعت اسلامیہ نے اس سے منع کیا ہے۔

اور آج کل اسی قسم کے عاملوں کی دکانیں چل رہی ہیں اور اکثر لوگ ایسے توہمات کے شکار ہیں اور عقائد کا بگاڑ ہورہا ہے، ایسے زمانے میں اسی لائن سے اصلاح کا کام اور لوگوں کے عقائد و ایمان کی فکر کے پیشِ نظر ہر علاقہ میں یہ کام ہونا چاہئے، خبیث جن و شیاطین اور جادو کے اثر زدہ لوگوں کا قرآنی آیات سے علاج کرنا بلاشبہ انسانیت کی زبردست خدمت ہے۔

حضرت مولانا محفوظ الرحمٰن فاروقی کو میں نے بہت قریب سے علاج کرتے ہوئے دیکھا ہے، کئی علماء و حفاظ و ائمہ حضرات کے فیملی کا بھی علاج میرے سامنے ہوا، مراٹھواڑہ کے اکابر علماء بھی رجوع کرتے ہیں، ایک خاص بات میں نے یہ دیکھی کہ مریض کو شریعت کی پابندی اور نماز کی ترغیب دیتے ہیں اور عقائد کی اصلاح کرتے ہیں، بیرونِ ممالک میں بھی آپ کے ذریعہ سینکڑوں کو شفاء ملی، اور آپ کی مخلصانہ خدمات کی وجہ سے اللہ تعالیٰ نے آپ کو کافی مقبولیت دی ہے، اللہ تعالیٰ آپ کی کتاب اور خدمات کو قبول فرمائیں۔ (آمین)

والسلام

جمیل احمد قاسمی، پربھنی

بسم اللہ الرحمٰن الرحیم

● طِبّ روحانی ●

طِب کے معنیٰ علاج کرنا، دوا کرنا، بعض مواقع پر اِسکو طا کے زبر کے ساتھ پڑھیں تو اسکے معنیٰ سحر (جادو) کے بھی ہوتے ہیں، علامہ سیوطیؒ کے نزدیک زبر، زیر، پیش تینوں اعراب کے ساتھ پڑھنا جائز ہے، دراصل طِبّ روحانی اُس کو کہتے ہیں جسمیں اثرات کا علاج کیا جائے، چاہے وہ جادوٹونے کا اثر ہویا جنّات کا، یا نفسیاتی اثر ہو، جسکو سائیکولوجی (Psychology) کہتے ہیں۔ طِب روحانی میں آیات قرآنیہ دعاؤں اور اوراد و وظائف کے ذریعہ علاج کیا جاتا ہے، حضور اکرم ﷺ نے روحانی وجسمانی دونوں طریقہ علاج کی ترغیب دی ہے، امام ابولیث سمرقندیؒ نے نقل کیا ہے اَلْعِلْمُ عِلْمَانُ۔ عِلْمُ الْاَ بْدَان، وَ عِلْمُ الاَ دْ یَانُ۔ علم دوقسم کے ہیں، بدن کا علم (جسمانی) اور دین کا علم (روحانی)۔

امام بغویؒ لفظ طِب کے متعلق فرماتے ہیں اس سے مراد سحر (جادو) ہے، مشہور قول ہے رَجُل مَطْبُوبٌ (ایک سحرزدہ شخص) حافظ ابن حجر عسقلانیؒ کا قول ہے کہ اللہ تعالیٰ کے اسماء اور معوذات وغیرہ سے دم کرنا طِبّ روحانی ہے، حافظ ابن قیمؒ فرماتے ہیں سحر کا سب سے نفع بخش علاج آیاتِ قرآنی سے ہی ہوسکتا ہے، میرے نزدیک یہ نافع بالذات دوائیں ہیں، امام ابن تیمیہؒ فرماتے ہیں کہ جو شخص جنّات اور جادو کا انکار کرے اور جنوں کے انسانوں کے بدنوں میں داخل ہونے اور حاضر ہونے کا انکار کرے تو گویا اُس نے قرآن وحدیث کی بات کو جھٹلایا (مجموع الفتاویٰ ۲۸)۔ علامہ محمد بن ابی العزؒ کا قول ہے جادو مسحور تک بظاہر کسی چیز کے پہنچے بغیر ہی اُسکی موت یا مرض کی تاثیر رکھتا ہے (شرح العقیدہ الطحاویہ ص ۱۹)

حصہ اوّل

جنّات

● تخلیق جنّات قرآن وحدیث کی روشنی میں ●

حضرت عبداللہ بن عمر بن العاصؓ فرماتے ہے کہ اللہ جل شانہ نے جنات کو انسان سے دو ہزار برس پہلے پیدا کیا، ابن عباسؓ نے کہا کہ جنات زمین کے باشندے تھے اور فرشتے آسمان کے، اس میں کوئی شک نہیں کہ جنوں کی تخلیق انسان کی تخلیق سے پہلے ہوئی ہے۔

اورقرآن کریم میں بھی سورہ حجر کی آیت نمبر ۲۶، ۲۷ ﴿ وَلَقَدْ خَلَقْنَا الْاِنْسَانَ مِنْ صَلْصَالٍ مِنْ حَمَاٍ مَّسْنُوْنٍ وَالْجَانَّ خَلَقْنٰهُ مِنْ قَبْلُ مِنْ نَّارِالسَّمُوْمُ ﴾ جس کا مطلب یہ ہے کہ ہم نے انسان کو سڑی ہوئی مٹی کے سوکھے گارے سے بنایا اور اس سے پہلے جنوں کو آگ کی لپٹ سے پیدا کر چکے تھے۔

جن کو 'جن' اس لئے کہا جاتا ہے کہ وہ آنکھوں سے اوجھل رہتا ہے اور قرآن کریم بھی اس پر شاہد ہے۔﴿ اِنَّه' يَرٰاكُمْ هُوَوَقَبِيْلُه' مِنْ حَيْثُ لَا تَرَوْنَهُمْ ﴾ (سورہ اعراف آیت نمبر ۲۷) ترجمہ: وہ دیکھتا ہے تم کو اور اس کی قوم جہاں سے تم اس کو نہیں دیکھتے۔

جنّات ہم کو نظر نہیں آتے لیکن جانورں کو نظر آتے ہیں ایک روایت میں ہے حضرت جابرؓ سے مروی ہے کہ ''اگر تمہیں رات میں کتّے یا گدھے کی آواز سنائی دے تو اللہ تعالیٰ کے ذریعہ شیطان سے پناہ مانگو، اس لئے کہ گدھے اور کتے ایسی چیزیں دیکھتے ہیں جو تم نہیں دیکھتے ہو۔ (مسند احمد وابوداؤد)

''جن'' کا لفظ قرآن پاک میں تقریباً چالیس (۴۰) جگہ آیا ہے، صرف سورۃ جن میں اکتیس (۳۱) مرتبہ جن کا لفظ موجود ہے۔

● جنّات کی تین قسمیں ہیں! ●

(۱) ایک وہ جو ہوا میں اڑتے ہیں۔(۲) دوسرے وہ جو سانپ، کتوں اور دیگر جانوروں کی شکل میں ہوتے ہیں۔(۳) تیسرے وہ جو سفر میں قیام کرتے ہیں یعنی بھوت وغیرہ، ان کا حاکم اور بیہقی نے تفصیل سے ذکر کیا ہے۔(صحیح الجامع ج/۳ص ۸۰)

علامہ زمخشری نے جنوں کی ایک اور قسم کا ذکر کیا ہے جس کی نصف شکل انسان کی ہوتی ہے، اسکا نام شق ہے، یہ مسافر کو تنہا دیکھ کر پریشان کرتا ہے، اسی طرح چند اور اقسام کا ذکر بھی کیا جاتا ہے، مثلاً جو گھروں میں رہتے ہیں ان کو عامر کہتے ہیں۔

بھیانک شکل والے خبیث یا عفریت، بچوں پر اثر کرنے والے جن کو ''روح'' کہتے ہیں، ویسے سب کو اگر عمومی طور پر بولا جائے تو ''جن'' ہی کہا جاتا ہے۔(عالم الجن والشیاطین)

امام ابن تیمیہؒ فرماتے ہیں جنّات انسانوں اور حیوانوں کی صورتیں اختیار کرسکتے ہیں، لہٰذا وہ سانپ ،بچھو، اونٹ ،گائے، بکری، گھوڑا، خچر، گدھے ،کالی بلی، کالا کُتّا، چڑیوں اور بنی آدم کی شکلیں اختیار کرسکتے ہیں(مجمع الفتاوٰی ۱۹/۴۴)

قرآن پاک میں تذکرہ ہے قُلْ اُوْحِیَ اِلَیَّ الخ، ترجمہ: آپ کہدیں کہ مجھے وحی کی گئی ہیکہ جنّات کی ایک جماعت نے قرآن مجید سنا۔

حضرت عبداللہؓ نے اس رات جنوں کے اُس سردار کو سیاہ انسانی شکل میں عمدہ لباس پہنے ہوئے دیکھا تھا، اسی مقام پر ایک مسجد ہے جسے مَسْجِدُ الْبَیْعَہ کہتے ہیں ،اُس کے دروازہ پر مَسْجِدُالْجِنْ لکھا ہوا ہے۔

بابائے جن کون ہے؟: علامہ ابنِ تیمیہؒ کی رائے یہ ہے کہ جس طرح حضرت آدمؑ انسانوں کی اصل اور بنیاد ہیں اسی طرح شیطان بھی جنوں کی اصل اور بنیاد ہے، یعنی شیطان جنوں کا باوا آدم ہے۔ (مجموع الفتاوی: ج/۴ص ۲۳۵، ۳۴۶)

حضرت ابو العالیہؒ سے روایت ہے وہ فرماتے ہے کہ جنات کو اللہ تعالی نے جمعرات کے دن پیدا کیا اور حضرت آدمؑ کو جمعہ کے دن اور فرشتوں کو بدھ کے دن۔ (ابن جریر۔ تفسیر طبری)

جنّات کی کثرتِ اولاد: حضرت عبداللہ بن عمرؓ فرماتے ہیں کہ اللہ تعالیٰ نے انسانوں اور جنات کو دس حصوں میں تقسیم فرمایا ہے اور ان میں سے نو حصے جنّات ہیں اور ایک حصہ انسان یعنی انسان کا جب ایک بچہ پیدا ہوتا ہے تو جنّات کے نو بچے پیدا ہوتے ہے۔ (ابن ابی حاتم)

جنّات کی غذا : ترمذی شریف میں مروی ہے کہ سوکھا گوبر اور ہڈی سے استنجاء نہ کرو، اس لئے کہ یہ تمھارے جنّات بھائیوں کی غذا ہے۔ حضرت ابو ہریرہؓ نے حضور صلی اللہ علیہ وسلم سے دریافت کیا کہ استنجاء کے لئے ہڈی اور سوکھے گوبر کے استعمال نہیں کرنے میں کیا راز ہے؟ آپ صلی اللہ علیہ وسلم نے فرمایا کہ یہ دونوں چیزیں جنوں کی غذا ہے۔ (بخاری شریف)

ایک جلیل القدر صحابی ابن مسعودؓ سے روایت ہے کہ حضورؐ نے فرمایا کہ مجھے ایک جن نے دعوت دی وہ جن ہم کو ایک ایسی جگہ لے گیا جہاں جنوں کے مکانات اور آگ کے نشانات دکھائی دیئے، ان کے سامنے قرآن کی تلاوت کی، ان لوگوں نے آپ صلی اللہ علیہ وسلم سے کھانا مانگا تو آپؐ نے فرمایا: تمھارے لئے ہر ہڈی جس پر اللہ کا نام لیا گیا ہو گوشت بن جائے گی اور جانوروں کی مینگنی تمھارے مویشیوں کے لئے چارہ ہے، چنانچہ حضور اکرم صلی اللہ علیہ وسلم نے صحابہؓ سے فرمایا کہ تم لوگ ان دونوں چیزوں سے استنجاء نہ کرو اس لئے کہ وہ تمھارے بھائیوں کی غذا ہے۔ (صحیح مسلم)

● جنّات کے رہنے کے مقامات ●

حضرت عبد اللہ بن سرجسؓ سے روایت ہے کہ جناب رسول اللہ ﷺ نے بل میں پیشاب کرنے سے منع کیا ہے، لوگوں نے حضرت قتادہؒ (راویِ حدیث) سے عرض کیا بل میں پیشاب کرنے کی وجۂ کراہت کیا ہے؟ فرمایا کہ وہ جنات کے رہنے کی جگہ ہے۔(ابو داؤد باب ۱۶) اس کے علاوہ گندے مقامات، حمامات، اصطبل خانے، غاریں ، پہاڑ، سمندری جزیرے اور خالی ویرانی مقامات پہاڑی وادیوں اور گھاٹیوں اور کوڑے کرکٹ کے ڈھیروں، اونٹوں کے باڑوں ،قبرستانوں، متروک مکانوں یا کھنڈرات اور بازاروں میں بھی جنّات رہتے ہیں۔

● جنّات میں نکاح کا ثبوت ●

قرآن کریم میں اہلِ جنت کی بیویوں کی صفت یہ بیان کی گئی ہے۔﴿لَمْ يَطْمِثْهُنَّ اِنْسٌ قَبْلَهُمْ وَلَا جَانٌّ﴾ (ترجمہ:نہیں ہاتھ لگایا ان کوکسی آدمی نے ان سے پہلے اور نہ کسی جن نے (سورہ رحمٰن آیت نمبر۵۶)۔ایک حدیث میں ہے کہ جس طرح حضرت آدمؑ کی اولاد میں پیدائش کا عمل جاری ہے اسی طرح جنوں میں بھی توالد وتناسل کا سلسلہ جاری ہے۔

(ابن ابی حاتم بروایتِ قتادہؒ)

اس سے پتہ چلتا ہے کہ ان میں بھی شادی بیاہ کا رواج موجود ہے،سورہ کہف کی آیت نمبر۵۰﴿وَاِذْ قُلْنَا لِلْمَلٰٓئِكَةِ اسْجُدُوْا لِاٰدَمَ فَسَجَدُوْٓا اِلَّا اِبْلِيْسَ كَانَ مِنَ الْجِنِّ فَفَسَقَ عَنْ اَمْرِ رَبِّهٖ اَفَتَتَّخِذُوْنَهٗ وَ ذُرِّيَّتَهٗٓ اَوْلِيَآءَ مِنْ دُوْنِيْ وَهُمْ لَكُمْ عَدُوٌّ

ترجمہ: اور جب ہم نے فرشتوں کو کہا کہ آدمؑ کو سجدہ کرو، تو سب سجدے میں گر پڑے سوائے ابلیس کے، جو کہ جن کی قسم سے تھا، وہ اپنے رب کے حکم سے نکل بھاگا، سو کیا اب تم میرے سوا اس

کو اور اسکی اولاد کو اپنا رفیق بناتے ہو، جب کہ وہ تمہارے دشمن ہیں۔

علامہ ابن تیمیہؒ فرماتے ہیں کہ کبھی کبھی انسان اور جنات آپس میں نکاح کرتے ہیں، اور انکی اولاد بھی ہوتی ہے اور یہ بات بھی مشہور ہے کہ فلاں آدمی نے جن عورت سے شادی کر لی یا کسی جن نے فلاں عورت سے شادی کر لی علامہ سیوطیؒ نے سلف سے بہت سے ایسے واقعات نقل کیے ہیں جن سے معلوم ہوتا ہے کہ انسانوں اور جنوں میں بھی شادی بیاہ ہوسکتا ہے اور قرآن کریم سے بھی اسکی تائید ہوتی ہے۔﴿وَشَارِكْهُمْ فِي الْأَمْوَالِ وَالْأَوْلَادِ الخ﴾ ان کے مال اور اولاد میں شریک ہو۔ حضور اکرم ﷺ نے فرمایا کہ جب آدمی اپنی بیوی سے ہمبستری کرتا ہے اور بسم اللہ نہیں پڑھتا تو شیطان اس کی بیوی سے مجامعت کرتا ہے، ابن عباسؓ فرماتے ہیں کہ اگر آدمی اپنی بیوی سے حالت حیض میں جماع کرتا ہے تو شیطان اسکی بیوی سے جماع کرنے میں اس سے سبقت کر جاتا ہے، جس سے بیوی حاملہ ہوتی ہے اور مخنث بچّہ پیدا ہوتا ہے، ابن جریرؒ نے تو یہ بھی روایت کی ہے کہ سارے مخنث جنّات کی اولاد ہیں۔

حضرت مالک بن انسؒ سے کسی نے پوچھا کہ ایک جن ہماری لڑکی کو پیغام دے رہا ہے اسکی خواہش ہے کہ وہ حلال طریقہ سے نکاح کرے مالک بن انسؒ نے فرمایا کہ مجھے یہ پسند نہیں کہ کوئی عورت حاملہ ہو اور اس سے پوچھا جائے کہ تمہارا شوہر کون ہے؟ اور وہ جواب دے کہ ایک جن، پھر اس سے اسلام میں فساد بھی برپا ہوسکتا ہے۔

مذہبی کتابوں میں انسان اور جنّات میں شادی بیاہ کے کئی واقعات موجود ہیں لیکن نبی اکرم ﷺ نے جنوں سے شادی کرنے سے منع کیا ہے اسی طرح فقہاء اکرام کا بھی فتویٰ ہے کہ جنّات اور انسانوں میں شادی جائز نہیں، ملاّ دارمیؒ اپنی کتاب "اتباع السنن والآثار" میں ایسے واقعات بیان کرتے ہیں کہ جس سے عقل حیران رہ جائے۔

● جنّات انسان و جانور کی شکل اختیار کر سکتے ہیں ●

جنات کو اللہ تبارک وتعالیٰ نے بے پناہ طاقت اور قوت عطا کی ہے وہ لمحوں میں ایک جگہ سے دوسری جگہ پہنچ جاتے ہیں اور منٹوں میں ایسے کام کر لیتے ہیں جو آج کے ترقی یافتہ مشینی دور میں بھی ممکن نظر نہیں آتا ہے۔

چنانچہ قرآن پاک میں اس کو اس طرح بیان کیا گیا ہے۔

﴿ قَالَ عِفْرِيْتٌ مِّنَ الْجِنِّ اَنَا اٰتِيْكَ بِهٖ قَبْلَ اَنْ تَقُوْمَ مِنْ مَّقَامِكَ وَاِنِّىْ عَلَيْهِ لَقَوِىٌّ اَمِيْنٌ. قَالَ الَّذِىْ عِنْدَهٗ عِلْمٌ مِّنَ الْكِتَابِ اَنَا اٰتِيْكَ بِهٖ قَبْلَ اَنْ يَّرْتَدَّ اِلَيْكَ طَرْفُكَ فَلَمَّا رَاٰهُ مُسْتَقِرًّا عِنْدَهٗ قَالَ هٰذَا مِنْ فَضْلِ رَبِّىْ۔ (سورہ نمل آیت ۳۹/۴۰)

(ترجمہ: جنوں میں سے ایک قوی ہیکل جن نے عرض کیا کہ میں اسے لائے دیتا ہوں قبل اس کے کہ آپ اپنی جگہ سے اٹھیں، اور میں اس کی طاقت رکھتا ہوں، اور امانت دار ہوں۔ جس کے پاس کتاب کا علم تھا وہ بولا میں آپ کی پلک جھپکنے سے پہلے اسے لائے دیتا ہوں، جوں ہی حضرت سلیمانؑ نے وہ تخت اپنے پاس رکھا ہوا دیکھا، پکار اٹھے یہ میرے رب کا فضل ہے۔)

اس واقعہ میں جنّات میں سے ایک جن نے اللہ کے نبی حضرت سلیمانؑ سے کہا کہ وہ ملک یمن کی ملکہ کا تخت بیت المقدس (جو ہزاروں میل کی مسافت پر ہے) صرف اتنے وقت میں لا سکتا ہوں کہ ایک بیٹھا ہوا شخص کھڑا ہو جائے، وہیں ایک زبردست جن جس کے پاس کتاب کا علم تھا بول پڑا، میں آپ کے پلک جھپکنے سے پہلے اسے لائے دیتا ہوں، یہ جو طاقت وقوت ہے وہ محض اللہ کی عطا کی ہوئی ہے جس کی بناء پر وہ انسان اور حیوان کی شکل اختیار کر سکتے ہیں، وہ چاہے تو سانپ، بچھو، اونٹ، گائے، بکری، گھوڑے، خچر، گدھے اور کسی بھی پرندے کی شکل اختیار کر سکتے ہیں۔

● جن انسانی روپ میں ●

انسانی روپ میں آنے کا ایک بہت مشہور واقعہ ہے، جو روایت سے بھی ثابت ہے کہ جنگِ بدر میں ایک جن سراقہ بن مالک کی شکل میں آیا تھا اور ان سے ایک وعدہ بھی کیا تھا، سورہ انفال کی آیت نمبر ۴۸ میں ہے

﴿وَاِذْ زَيَّنَ لَهُمُ الشَّيْطٰنُ اَعْمَا لَهُمْ وَ قَالَ لَا غَا لِبَ لَكُمُ الْيَوْ مَ مِنَ النَّا سِ وَاِنِّي جَارٌ لَّكُمْ فَلَمَّا تَرَاءَ تِ الْفِئَتٰنِ نَكَصَ عَلٰى عَقِبَيْهِ وَقَالَ اِنِّي بَرِيْءٌ مِّنْكُمْ اِنِّي اَرٰى مَا لَا تَرَوْنَ اِنِّي اَخَا فُ اللّٰه ،وَاللّٰهُ شَدِيْدُ الْعِقَاب﴾

(ترجمہ: اور جس وقت خوشنما کر دیا شیطان نے ان کی نظروں میں ان کے اعمال کو اور بولا کہ کوئی بھی تم پر آج کے دن لوگوں میں سے غالب نہیں ہوگا، اور میں تمہارا حمایتی ہوں، پھر جب سامنے ہوئی دونوں فوجیں تو وہ الٹا پھرا اپنی ایڑیوں پر اور بولا میں تمہارے ساتھ نہیں ہوں میں وہ دیکھتا ہوں جو تم نہیں دیکھتے میں ڈرتا ہوں اللہ سے اور اللہ کا عذاب سخت ہے۔)

دوسرے جب دار الندوہ میں مشرکین مکہ آپ صلی اللہ علیہ وسلم کو قتل کرنے یا جیل میں ڈالنے یا شہر بدر کرنے کی سازش کر رہے تھے اس وقت بھی ایک جن نجدی بوڑھے کی شکل میں آیا تھا۔

جنّات کے بھیس بدلنے کے بارے میں جب آپ صلی اللہ علیہ وسلم سے پوچھا گیا تو آپ صلی اللہ علیہ وسلم نے فرمایا کہ یہ جادوگر جن ہوتے ہیں، کسی نے حضرت عمرؓ سے مختلف رنگ و بھیس بدلنے والے جنوں کا تذکرہ کیا تو حضرت عمرؓ نے فرمایا کہ کسی میں یہ طاقت نہیں ہے کہ اللہ تعالیٰ نے اسے جس شکل میں بنایا ہے اسکو بدلے لیکن جس طرح تم میں جادوگر ہوتے ہیں ان میں بھی ہوتے ہیں اگر تمہیں ایسی کوئی چیز نظر آئے تو اذان دے دو (ابوبکر بن ابی الدنیا مکاید الشیطان)۔

• بستر پر جن سانپ کی شکل میں •

امام مسلمؒ نے ابوسعید خدریؓ سے روایت نقل کی ہے کہ ہم میں سے ایک نوجوان کی نئی نئی شادی ہوئی تھی، اور ہم رسول اللہ ﷺ کے ساتھ غزوۂ خندق کے محاذ پر نکلے تھے، ایک دن اُس نوجوان نے دوپہر کے وقت رسول اللہ ﷺ سے اپنے گھر جانے کی اجازت طلب کی، آپ ﷺ نے فرمایا اپنے ہتھیار ساتھ لیتے جانا، کیونکہ مجھے قبیلہ بنوقریظہ کی طرف سے حملہ کا اندیشہ ہے، وہ نوجوان ہتھیار کے ساتھ گھر لوٹا تو اپنی بیوی کو دروازہ کے باہر کھڑی دیکھا، نوجوان کو غصّہ آیا نیزے کو بیوی کی طرف کر کے لعن طعن کرنے لگا، اُس کی بیوی نے کہا کہ پہلے گھر کے اندر جا کر دیکھئے پھر آپ کو سمجھ میں آجائیگا کہ میں یہاں کیوں کھڑی ہوں؟ جب وہ نوجوان گھر میں داخل ہوا تو کیا دیکھتا ہے کہ ایک بہت بڑا سانپ (اژدہا) پورے بستر پر پھیل کر بیٹھا ہوا ہے، نوجوان نے اُس پر حملہ کیا، کچھ آواز آنے لگی تھوڑی دیر کے بعد خاموشی ہوئی بیوی نے اندر جا کر دیکھا، تو حیرت میں پڑ گئی، کہ دونوں مُردہ حالت میں پڑے ہیں، وہ کہتی ہے کہ مجھے معلوم نہیں کہ ان میں سے کس کی موت پہلے واقع ہوئی، اُس نے اپنی پریشانی اور اس واقعہ کو صحابی رسول تک پہنچایا۔

حضرت ابوسعید خدریؓ بیان کرتے ہیں کہ پھر ہم رسول ﷺ کے پاس آئے اور واقعہ سنایا، آپ ﷺ نے فرمایا کہ مدینہ میں ایک جن نے اسلام قبول کیا تھا (شاید وہی ہوگا) اپنے دونوں ساتھیوں کیلئے دعائے مغفرت کرو اگر اسکے بعد تمہیں سانپ نظر آئے تو تین دفعہ اُسے جانے کیلئے کہو، وہ نہ جائے تو پھر اُسے مارو (صحیح مسلم ۴/۵۶۷) ایک دوسرے واقعہ میں حضرت سعد بن ابی وقاصؓ کے بارے میں آتا ہے کہ اُنہوں نے گھر میں سانپ کو دیکھ کر تین دفعہ جانے کیلئے کہا پھر یہ دیکھ کر حیرت میں رہ گئے کہ وہ اچانک گھر سے باہر نکل گیا۔

ایک تیسرے واقعہ میں حضرت عمر ابن خطابؓ کی مجلس میں بنو حارث کے ایک شخص نے نقل کیا کہ ہم نے ایک ایسے جن کو دیکھا تھا جس نے شیر کی شکل اختیار کی تھی، کئی علماء وہ بزرگانِ دین نے بھی جنّات کو دیگر شکلوں میں دیکھا ہے، اس میں شک بھی نہیں کرنا چاہیئے، کیونکہ یہ مستند واقعات ہیں۔

● گھر کے سانپوں کو مارنے کی ممانعت ●

علامہ ابن تیمیہؒ فرماتے ہیں کہ نبی اکرم ﷺ نے گھر کے سانپوں کو تین مرتبہ تنبیہ کئے بغیر مارنے سے منع کیا ہے، سمجھ لیجئے کہ اب ہم جن کے شر سے محفوظ ہو گئے۔ جنات جانوروں کی شکل بھی اختیار کرتے ہیں۔ اکثر دیکھا گیا ہے کہ وہ سانپوں کی شکل میں گھروں میں آتے ہیں اسی لیے حضور ﷺ نے گھروں میں رہنے والے سانپوں کو قتل کرنے سے منع فرمایا ہے کہیں ایسا نہ ہو کہ یہ مقتول سانپ کوئی مسلمان جن ہو۔

ایک دوسری جگہ حضرت ابو سعید خدریؓ سے روایت ہے کہ حضور اکرم ﷺ نے فرمایا مدینہ میں جنوں کی ایک جماعت ہے جو مسلمان ہو چکی ہے۔ جو شخص ان میں سے کسی کو دوسری شکل میں دیکھے تو تین مرتبہ اسے نکلنے کے لئے کہے اگر اسکے بعد نظر آئے تو اسے قتل کر دے (صحیح مسلم شریف)

صحیح بخاری شریف میں حضرت ابوامامہؓ سے مروی ہے کہ حضور اکرم ﷺ نے فرمایا سانپوں کو قتل نہ کرو مگر جو چھوٹا یا زہریلا ہو اُسے مار ڈالو۔ دوسری جگہ حضور اکرم ﷺ نے فرمایا کہ جس طرح بندر اور سور بنی اسرائیل کی بگڑی ہوئی شکل ہے اسی طرح سانپ بھی جنوں کی مسخ شدہ صورت ہے۔ (طبرانی۔ جلد ۳ ص ۱۰۴)

● جنّات انسان پر کیوں سوار ہوتے ہیں؟ ●

اکثر لوگ یہ کہتے ہیں کہ جنّات انسان کو کیوں پریشان کرتے ہیں؟ اور خصوصاً عورتوں پر اس کے اثرات کیوں ہوتے ہیں؟ علامہ ابن تیمیہؒ فرماتے ہیں کہ جنّات عورتوں پر کبھی جنسی خواہش اور عشق کی وجہ سے سوار ہوتے ہیں اور کبھی دشمنی وانتقامی جذبہ کے تحت پریشان کرتے ہیں جیسا کہ انسانوں میں بھی یہ دو چیزیں پائی جاتی ہیں کبھی جنسی خواہش کی وجہ سے کوئی کسی لڑکی کو چھیڑتا ہے اور اسکا پیچھا کرتا ہے کبھی کبھی اسکا اغواء کر کے اس سے شادی کر لیتا ہے اور کبھی انتقامی جذبہ و دشمنی کی وجہ سے کسی لڑکی کا پیچھا کیا جاتا ہے اسے ستایا جاتا ہے حتیٰ کہ ہلاک و برباد بھی کر دیا جاتا ہے۔

اکثر جنّات صرف باہر سے پریشان کرتے ہیں اور کبھی کبھی جسم پر بھی حاوی وغالب ہو جاتے ہیں ایسی صورت میں اسکو نکالنا و بھگانا مشکل ہو جاتا ہے جن زدہ انسان اتنا طاقت ور ہو جاتا ہے کہ دس دس آدمیوں کو اٹھا کر پھینک دیتا ہے، لیکن اسی وقت قرآنی آیات کا اتنا حیرت انگیز کرشمہ دیکھنے کو ملتا ہے دم کیا ہوا پانی چھڑک دینے سے قابو میں آجاتا ہے اور چند ایام کے علاج میں اس کو شفاء بھی ہو جاتی ہے، اس کی تفصیلی وجوہات اور جنّات کے پریشان کرنے کی مختلف صورتیں مجموع الفتاویٰ ج ۱۹ رص ۳۹ پر بھی دیکھی جاسکتی ہے۔

● چیزوں کا کم ہونا جنّات کی حرکت بھی ہوسکتی ہے! ●

حضرت ابوایوب انصاریؓ کا ایک طاقچہ تھا، جس میں آپ کھجور رکھتے تھے، لیکن وہ اکثر کم ہو جاتے تھے اُنھوں نے حضور اکرم صلی اللہ علیہ وسلم سے شکایت کی، آپ صلی اللہ علیہ وسلم نے فرمایا کہ تم جاؤ اور کچھ محسوس کرو تو یوں کہو میں اللہ کے نام سے کہتا ہوں تم رسول اللہ صلی اللہ علیہ وسلم کے خدمت میں پیش ہو

جاؤ، ایک دن انہوں نے اس کو پکڑ لیا اس نے حلفیہ کہا وہ دوبارہ نہیں آئے گا تو انہوں نے اس کو چھوڑ دیا آپ ﷺ کی خدمت میں واقعہ سنایا تو آپ ﷺ نے فرمایا اس نے جھوٹ بولا وہ دوبارہ آئے گا اب جب دوبارہ آیا اور اس کو ابو ایوبؓ نے پکڑ لیا تو اس نے کہا کہ میں تمہیں ایک عمل بتاتا ہوں اس کو پڑھا کرو اس سے کوئی تمہارے پاس نہیں آئے گا اور وہ آیۃ الکرسی ہے جب ابو ایوب انصاریؓ نے آپ ﷺ کے پاس یہ واقع سنایا تو حضور ﷺ نے فرمایا وہ تو جھوٹا ہے لیکن تم سے سچ کہہ گیا ﴿ترمذی باب ۳، مسند احمد ج ۵/ص ۴۲۳، درمنثور ج ۱/ص ۳۳۵﴾۔

اسی طرح ابواُسید ساعدیؓ کے پھل فروٹ بھی کم ہوتے جاتے تھے اور اسی طرح حضرت ابی ابن کعبؓ کی کھجوریں بھی کم ہوا کرتی تھی تو آپ ﷺ نے اسی کی تاکید فرمائی اس سے معلوم ہوا کہ بعض اوقات چیزوں کا کم ہونا صرف چوری یا دوسری وجہ سے نہیں ہوتا بلکہ کبھی کبھی اس میں جنّات کا بھی دخل ہوتا ہے، آیۃ الکرسی اور دیگر معمولات کی پابندی اس سے حفاظت کا ذریعہ بن سکتی ہے۔

لیموں والی جگہ جن داخل نہیں ہوتے: قاضی علی بن حسن بن حسین خلعیؒ کے حالات میں ہے کہ جنّات ان کے پاس آتے جاتے تھے، پھر وہ عرصۂ دراز تک نہیں آئے تو قاضی صاحب نے ان سے اس کا سبب پوچھا تو انہوں نے بتایا کہ آپ کے گھر میں لیموں تھے، ہم اس گھر میں داخل نہیں ہوتے ہیں جس میں لیموں موجود ہو۔ اس سے معلوم ہوا کہ بعض جنّات اس کی وجہ سے بھی داخل نہیں ہوتے۔

● جنّات میں مسلم وکافر ●

جنوں میں کچھ مسلمان بھی ہیں اور کچھ کافر بھی ہیں، بعض روایتوں سے معلوم ہوتا ہے کہ اکثریت کفار ہی کی ہے۔ ان میں نیک و بد شریر وظالم سب ہی پائے جاتے ہیں اور قرآن مجید میں اس کا تذکرہ بھی ملتا ہے۔ ''وَاَنَّا مِنَّا الْمُسْلِمُوْنَ وَمِنَّا الْقَاسِطُوْنَ فَمَنْ اَسْلَمَ فَاُوْلٰئِکَ تَحَرَّوْا رَشَداً وَاَمَّا الْقَاسِطُوْنَ فَکَانُوْا لِجَهَنَّمَ حَطَباً''۔ سورہ جن آیت نمبر ۱۴/۱۵

ترجمہ: اور یہ کہ ہم میں سے کچھ مسلم ہیں اور کچھ حق سے منحرف، تو جنھوں نے اسلام کا راستہ اختیار کر لیا انہوں نے نجات کی راہ ڈھونڈ لی اور جو حق سے منحرف ہیں وہ جہنم کا ایندھن بننے والے ہیں۔

اور اس سے پہلے ایک جگہ اس طرح ارشاد ہوا ہے ''وَاَنَّا مِنَّا الصَّالِحُوْنَ وَمِنَّا دُوْنَ ذٰلِکَ کُنَّا طَرَائِقَ قِدَداً۔ سورہ جن آین نمبر ۱۱

ترجمہ: اور یہ کہ ہم میں سے کچھ لوگ صالح ہیں اور کچھ اس سے فروتر ہیں ہم مختلف طریقوں میں بٹے ہوئے ہیں۔ (تفسیر ابن کثیر ج ۷/ص ۲۸۵)

مذکورہ آیت کی تفسیر میں حضرت قتادہؒ فرماتے ہیں جنّات میں بھی مختلف فرقے ہیں، مُرجیہ، شیعہ، سُنّی وغیرہ، حضرت مُجاہدؒ فرماتے ہیں جنّات کی دو قسم ہے، ایک مسلمان دوسرے کافر۔

● جنّات کا قرآن سن کر ایمان لانا ●

قرآن اس کا شاہد ہے کہ جنّات کی ایک جماعت نے قرآن سنا تو وہ فوراً ایمان لے آئی ''قُلْ اُوْحِیَ اِلَیَّ اَنَّهُ اسْتَمَعَ نَفَرٌ مِّنَ الْجِنِّ فَقَالُوْا اِنَّا سَمِعْنَا قُرْآناً عَجَباً یَّهْدِیْ اِلَی الرُّشْدِ فَاٰمَنَّا بِهٖ وَلَنْ نُّشْرِکَ بِرَبِّنَا اَحَداً۔ سورہ جن آیت نمبر ۱/۲'' ترجمہ: اے نبی صلی اللہ علیہ وسلم

کہو میری طرف وحی بھیجی گئی ہے کہ جنوں کے ایک گروہ نے غور سے قرآن سنا پھر (جا کر اپنی قوم کے لوگوں سے) کہا ہم نے ایک بڑا عجیب قرآن سنا ہے جو راہ راست کی طرف رہنمائی کرتا ہے اس لئے ہم اس پر ایمان لے آئے ہیں اور اب ہم ہرگز اپنے رب کے ساتھ کسی کو شریک نہیں کریں گے۔ جنوں کی اس جماعت کا جس نے قرآن سنا اور ایمان لائے انکا تذکرہ سورہ احقاف میں بھی آیا ہے اور بخاری شریف اور مسلم شریف میں بھی موجود ہیں۔ حضور اکرم صلی اللہ علیہ وسلم فرماتے ہیں کہ میں نے لیلۃ الجن (جنوں سے ملاقات کی رات) میں جنوں کے سامنے سورہ رحمٰن تلاوت کی انھوں نے تم سے بہتر جواب دیا۔ میں جب جب یہ کہتا ''فَبِأَيِّ آلَاءِ رَبِّكُمَا تُكَذِّبَانِ'' (تم اپنے رب کی کون کون سی نعمتوں کو جھٹلاؤ گے) تو وہ جواب دیتے ''وَلَا بِشَيْءٍ مِّنْ نِّعَمِتِكَ رَبَّنَا نُكَذِّبُ فَلَكَ الْحَمْدُ'' اے رب ہم تیری کسی نعمت کا انکار نہیں کر سکتے تمام تعریفیں تیرے ہی لئے ہیں۔ (الجامع الصحیح ج ۱ص ۳۰۷ بروایت ابن جریر)

حضور اکرم صلی اللہ علیہ وسلم سے جنوں کی ملاقات اس رات کے علاوہ بھی متعدد بار ہوئی ابن کثیر میں سورہ احقاف کی تفسیر میں کئی روایات نقل کئے ہیں ایک جگہ بخاری شریف میں بھی اسکا تذکرہ ملتا ہے جو جن نبی اکرم صلی اللہ علیہ وسلم کے پاس آئے تھے وہ ملک یمن کے ''نصیبین'' نامی شہر کے تھے، حضرت عکرمہؓ فرماتے ہیں کہ ان کی تعداد بارہ ہزار تھی۔

● جنّات کو تابع کرنے کا ثبوت ●

اللہ تعالیٰ نے سب سے پہلے اپنے نبی حضرت سلیمانؑ کو یہ علم اور طاقت دی کہ ان کے لئے بہت سی چیزوں کو مسخر کر دیا تھا وہیں جنوں کو بھی آپ کے تابع کر دیا تھا وہ جو چاہتے ان سے کرواتے اور ان میں سے جو نافرمانی کرتا اس کو قید میں ڈالتے اور سزا بھی دیتے تھے۔ قرآن کریم میں اسکو اس انداز میں بیان کیا گیا ہے: وَمِنَ الْجِنِّ مَنْ يَّعْمَلُ بَيْنَ يَدَيْهِ بِإِذْنِ رَبِّهٖ وَمَنْ

يَّزِغْ مِنْهُمْ عَنْ اَمْرِنَا نُذِقْهُ مِنْ عَذَابِ السَّعِيْرِ يَعْمَلُوْنَ لَهٗ مَا يَشَاءُ مِنْ مَّحَارِيْبَ وَتَمَاثِيْلَ وَ جِفَانٍ كَالْجَوَابِ وَقُدُوْرٍ الرَّاسِيَاتٍ ۔سورہ سبا آیت نمبر ۱۲/۱۳۔

(ترجمہ: اور ایسے جن اس کے تابع کر دیئے جو اپنے رب کے حکم سے اس کے آگے کام کرتے تھے، ان میں سے جو ہمارے حکم کی سرتابی کرتا اس کو ہم بھڑکتی ہوئی آگ کا مزہ چکھاتے وہ اس کے لئے بناتے تھے جو کچھ وہ چاہتا اونچی عمارتیں، تصویریں، بڑے بڑے حوض جیسے لگن اور اپنی جگہ سے نہ ہٹنے والی بھاری دیگیں۔)

اکثر کم علم لوگ یہ کہتے ہیں کہ عملیات کا یہ سلسلہ آج کل کی ایجاد ہے، اس سے پہلے کبھی کسی نے جن کو تابع نہیں کیا تھا، آیئے ہم آپ کے سامنے چند حقائق پیش کرتے ہیں اور ان شخصیات کا بھی مختصراً تذکرہ کرتے ہیں جنہوں نے برسوں قبل اس کام کا آغاز کیا اور کئی کتابیں اس سے متعلق تصنیف بھی کی ہیں۔

محمد بن اسحاق المعروف با بن الندیم لکھتے ہیں کہ سب سے پہلے سلیمان بن داؤدؑ نے جنوں کو تابع کیا اور ان سے خدمت لیا، کوئی کہہ سکتا ہے کہ یہ قوت تو صرف اللہ تعالیٰ نے ان کو عطا کی تھی، ہمارا یہ ایمان ہے کہ ان کو بھی اور ہم کو بھی جو کچھ عطا کرتے ہیں وہ اللہ تعالیٰ ہی عطا کرتے ہیں، کوئی کہہ سکتا ہے کہ اُس زمانے میں چند اشخاص کا ہی تذکرہ کیوں ملتا ہے؟ ایسا نہیں ہے، بہت سی شخصیات موجود تھیں، لیکن جو مشہور ہوتا ہے تاریخ اسی کو محفوظ کرتی ہے، اور دلیل بھی اسی کی دی جاتی ہے، اسی طرح ایک قول یہ بھی ہے کہ جمشید بن اونجہان نے سب سے پہلے جنوں کو تابع کیا۔ ابن ندیم یہ بھی لکھتے ہیں کہ یہ شخص سلیمانؑ کے پاس کاتب تھا، اور جنوں کو تابع کرنے والوں میں آصف بن برخیان، یوسف بن عیصو، اور ہرمزان بن کودول وغیرہ بھی شامل ہیں اس کے بعد تاریخ سے پتہ چلتا ہے کہ ایک اور شخص جس کا نام ابونصر احمد بن ہلال البکیل ہے وہ بھی بہت مشہور

شخص تھا یہ شخص جنوں سے خدمت لیتا تھا اور ان سے ہمکلام بھی ہوتا تھا، اس کے پاس کئی حیرت انگیز چیزیں اور کئی آزمودہ عملیات بھی تھے۔

● جن بھگانا اور اتارنا حضور اکرم ﷺ سے ثابت ہے ●

سنن ابوداؤد و مسند احمد میں ابان بنت وزاع سے روایت ہے کہ زراع اپنے پاگل بیٹے کو حضور اکرم ﷺ کے پاس لے کر گئے آپؐ نے فرمایا اس کو میرے قریب لاؤ، اس کی پیٹھ میرے سامنے کردو، پھر آپ ﷺ نے اس کی پیٹھ پر مارنا شروع کیا اور فرمایا ''أُخْـرُجْ عَـدُوَّ اللّٰـهِ'' نکل اللہ کے دشمن، نکل اللہ کے دشمن'' کچھ دیر بعد پانی منگوا کر اس کے چہرے کو پونچھا اور اس کے لئے دعا کی، اور وہ اسی وقت اچھا ہو گیا۔

● حضور اکرم ﷺ کا ایک عجیب جن نکالنا ●

حضرت ابن عباسؓ سے روایت ہے کہ ایک عورت اپنے بیٹے کو حضور اقدس ﷺ کی خدمت میں لائی اور عرض کیا یا رسول اللہ ﷺ یہ میرا لڑکا دیوانہ ہے، اور اس پر دیوانگی کا عمل صبح و شام کو ہوتا ہے، ہم پریشان ہو گئے ہے آپ ﷺ نے اس کے سینے پر ہاتھ پھیرا اور اس کیلئے دعائیہ کلمات پڑھے تو اس بچے نے قئے (الٹی) کر ڈالی۔ ایسا محسوس ہوا کہ اس کے پیٹ سے کتے کا سیاہ بچہ نکلا۔ (یہ اصل میں جن تھا) (مسند احمد، دارمی، طبرانی)

● امام احمدؒ کا جن نکالنا ●

ایک دن امام احمدؒ مسجد میں بیٹھے تھے، خلیفہ متوکل کی طرف سے ایک آدمی آیا اور کہا کہ امیر المؤمنین کے گھر میں ''ایک لڑکی آسیب کا شکار ہوگئی ہے'' امام احمدؒ نے اس لکڑی کے دو کھڑاویں (جوتے) دیئے اور فرمایا کہ جن سے کہو اس لڑکی کا پیچھا چھوڑ دے، ورنہ ستر

(۷۰) جوتے کھاؤ گے، جن نے کہا اگر امام احمد ہمیں عراق سے نکلنے کا حکم دیں تو ہم عراق سے بھی نکل جائیں اور کہا کہ انہوں نے اللہ کی اطاعت کی۔ اس لئے ہر چیز ان کی مطیع بن گئی، اس کے بعد تھوڑی ہی دیر میں لڑکی کو افاقہ ہو گیا ﴿لقط المرجان فی احکام الجان طبقات حنابلہ قاضی ابو یعلیٰ حنبلیؒ﴾ ایسے کئی واقعات ہے جن میں آپ ﷺ سے لے کر صحابہؓ اور تابعین سے لے کر اولیاء و اکابر علماء نے آسیب زدہ کا علاج کیا اور جنوں کو بھگایا، کسی نے سورہ فاتحہ کے ذریعہ کسی نے آیۃ الکرسی کے ذریعہ، کسی نے مخصوص آیات کے ذریعہ۔

شاہ عبد الحق محدث دہلویؒ نے کئی دن ایک مریض کا علاج کیا افاقہ نہ ہوا، مریض کے سرپرست اس کے بعد شاہ عبد العزیزؒ کے پاس لے کر گئے، یہاں چند دن میں افاقہ ہو گیا، شاہ عبد الحقؒ نے دریافت کیا کہ آپ نے کس وظیفہ و عمل سے علاج کیا؟ فرمایا کہ میں نے سورہ فاتحہ سے علاج کیا، اس پر مذکورہ بزرگ نے فرمایا کے میں نے بھی سورۃ فاتحہ کے ذریعے کوشش کی تھی، انھوں نے کچھ دیر سوچ کر فرمایا کے میں نے یا قہارؔ کی کیفیت طاری کر کے پڑھا، جس سے جن بھاگ گیا اور مریض اچھا ہو گیا۔ اگر صرف مستند حوالوں سے نقل کیا جائے تو ایک ضخیم کتاب بن جائیگی، خود میرے اپنے تجربات کی ایک طویل فہرست ہے، انشاء اللہ زندگی رہی تو صرف واقعات پر مبنی کتاب کا مطالعہ کر سکیں گے۔

● عمرہ کرنے والا جن ●

حضرت عطا بن ابی رباحؒ سے روایت ہے کہ ہم حضرت عبد اللہ بن عمروؓ کے ساتھ مسجد حرام میں موجود تھے کہ ایک سفید اور سیاہ رنگ کا سانپ آیا اور کعبہ شریف کا سات مرتبہ طواف کیا

اور پھر مقام ابراہیم کے پاس آیا (جیسا کہ وہ نماز ادا کر رہا ہو) حضرت عبداللہ بن عمرؓ اس کے پاس آئے اور کھڑے ہو کر کہا کہ اے سانپ امید ہے کہ تو نے عمرہ پورا کر لیا، اب میں تمہارے بارے میں اپنے لوگوں سے ڈرتا ہوں (کہ تمہیں قتل نہ کر ڈالیں) تم چلے جاؤ وہ سانپ پلٹا اور دیکھتے ہی دیکھتے آسمان کی طرف اڑ گیا۔ (دلائل النبوت)

ایک دوسری جگہ حضرت عبداللہ بن صفوانؓ کے ساتھ ایک صحابیؓ بیٹھے تھے وہ فرماتے ہیں کہ اچانک ایک سانپ عراقی دروازے سے داخل ہوا، بیت اللہ کا سات مرتبہ طواف کیا، پھر حجرِ اسود کے پاس جا کر اس کو استلام کیا، حضرت عبداللہ بن صفوانؓ نے فرمایا اے جن تو نے عمرہ پورا کر لیا، ہمارے بچّے تم سے ڈرتے ہیں، اب چلے جاؤ، وہ جس طرف سے آیا تھا اسی طرف چلنے لگا اور اچانک غائب ہو گیا۔ (ابن ابی الدنیا ص ۱۴)

● ایک جن کا خطرناک واقعہ ●

حضرت ابن عقیلؒ فرماتے ہیں کہ ہمارا ایک گھر تھا، جب بھی لوگ اس میں قیام کرتے صبح کو مردہ ملتے، ایک شخص جب صبح کو صحیح سالم گھر سے نکلا تو پڑوسی حیران رہ گئے۔ اس سے سبب پوچھا تو اس نے کہا میں نے عشاء کی نماز پڑھی اور قرآن کی تلاوت کی، اچانک ایک جوان کو دیکھا کہ وہ گھر سے باہر نکل رہا ہے، میں ڈرنے لگا، اس نے سلام کیا اور کہا خوف نہ کرو مجھے بھی قرآن سکھاؤ، میں نے ہاں بھری، اس سے پوچھا گھر کا کیا قصّہ ہے؟ تو اس نے کہا کہ ہم مسلمان جنّات ہیں، نماز پڑھتے ہیں اور تلاوت کو پسند کرتے ہیں، ابھی تک اس گھر میں اکثر بدکار اور شرابی رہنے آئے، اسلئے ہم نے ان کا گلا گھونٹ دیا، میں نے اس سے کہا رات کو ڈر لگتا ہے آپ دن میں قرآن پڑھنے آیا کرو، اس نے کہا بہت اچھا، ایک دن وہ قرآن سیکھ رہا تھا کہ ایک عامل (منتر پڑھنے والے) نے دروازے پر صدا لگائی میں سانپ بدنظری اور جادو جن کا علاج کرتا ہوں۔

اس جن نوجوان نے مجھ سے پوچھا کہ یہ کیا قصہ ہے؟ میں نے کہا یہ جھاڑ پھونک کرنے والا ہے اس نے کہا اسے بلاؤ، میں نے اسے بلایا، میں کیا دیکھتا ہوں کہ وہ جن چھت پر بہت بڑا سانپ بن گیا عامل نے منتر پڑھنا شروع کیا تو سانپ لوٹ پوٹ ہونے لگا حتیٰ کے گھر کے درمیان گر پڑا۔ عامل اسکو اپنی گدڑی میں ڈالنا چاہ رہا تھا، میں نے منع کیا اور ایک اشرفی دے کر اسکو روانہ کر دیا۔ جب وہ چلا گیا تو اس سانپ (اژدھا) نے حرکت کی اور دیکھتے ہی دیکھتے جن نوجوان کی شکل میں ظاہر ہو گیا میں نے دیکھا کہ وہ کمزور ہو کر پیلا اور پتلا ہو چکا تھا۔ میں نے اس سے دریافت کیا کہ تم کو کیا ہوا؟ اس نے کہا عامل نے مجھے اسماء مبارکہ اور چند قرآنی آیات سے قتل کرنا چاہا، مجھے یقین نہیں تھا کہ اب میں بچ سکوں گا، اس سے معلوم ہوا کہ قرآن کی تلاوت اور نماز بھی جنّات کے شر سے حفاظت کا ذریعہ ہے اور گھروں کے اثرات کو بھی دور کرنے کا ذریعہ ہے۔

عملیات کا انکار کرنے والوں کے لئے یہ ایک لمحہ فکریہ ہے، اس واقعہ میں برسوں پہلے عاملین کے ذریعے علاج کا زبردست ثبوت بھی ہے۔ (کتاب الفنون۔ لقط المرجان ص ۱۰۵)

● جنّات کی دشمنی (ایک سچا واقعہ) ●

شیخ ابوبکر الجزائری (معلم حرم النبوی الشریف المدینۃ المنورۃ) نے ذکر کیا کہ میں اور میری بڑی ہمشیرہ سعدیہ گھر کی چھت پر موجود تھے، بچپن کا واقعہ ہے کھجور کی سوکھی شاخیں رسی سے باندھ کر اوپر کی طرف کھینچ رہے تھے تاکہ ان شاخوں کو نیچے سے چھت پر پہنچا دے، انہوں نے دیکھا کہ ان کی ہمشیرہ سعدیہ نے نیچے رسی پھینکی اور شاخوں کو اوپر کھینچنے لگی مگر اس کا بوجھ ان کی طاقت سے زیادہ تھا، وہ رسی کو کھینچ نہ پائیں اور ان کا توازن بگڑ گیا وہ زمین پر جا گری، لیکن جس جگہ وہ گری تھی وہاں کوئی جن بیٹھا تھا، پس وہ اس کے اوپر جا گری، پھر کیا تھا اس دن سے اس جن نے ان کو شدید قسم کی تکلیف پہنچانی شروع کر دی (جیسے کسی انسان کو ذرا سا دھکا لگے اور بات بڑھ

کر خون خراب تک پہنچ جائے)،بس جنّات بھی اس قسم کا مزاج رکھتے ہیں اس جن نے ستانا، پریشان کرنا،سونے کی حالت میں اس طرح گلا دبانا کہ ہمشیرہ تڑپنے لگتی ، پیر پٹخنے لگتی ،ایسا معلوم ہوتا کہ گویا ذبح کی ہوئی بکری دم توڑ رہی ہے،وہ جن اس وقت تک انکو نہیں چھوڑتا تھا جب تک کہ وہ بالکل نیم مردہ یا قریب المرگ نہ ہو جائے،کبھی کبھی جن حاضر ہو کر کہتا کہ تونے مجھے دھکا دیا، تکلیف دی اس لیئے میں انتقام لے رہا ہوں۔نیند کی حالت میں بھی وہ تکلیف پہنچاتا ، یہ سلسلہ تقریباً دس سال تک جاری رہا،حسب معمول ایک رات ایسا ہی ہوا کہ وہ جن آیا اوران کا گلا گھونٹنے لگا وہ اپنے پیر پٹخنے لگیں،تکلیف اور بیچینی سے وہ تڑپتی رہیں یہاں تک کہ اسی حالت میں ان کی سانس رک گئی اوران کی موت واقع ہوگئی۔(عقیدۃ المومن ص:۲۳۰)۔یہ واقعہ بہت بڑے سلفی عالم دین کی ہمشیرہ کا ہے انھوں نے ملت اسلامیہ پر گویا احسان عظیم کیا ہے، کیوں کہ کچھ لوگ آج بھی جنّات کے اثر کے قائل نہیں ہے اور وہ ایسے مریضوں کو ڈھونگی اور نہ جانے کیا کیا کہتے ہیں، جو لوگ جنّات اور جادو کے اثرات کا انکار کر رہے ہیں خدارا انھیں اس واقعہ سے عبرت حاصل کرنا چاہیئے۔ (التمائم فی میزان العقیدہ)

● دُبئی میں جنّات کے گلا دبانے کا واقعہ ●

ایک دیندار فیملی کی خاتون جسکے شوہر جماعتِ اسلامی کے ذمہ دار ایک دن احقر کے پاس قریبی احباب کے ساتھ تشریف لائے اور کہنے لگے کہ فلاں کی زوجہ (مریضہ) ۴۸ گھنٹے سے بیہوش ہے،اور ڈاکٹروں نے گھُٹنے ٹیک دیئے ہیں، کچھ لوگوں نے بحث چھیڑ دی ہے کہ اثرات ہیں،اور کسی عامل کو بتانا چاہیئے ،لیکن ہم اِس کے قائل نہیں ہے، پھر بھی ایک مرتبہ آپکو دکھانا چاہتے ہیں، میرے دُبئی کے میزبان بھی اصرار کرنے لگے، چونکہ مریضہ کے شوہر ایک اچھے با اخلاق ملنسار دیندار شخص ہیں اور میزبان سے محبت و قربت رکھتے ہیں، میں نے کہا کہ وہ کیوں

نہیں آئے ، کہنے لگے کہ مریضہ کے پاس ہیں ، وہاں سے ہٹ نہیں سکتے ،لیکن انھوں نے ہی ہمیں بھیجا ہے ، اسکے بعد میں گھر پہنچا مریضہ کو دیکھتے ہی مجھے محسوس ہوا کہ خدانخواستہ دم نکل چکا ہے،اس لیے میں نے پہلے نبض دیکھی ، پھر میں نے اللہ کا کلام یعنی قرآن کی چند آیتیں پڑھکر دم کیا، پانی پر دم کر کے منہ پر چھینٹے مارے اور چند آیتیں پڑھکر کان میں پھونکا الحمد اللہ پہلے سر ہلا ،پھر آنکھیں کھلی ، پندرہ (۱۵) منٹ پڑھتا رہا، پھر جیسے ہی میں نے دم کیا وہ مریضہ مرد کی آواز میں السلام علیکم کہتے ہوئے جیسے مردہ اُٹھکر بیٹھتا ہے بیٹھی کہ تمام کمرے کے لوگ باہر بھاگ گئے اور دور سے نظارہ دیکھنے لگے (یہ قرآن کا کرشمہ اسکی تاثیر اور پاور ہے) تھوڑی دیر میں نے سوالات و جوابات ہونے دیئے (جبکہ میں اسکو پسند نہیں کرتا) کیونکہ پچاس سے زائد مرد و عورت جھاڑ پھونک تعویذات کے مخالف تھے، اُنہوں نے جنّات کی باتیں عربی اور دیگر زبان میں سنی اور حیرت میں رہے،اس کے بعد کئی لوگوں نے کہا کہ ہماری زندگی کا یہ پہلا واقعہ ہے اور آج سمجھ میں آیا کہ جنّات انسان پر سوار ہوتے ہیں، بفضلہٖ تعالیٰ میں نے معترضین ومخالفین کو ایک نہیں کئی مرتبہ اس طرح کے کئی واقعات سے مطمئن کیا ،میرے پاس ملک اور بیرونی ممالک کے علماء ،حفاظ ، جماعت اسلامی اور اہل حدیث ،اہل سنت والجماعت وغیرہ ،تمام مکاتبِ فکر کے ذمہ داران اوران کے فیملی ممبران یا دوست احباب کے بے شمار علاج شرعی حدود میں ہوئے اور اللہ تعالیٰ نے اُنھیں بھی شفاء دی۔

● خبیث جن عورت سے صحبت بھی کرسکتا ہے ●

جارڈن کے شہر عمّان سے ایک دیندار فیملی آئی مریضہ ایک عالمہ ہے، گھبراہٹ ، بے خوابی اور ہمہ اقسام کے درد وغیرہ کے ساتھ کئی تکالیف کا ذکر کیا۔حتیٰ کہ ایسا محسوس ہوتا ہے کہ کوئی گلا دبا رہے ہیں اور اسکی وجہ سے سانس رُک جاتی ایسا معلوم ہوتا ہے کہ جان نکل رہی ہے، اسقدر

مجھ پر حاوی ہے کہ بعض اوقات وہ مجھ سے ہمبستری کرتا ہے، انکے شوہر نے کہا کہ یہ میرا بھی احساس ہے اور میں نے یہ بھی دیکھا کہ میں پلنگ سے اُترا ہوا ہوں، اور کوئی شخص ہے جو میری جیسی حالت میں لحاف میں گڑ بڑ کر رہا ہے، کچھ وقت کے بعد اہلیہ مردہ جیسی حالت میں نڈھال پڑی رہتی ہے کہ جیسے اسکو کسی نے نچوڑ ڈالا ہے، ہم نے کئی عاملوں سے ذکر کیا، علاج کروائے وہ ادھورا چھوڑ دیتے ہیں، اور کہتے ہیں کہ ہمارے بس کے باہر ہے، بفضلہٖ تعالیٰ چند دنوں میں قرآنی عملیات سے اُن کو شفاء ملی، اور آج بھی وہ ایک لڑکیوں کے مدرسہ میں پڑھاتی ہیں، ایسے واقعات کئی ہیں لیکن خواتین کے مسئلہ کی وجہ سے احتیاط برتی جاتی ہے یہ صرف ان مخالفین کیلئے عبرت کے واسطے تحریر کیا جا رہا ہے کہ وہ ثبوت اور دلائل مانگتے ہیں۔

ساؤتھ افریقہ کے شہر کیپ ٹاؤن میں بھی ایک بہت بڑے عالم دین نے ایک مریضہ کے علاج کیلئے بُلوایا وہ خاتون انگریزی بول رہی تھی، اور عالم صاحب ترجمہ کر رہے تھے، تو مجھے تعجب بھی ہو رہا تھا، شرم محسوس ہو رہی تھی، لیکن وہ حقیقت پر مبنی اپنے ساتھ ہونے والے واقعات کو ذکر کر رہی تھی، ہندوستان کی خواتین شرم و حیاء کی وجہ سے ایسے جملے اشارۃً کنایۃً میں کہتی ہیں وہ بلا جھجک صاف صاف بیان کر رہی تھی، حتیٰ کہ میں نے مولانا صاحب کو مختصر کرنے کیلئے کہا، اور اُسکے بعد تشخیص کر کے اُس جنّات کو اُس سے دور کیا، بفضلہٖ تعالیٰ اسکو بھی شفاء ملی، اس واقعہ کا تذکرہ علماء اور دینی حلقوں میں بہت ہوا، اس دوران اس مریضہ نے یہ انکشاف کیا کہ مولانا محفوظ الرحمٰن فاروقی کے پاس ایک مفتی جن تابع ہے اور اس پر علماء نے مجھ سے جواب چاہا میں نے کہا کہ بعض اوقات یہ اللہ کی مدد کی شکل ہوتی ہے، میں تو رجوع الی اللہ سے ہی علاج کرتا ہوں۔

● ایک عالمِ دین ندوی صاحب کا حیرت انگیز واقعہ ●

کینیڈا کے مشہور عالم دین (مجذوب صفت) امامت و خطابت میں جنکا طوطی بولتا تھا،

ایک بہت بڑے مدرسہ کے سابق صدر مدرس، کئی دنوں سے ہچکی بار بار آتی ہے اور خوب آواز ہوتی ہے، وہ خود فرماتے ہیں کہ ایسی ہچکی جس میں ایسا محسوس ہوتا ہے کہ حلق میں کوئی کانٹوں بھری سلاخ (لوہے میں کیلے نکلے ہوئے) ڈالتا ہے اور جب گوشت کانٹوں میں پیوست ہو جاتا ہے پھر کوئی زور سے کھینچتا ہے ویسی تکلیف یا بکرے کے جسم سے کھال نکالی جارہی ہو ایسی تکلیف ہوتی ہے، سارے ڈاکٹروں نے معائنہ کیا، علاج کیا کوئی فائدہ نہ ہوا، ہمارے رشتہ دار عالمِ دین نے آپکی عملیات سے متعلق کتاب پڑھی تھی، اُنہوں نے مشورہ دیا، آپکو بتلایا جائے، میں نے تشخیص کی اور اُسی وقت قرآنی آیات پڑھ کر پانی پر دم کیا، اور تھوڑا پانی چہرے پر چھینٹے مارے، اور کچھ پانی اُنہوں نے پانی پیا، بفضلہٖ تعالیٰ ایک گھنٹے کے بعد اُنکی ہچکی بند ہوگئی، اور اللہ نے اس تکلیف سے اُن کو نجات دی۔

● سعودی عرب میں ایک عالمِ دین کا عجیب واقعہ ●

مکّہ کے قیام کے دوران مدرسہ صولتیہ میں ایک عالمِ دین کا فون آیا، اور اُنہوں نے ایک علاج کے سلسلہ میں تذکرہ کیا کہ میرے دوست مدنی صاحب بے ہوشی کے عالم میں میرے گھر کے سامنے پڑے ہیں ہم لیکر حاضر ہو رہے ہیں، وہ اثر زدہ عالم کو لیکر تشریف لائے انھوں نے بیان کیا کہ مولانا صاحب تفریح (چہل قدمی) کررہے تھے کہ ایک دوسرے عالم دین ملے انھوں نے کہا کہ مجھے گھبراہٹ ہو رہی ہے، اور نہ جانے کیسا کیسا ہو رہا ہے، آپ پڑھکر دم کردیجئے، مدنی صاحب نے کچھ پڑھا اور انکے کان میں دم کرنے کیلئے جیسے ہی قریب ہوئے مریض عالم صاحب نے اپنے دونوں ہاتھوں سے مدنی صاحب کو پکڑ کر اُٹھایا اور خوب زور سے پٹخ دیا، یہ چیخنے لگے لوگ جمع ہونے لگے مریض عالم پر خبیث جن کا اثر تھا، نعوذ باللہ وہ غیر اللہ کے نام لیکر پکڑ کر اُٹھاتا اور پٹخ دیتا، آخر میں نیچے گرانے کے بعد سینے پر بیٹھ گیا، دس بارہ لوگ پکڑ کر

ہٹا رہے ہیں پھر بھی وہ نہیں ہٹا اور نہ ہی خاموش رہا، بلکہ وہ مدنی صاحب کا گلا دبانے لگا، انکی چیخیں نکل رہی تھیں، بہت کوشش کے بعد دونوں کو چھڑائے ، اور اثر زدہ عالم کو قریب کے ایک گھر کے کمرے میں بند کر دیا۔

اور مدنی صاحب کو ہم نے آپکے پاس لایا، بہرحال میں نے چند آیتیں پڑھکر پانی پر دم کیا انکو پلایا، وہ ہوش میں آئے، چند دنوں میں اللہ تعالیٰ نے اُن کو شفاء دی۔

اس واقعہ کے بعد مولانا مدنی صاحب کا کہنا ہے کہ جیسے کسی استفتاء میں مفتی سے فتوی کے سلسلہ میں رجوع کرنے کیلئے کہا جاتا ہے، بس اسی طریقہ سے اثرات میں مستند عامل سے رجوع کیلئے کہنا چاہیئے، کسی کو دم کرنے سے پہلے یہ بھی سوچنا چاہیئے کہ اگر جن حاضر ہو گیا تو پھر کیا ہوگا؟

اسکے بعد اثر زدہ عالم کو کسی گھر میں رکھا گیا تھا، اُنہیں بھی لایا گیا، اور اُنکا بھی علاج کیا گیا، دراصل یہ عالم صاحب کتاب میں سے عملیات اپنے طور پر پڑھ کر مشق کر رہے تھے، اُس میں اُنہیں کچھ غلطی ہوئی اور جھٹکا لگا (شاید جن کو تابع کرنے کا عمل کر رہے تھے) اور اسی اثناء میں چہل قدمی کرتے ہوئے مدنی صاحب سے اچانک ملے اور دم کرنے کیلئے کہا، جسکے بعد یہ واقعہ ہوا، اس سے یہ بھی سبق ملتا ہے کہ عملیات کا شوق ہو تو کسی مستند عامل سے رجوع ہو کر سیکھنا چاہئے۔

● شیخ نے جن کو کہا کہ عامل کو اُٹھا کر لاؤ ●

اللہ والوں کے مُقابلہ میں عمل کی قوّت کچھ بھی نہیں ہے، گوالیار میں حضرت عبدالقدوسؒ کے زمانہ میں ایک عامل تھے، مشہور تھا کہ جنّات اُن کے تابع ہیں، ایک دفعہ اُنہوں نے جن کو حکم دیا کہ میرے شیخ کو یہاں اُٹھا لاؤ، جن وہاں سے آئے اُس وقت شیخ مسجد میں مُراقب تھے، جن

علاحدہ ہو کر کھڑے ہو گئے اور کچھ انتظار کیا پھر اُسکے بعد کہا کہ ہمیں فلاں عامل نے بھیجا ہے، اُن کو آپ کی زیارت کا شوق ہے، اگر آپ تشریف لے چلیں تو ہم بہت آسانی سے پہنچا دینگے۔

شیخ نے اُن سے کہا کہ عامل کو یہاں اُٹھا کر لاؤ، جن واپس آ کر عامل صاحب کو اُٹھانے لگے، عامل نے کہا کہ تُم میرے تابع واطاعت گزار نہیں ہو؟ یہ کیا کر رہے ہو؟ جنّات نے جواب دیا کہ شیخ کے مقابلہ میں آپ کا کوئی مقام نہیں، اگر شیخ آپ کو قتل کرنے کو کہیں تو ہم قتل بھی کر دینگے، چنانچہ اُن کو پکڑ کر شیخ کی خدمت میں لے آئے، شیخ نے اُن پر ملامت کی اور تنبیہ کی، عامل نے توبہ کی اور آئندہ ایسی حرکت نہ کرنے کا وعدہ کیا، اس واقعہ میں آپ نے محسوس کیا ہوگا کہ اللہ والوں کے مقابلہ میں عمل کی طاقت کچھ بھی نہیں (حسن العزیز صفحہ ۱۶۴/۳)

● خانقاہِ رحمانی (بہار) میں جنّات کی حاضری ●

قطب عالم حضرت مولانا محمد علی مونگیریؒ (بانی ندوۃ العلماء لکھنؤ) نے برسوں اس خانقاہ میں اپنے مریدین کو ذکر وفکر اور تزکیہ نفس کی تربیت کی، آپ نے اپنے مریدوں کو قادیانیت اور آریہ سماجی تحریکات کے مقابلہ میں تیار کیا، اور لاکھوں بندگانِ خدا کی اصلاح وہدایت کا ذریعہ بنے اس کے بعد قطب الزماں، مرشد کامل، حضرت امیرِ شریعت مولانا منّت اللہ صاحب رحمانیؒ نے آپ کے مشن کو آگے بڑھایا، ترقی کی راہ پہ گامزن کیا، خانقاہ کے ساتھ ساتھ طلباء کی تعلیم وتربیت کے لئے جامعہ رحمانی کو اُمّ المدارس کی حیثیت دی، قومی اور ملّی مسائل کے حل کیلئے مسلم پرسنل لاء بورڈ اور امارتِ شرعیّہ کی بنیاد ڈالی، بڑے بڑے اکابر علماء اس خانقاہ سے راہِ سلوک کی منزلیں طئے کر کے اپنے اپنے علاقے میں بزرگ وشیخ کی حیثیت سے جانے پہچانے جاتے ہیں، اور یہاں سے فارغ علماء کرام پوری دُنیا میں دین کی خدمت انجام دے رہے ہیں، جانشین امیر شریعت مفکرِ اسلام حضرت مولانا محمد ولی رحمانی دامت برکاتہم اپنے دونوں بزرگوں کی منشاء کے

مطابق اس سلسلہ کو پروان چڑھانے میں شب و روز مصروفِ عمل ہے، اس خانقاہ سے کئی علماء کرام نے قرآنی عملیات میں مہارت حاصل کر کے روحانی امراض کے علاج کے ذریعہ انسانیت کی بہت بڑی خدمت انجام دی ہیں، مفکرِ اسلام حضرت مولانا محمد ولی رحمانی دامت برکاتہم سے آج بھی ہزاروں مریض رجوع ہوتے ہیں، اللہ تعالیٰ نے اس فن میں بے پناہ مہارت دی ہے، بڑے بڑے امراض دور ہوتے ہیں اور لوگوں کو شفاء بھی ملتی ہے، ہر مہینہ میں سکنڈ سٹرڈے (دوسرا سنیچر) کو خانقاہ میں درود شریف کی مجلس اور خصوصی دُعاء ہوتی ہے، جس میں چار سے پانچ ہزار بندگانِ خدا دور دور سے آ کر شرکت کرتے ہیں، اور روحانی مریض حضرتِ والا سے رجوع ہو کر دُعاء وتعویذ حاصل کرتے ہیں۔

بعض وقت یہ بھی دیکھنے کو ملا کہ خانقاہ کے احاطہ میں مریض آتے ہی وہاں کی روحانیت ونورانیت سے اس کو شفاء مل جاتی ہے، ایک مجلس میں چند مخصوص احباب حضرت مفتی ظفیر الدین (صدر مفتی دارالعلوم دیوبند) سے خانقاہِ رحمانی سے متعلق کچھ واقفیت کے لیئے گفتگو کر رہے تھے، حضرت مفتی صاحب اور احقر (مؤلف کتاب) رمضان میں معتکف تھے، ایک عجیب سوال حافظ سلیم رحمانی نے جسارت کر کے مفتی صاحب سے کر دیا، کہ حضرت آپ خود بڑے بزرگ اور دیوبند کے صدر مفتی ہیں، پھر اس خانقاہ میں آپ معتکف ہوتے ہیں آخر اس کے پیچھے کیا راز ہے؟ اس پر حضرت مفتی صاحب نے فرمایا کہ میں نے ہندوستان کی بہت سی خانقاہوں پر حاضری دی، یہاں جو روحانیت وہ نورانیت ہے اور یہ دو بزرگ (مولانا محمد علی مونگیریؒ اور مولانا منّت اللہ رحمانیؒ) قُطب وابدال تھے، اُن کی کشش مجھے کھینچ کر یہاں لاتی ہے، اور یہ راز اہل دل ہی جانتے ہیں، میں نے جو محسوس کیا ہے وہ ناقابل بیان ہے، صرف ایک بات سُناتا ہوں کہ شیخ محترم حضرت امیرِ شریعتؒ کی مجلس میں بیٹھ کر میں خطوط اور کچھ مضامین لکھتا

تھا، اکثر جنّات کے سلام کی آواز آتی تھی اس پر حضرتؒ جواب بھی دیتے تھے۔

کبھی کبھی اس قدر شور سُنائی دیتا کہ محسوس ہوتا ہزاروں کی تعداد ہے، میں اکثر حضرت سے جنّات کے بارے میں پوچھنا چاہتا تھا، آپ خاموش کر دیتے تھے، ایک دِن جرأت کر کے پوچھا کہ آخر یہ تو بتلایئے کہ کتنے جنّات آپ سے بیعت ہیں؟ حسبِ عادت خاموش بیٹھنے کیلئے فرمایا، لیکن تھوڑی دیر کے بعد مُسکراتے ہوئے فرمایا کہ لاکھوں کی تعداد ہے، لیکن کہتے مت پھرنا، پھر فرمایا یہ اللہ کا فضل ہے جسکو چاہتا ہے عطاء کرتا ہے، حضرت مفتی صاحب نے موجودہ حضرت (مولانا محمد ولی رحمانی دامت برکاتہم) کے بارے میں فرمایا کہ پیر جی بھی صاحبِ کشف اور زندہ ولی ہیں، ان کو جو مقام ملا ہے وہ بہت کم بزرگوں کو نصیب ہوتا ہے، آخر کوئی بات تو ہوگی جسکی وجہ سے میں پیر جی سے تجدیدِ بیعت کیا ہوں، کچھ گفتگو کے بعد فرمایا کہ اب دیکھو مولوی محفوظ الرحمٰن فاروقی کس قدر خوش قسمت ہیں کہ پیر جی نے انکو خلافت و مجاز بیعت کا تاج پہنا دیا، دراصل یہ ایک الہامی فیصلہ ہوتا ہے جو ہمارے اسلاف و بزرگانِ دین سے چلا آرہا ہے۔
یہ ایک ایسی خانقاہ ہے جہاں جنات کے اثرات اور روحانی امراض کا قلیل مدت میں حضرت صاحب علاج کرتے ہیں اور لاکھوں بندگانِ خدا کو یہاں سے شفاء ملی ہے۔

نگاہِ ولی میں وہ تاثیر دیکھی بدلتی ہزاروں کی تقدیر دیکھی

● سفید مرغ جادو اور جنّات سے حفاظت کا ذریعہ ہے ●

حضرت انسؓ فرماتے ہے کہ حضور اکرم صلی اللہ علیہ وسلم نے فرمایا ''اِتَّخِذُوا الدِّیکَ الْاَبْیَضَ، فَاِنَّ دَاراً فِیھَا دِیکٌ اَبْیَضَ لَا یَقْرُبُھَا شَیْطَانٌ وَلَا سَاحِرٌ وَّلَا یَدُوْرُ حَوْلَھَا۔ (طبرانی مجمع الزوائد ج۵/ص ۱۱۷)

(ترجمہ: سفید مرغ رکھا کرو کیونکہ جب گھر میں سفید مرغ ہوگا نہ تو شیطان اسکے قریب جائے گا نہ

جادوگر اور اس کے علاوہ اردگرد کے مکان بھی محفوظ رہیں گے۔)

ایک حدیث میں حضرت ابن عمرؓ سے روایت ہے کہ حضور اکرم ﷺ نے فرمایا: مرغ نماز کے لئے اذان دیتا ہے جو شخص سفید مرغ رکھے گا اس کی تین چیزوں سے حفاظت رہے گی (۱) شیطان کے شر سے (۲) جادوگر کے شر سے (۳) کاہن کے شر سے (کنز العمال، جامع صغیر)

ایک دوسری حدیث میں حضرت انسؓ فرماتے ہیں کہ حضور اکرم ﷺ نے فرمایا شاخ کلغی والا سفید مرغ میرا بھی دوست ہے اور میرے دوست حضرت جبرئیلؑ کا بھی دوست ہے یہ اپنے گھر کی حفاظت کرتا ہے اور اپنے پڑوس کے سولہ گھروں کی بھی، چار دائیں طرف، چار بائیں طرف چار سامنے اور چار پیچھے سے۔ (جامع صغیر ص ۴۲۹۴، کنز العمال ۳۵۲۷۷)

● انسان کا ہمزاد! ●

امام مسلمؒ اور امام احمدؒ حضرت عبداللہؓ سے روایت کرتے ہیں کہ حضور اکرم ﷺ نے فرمایا تم میں سے ہر شخص کے ساتھ ایک ہمزاد جن مقرر کر دیا جاتا ہے اور ایک ہمزاد فرشتہ بھی صحابہ اکرامؓ نے کہا یا رسول اللہ ﷺ آپ کے ساتھ بھی؟ آپ نے فرمایا میرے ساتھ بھی، لیکن اللہ تعالیٰ نے اس ہمزاد جن کے مقابلہ میں میری مدد کی اور وہ میرے تابع ہو گیا ہے اب سوائے خیر کے وہ مجھے کسی چیز کا حکم نہیں دیتا، اکثر لوگ جس طرح جن اور جادو کا انکار کرتے ہیں اسی طرح ہمزاد کا انکار بھی کرتے ہیں مذکورہ دلائل کے بعد اب اسکے انکار کی کوئی گنجائش باقی نہیں رہ جاتی ہے۔ اللہ تعالیٰ ہمیں سمجھنے کی توفیق دے۔ ﴿آمین﴾

روحوں کو حاضر کرنے کا دعویٰ کرنے والے عامل جھوٹے اور جاہل ہوتے ہیں اگر انسان نیک ہے تو جنت کی نعمتوں کو چھوڑ کر کیوں آئے گا؟ اور برا انسان ہے تو عالم برزخ میں عذاب سے کیسا چھٹکارا ملے گا اور فرشتے اس کو کیوں بھاگنے دیں گے؟ روحوں کو حاضر کرنا اللہ تعالیٰ

نے انسان کے اختیار میں نہیں دیا ہے البتہ جو روح کی طرح حاضر ہوتے ہیں اسکی تحقیق یہی ہے کہ وہ انسان کا ہمزاد ہوتا ہے یا شیطان ہوتا ہے۔(جامع الرسائل ابن تیمیہ ص ۱۹۴)

● ہمزاد کی کتنی قسمیں ہیں؟ ●

ہمزاد کی چار قسمیں ہیں:(۱) آتشی (۲) بادی (۳) آبی (۴) خاکی۔

ہمزاد کے لغوی معنی ساتھ پیدا شدہ ذی روح کے آتے ہیں اور انگریزی میں اس کو Twinangle کہتے ہیں اسکے دو جسم ہیں ایک مرئی دوسرا غیر مرئی ،ایک کثیف دوسرا لطیف، ایک کو دیکھ سکتے ہیں اور دوسرے کو دیکھ نہیں سکتے ہیں بعض عامل حضرات نے ہمزاد کے بارے میں لکھا ہے کہ قوت خیالی کے جسمی ظہور کا نام ہمزاد ہے۔

قرآن کریم میں ہے ''وَمِنْ كُلِّ شَيْءٍ خَلَقْنَا زَوْجَيْنِ لَعَلَّكُمْ تَذَكَّرُوْنَ ''اور ہر چیز کے بنائے ہم نے جوڑے تا کہ تم لوگ نصیحت حاصل کرو۔ زوجین کے معنی نر و مادہ، جوڑا جوڑا ہی نہیں بلکہ دو دو کے بھی آتے ہیں اور اسی طرح زوج سے مراد برابر کا ساتھی بھی ہوتا ہے بہر حال، ہمزاد کا انکار نہیں کیا جا سکتا ہے۔

آسیبی اثرات کی علامتیں

پاک جنّات کا اثر

☆ اس میں مریض بار بار نماز کی نیت باندھکر کبھی ا رکعت کبھی ۲ رکعت کبھی ۳ رکعت پر سلام پھیرتا ہے۔

☆ کسی بھی وقت میں نماز پڑھتا ہے، چاہے طلوع آفتاب ہو یا زوال یا غروب ،کبھی بغیر وضو کے بھی نماز پڑھتا ہے۔

☆ قرآن کی تلاوت بے ترتیبی سے کرتا ہے، خوب کثرت سے قرآن کو کھولتا اور بند کرتا ہے۔

☆ پانی کا استعمال بہت زیادہ کرتا ہے ، ہاتھ دھوئے تو دھوتے ہی رہتا ہے ، غسل کرے تو خوب پانی بہاتا دیر تک حمام سے باہر نہیں آتا ہے۔

☆ کپڑوں کو پاک ہونے کے باوجود دھونے کیلئے اصرار کرتا ہے ، شک کرتے رہتا کہ فلاں کے ہاتھ لگنے سے گندہ ہوگیا۔

☆ کبھی کبھی پاگلوں کی طرح حرکت کرتا ہے ، ہنسے تو ہنستا ہی رہتا ہے ، روئے تو روتا ہی رہتا ہے ، بعض اوقات غمگین رہتا ہے۔

☆ پاکی کے مسئلہ میں غلو کرتا ہے اور گندگی سے نفرت کرتا ہے ، بعض وقت گندگی سے بھڑک جاتا ہے اور بے قابو ہو جاتا ہے ، بے ہوش ہو جاتا ہے۔

● خبیث جنّات کے اثرات کی علامتیں ●

☆ گندی چیزوں کو پسند کرنا ، نماز اور قرآن سے نفرت ، اگر تلاوت کی آواز کانوں میں آ گئی تو بھڑک جانا۔

☆ مہینوں غسل نہ کرنا ، بیت الخلاء میں خوب دیر تک بیٹھے رہنا ، کنگی کنگا نہ کرنا ، بکھرے ہوئے بال اور ڈراؤنی صورت۔

☆ کمرہ یا روم میں ایسے بیٹھے رہنا گویا قیدی ہے ، باہر نکلنے سے وحشت۔

☆ بہکی ہوئی باتیں کرنا ، کبھی کبھی نبوّت کا دعویٰ کرنا ، کثرت سے گالیاں دینا۔

☆ بعض مخصوص رنگ کو دیکھ کر بھڑک جانا خوب غصہ کی حالت میں توڑ پھوڑ کرنا ، کبھی کبھی اتنی شدت پیدا ہو جاتی ہے کہ زنجیروں اور بیڑیوں سے جکڑنا پڑتا ہے۔

☆ اکثر عورتوں پر حاوی ہونا ، پریشان کرنا حتیٰ کہ اسکے شوہر کی شکل میں ہمبستری بھی کرنا (اسکے ثبوت و واقعات مریضہ کے زبانی اور اُن کی تحریریں بھی موجود ہیں)۔

☆ عورتوں پر حاضری کی حالت میں مغلظات بکنا، بال کھول کر جھومنے پر مجبور کرنا، اسی لئے عورتیں مزاروں اور عاملوں کے پاس حال میں جھومتی نظر آتی ہیں۔

● جنّات حضور اکرم ﷺ کے ہاتھ پر بیعت ہوئے ●

کثیر بن عبداللہ ابو ہاشم التاجیؒ کہتے ہیں کہ ہم ابو رجاء عطاردیؒ کے پاس آئے ان سے دریافت کیا کہ آپ کی معلومات میں کوئی ایسا جن ہے جس نے حضور ﷺ کے ہاتھ پر بیعت کی ہو؟ انھوں نے فرمایا جو میں نے دیکھا اور سنا وہ بتاتا ہوں ''ایک مرتبہ ہم نے سفر میں ایک چشمہ کے پاس قیام کیا، اپنے خیمہ میں جب قیلولہ کرنے گئے تو دیکھا کہ ایک سانپ تڑپ رہا ہے، میں نے لوٹے میں سے تھوڑا سا پانی لیکر سانپ پر چھڑکا اسکی بے چینی ختم ہوگئی، قافلہ کی روانگی کا اعلان ہوا میں ٹھہر گیا اور عصر کی نماز پڑھی اور دیکھا تو وہ مر چکا تھا، میں نے ایک سفید کپڑے میں لپیٹ کر دفن کر دیا۔ ہم وہاں سے روانہ ہوئے اور ایک دن چلنے کے بعد پھر دوسری جگہ بھی ایک چشمہ کے پاس قیام کیا۔ جب میں اپنے خیمہ میں آرام کرنے گیا تو ''السلام علیکم'' کی بہت ساری آوازیں آئیں، میں نے کہا تم لوگ کون ہو؟ انھوں نے کہا ہم جن ہیں تم پر اللہ کی برکتیں ہوں تم نے ہمارے ساتھ ایسا احسان کیا کہ ہم اسکا بدلہ نہیں دے سکتے۔ میں نے کہا کون سا احسان؟ انھوں نے کہا تمہارے پاس جو سانپ مرا وہ جنوں میں سے ایک جن تھا جس نے نبی اکرم ﷺ سے بیعت کی تھی۔ (ابن ابی الدنیا ص ۲۹، دلائل النبوت جلد ۲ ص ۱۲۷)

● حضور اکرم ﷺ کا خط روئے زمین کے جنّات کے نام ●

حضور اکرم ﷺ نے حضرت علیؓ سے فرمایا کہ اے علیؓ لکھو: بِسْمِ اللّٰهِ الرَّحْمٰنِ الرَّحِيْمِ. هٰذَا كِتَابٌ مِنْ مُحَمَّدٍ رَسُوْلِ رَبِّ الْعَالَمِيْنَ اِلٰى مَنْ يُطْرِقُ الدَّارَ مِنَ

اَلْعُمَّارِ وَالزُّوَّارِ وَلَا طَارِقًا يَطْرُقُ بِخَيْرٍ. اَمَّا بَعْدُ فَاِنَّ لَنَا وَلَكُمْ فِي الْحَقِّ سَعَةٌ فَاِنْ كُنْتَ عَاشِقًا مُوْلِعًا اَوْفَاجِرًا مُقْتَحِمًا فَهٰذَا كِتَابُ اللّٰهِ يَنْطِقُ عَلَيْنَا وَ عَلَيْكُمْ بِالْحَقِّ اِنَّا كُنَّا نَسْتَنْسِخُ مَا كُنْتُمْ تَعْمَلُوْنَ وَ رُسُلَنَا يَكْتُبُوْنَ مَا تَمْكُرُوْنَ اُتْرُكُوْا اَصْحَابَ كِتَابِيْ هٰذَا اوِانْطَلِقُوْا اِلٰى عَبَدَةِ الْاَصْنَامِ وَاِلٰى مَنْ يَّزْعُمُ اَنَّ مَعَ اللّٰهِ اِلٰهًا آخَرَ، لَا اِلٰهَ اِلَّا هُوَ كُلُّ شَيْءٍ هَالِكٌ اِلَّا وَجْهَهٗ، لَهُ الْحُكْمُ وَاِلَيْهِ تُرْجَعُوْنَ، حٰمٓ، لَا يُنْصَرُوْنَ، حٰمٓ عٓسٓقٓ، تَفَرَّقَ اَعْدَاءُ وَ بَلَغَتْ حُجَّةُ اللّٰهِ وَلَا حَوْلَ وَلَا قُوَّةَ اِلَّا بِاللّٰهِ الْعَلِيِّ الْعَظِيْمِ، فَسَيَكْفِيْكَهُمُ اللّٰهُ وَهُوَ السَّمِيْعُ الْعَلِيْمُ ۔(دلائل النبوت ۔بیہقی ۔حیات الحیوان)

حضور اکرم ﷺ نے اس نامہ مبارک کو حضرت علیؓ سے لکھوا کر حضرت سماکؓ کو عطا فرمایا، سماکؓ نے رات کو حضور ﷺ کا وہ نامہ اپنے تکیہ کے نیچے رکھ لیا، تھوڑی دیر بعد مکان کے اندر سے فریاد کرنے کی آواز آئی، ہائے مرگیا! ہائے جل گیا! اے سماکؓ میں اب تیرے گھر نہ آؤں گا نہ تیرے ہم سایوں میں رہوں گا، مجھے معاف کردے، چھوڑ دے، حضرت سماکؓ نے کہا کہ میں جب تک حضور ﷺ سے عرض نہ کروں گا ہرگز نہ چھوڑوں گا، حضرت سماکؓ نے صبح کی نماز حضور ﷺ کے پیچھے پڑھی اور رات کا واقعہ عرض کیا، حضور اکرم ﷺ نے فرمایا کہ اے سماکؓ جنّات کی قوم پر رحم کر، نامہ مبارک ہٹالیں، خدا کی قسم قیامت تک جنّات اسی طرح عذاب میں مبتلا رہیں گے۔ حضرت سماکؓ نے وہ نامہ مبارک تکیہ کے نیچے سے ہٹالیا، وہ سارے جنّات غائب ہوگئے اور پھر اس مکان میں کبھی نہ آئے۔

یہ حضور اکرم ﷺ کا نامہ مبارک سارے جہاں کے جنّات کے نام لکھا ہوا ہے، جس کسی

شخص کے مکان میں جن، بھوت، آسیب کا خلل ہو تو اس نامہ مبارک کو لکھ کر مکان میں رکھنا، جس شخص پر جن آتا ہو یہ نامہ مبارک لکھ کر آسیب زدہ کو دکھانا نہایت مفید بے حد مجرب ہے، ہر ایک مسلمان کو اس پر عمل درآمد کرنا مناسب ہے مگر اس نامہ مبارک کی زکوٰۃ دیئے بغیر اثر نہ ہوگا، کیونکہ ہماری زبانیں خراب ہیں، ہمارے منہ بدبودار ہیں، اس لئے اس نامہ کو کثرت سے پڑھ کر اس کی زکوٰۃ ادا کریں، اور اس میں زیادہ نفع کی امید ہے، زکوٰۃ کی ترکیب یہ ہے کہ رات کو آدھی رات کے بعد غسل کریں، غسل کے بعد بارہ رکعت تہجد کی پڑھیں، اس کے بعد ایک ہزار مرتبہ "اَللّٰهُمَّ صَلِّ عَلٰى مُحَمَّدِ النَّبِيِّ الْمَبْعُوْثِ اِلَى الْاِنْسِ وَالْجِنِّ وَالْاَسْوَدِ وَالْاَحْمَرِ وَالْاَصْغَرِ وَالْاَكْبَرِ صَاحِبِ الْكَوْثَرِ وَبَارِكْ وَسَلِّمْ" اس کے بعد ایک سو اکتیس مرتبہ نامہ شریف تلاوت کریں اس کے بعد اس نامہ کو سفید کاغذ پر دیسی سیاہی سے لکھ کر آسیب زدہ کو دکھائیں یا مکان میں رکھ دے، انشاء اللہ اسی دن ہمسایہ تک سے سارے جنّات آسیب، بھوت، پلید، سب کافور ہو جائیں گے، اس خاکسار کاتب الحروف نے بذاتِ خود بارہا آزمایا، نہایت مجرب پایا۔

حصّہ دوم

جادو

جادوٹونے کی حقیقت؟

قرآن وحدیث کی روشنی میں جادو کا وجود کوئی واہمہ نہیں بلکہ ایک حقیقت ہے، دیگر علوم کی طرح اس علم کو بھی سیکھا اور سکھایا جارہا ہے، اور ہر دور میں اس کا وجود رہا ہے، حضور اکرمؐ کے زمانے سے لے کر آج تک اس کے وجود سے کسی کو انکار نہیں، موجودہ زمانے میں یہ سفلی علم (گندے علم) کی شکل میں پایا جاتا ہے۔

لغت میں سحر بالکسر ہر ایسے اثر کو کہتے ہے جس کا سبب ظاہر نہ ہو (قاموس) خواہ وہ سبب معنوی ہو، جیسے خاص خاص کلمات کا اثر، یا غیر محسوس چیزوں کا اثر ہو، جیسے جنات وشیاطین کا اثر یا مسمر یزم میں قوتِ خیالیہ کا اثر، یا محسوسات کا اثر مگر وہ محسوسات مخفی ہوں، جیسے مقناطیس کی کشش لوہے کے لئے جبکہ مقناطیس نظروں سے پوشیدہ ہو، یا دواؤں کا اثر جبکہ وہ دوائیں مخفی ہو یا نجوم و سیارات کا اثر، اسی لئے جادو کی اقسام بہت ہیں، مگر عرفِ عام میں جادو ان چیزوں کو کہا جاتا ہے جن میں جنّات وشیاطین کے عمل کا دخل ہو، یا قوتِ خیالیہ مسمر یزم کا، یا کچھ الفاظ وکلمات کا کیونکہ یہ بات عملاً بھی ثابت ہوتی ہے اور تجربہ ومشاہدہ سے بھی، اور قدیم وجدید فلاسفہ بھی اس کو تسلیم کرتے ہیں کہ حروف کلمات کے بھی اپنے اپنے اثرات ہیں، کسی خاص حرف یا کلمہ کو کسی خاص تعداد میں پڑھنے یا لکھنے سے خاص خاص تاثیرات کا مشاہدہ ہوتا ہے، یا ایسی تاثیرات جو کسی انسانی بالوں یا ناخنوں وغیرہ یا اس کے استعمال شدہ کپڑوں کے ساتھ کچھ دوسری چیزیں شامل کرکے پیدا کی جاتی ہیں، جن کو عرفِ عام میں ٹونا ٹوٹکا کہا جاتا ہے، اور یہ بھی جادو میں شامل سمجھا جاتا ہے، اور اصطلاحِ قرآن وسنت میں سحر ہر ایسے امر عجیب کو کہا جاتا ہے، جس میں شیاطین کی طاقت استعمال کی گئی ہو، پھر شیاطین کو راضی کرنے کی مختلف صورتیں ہیں مثلاً: کبھی ایسے منتر اختیار کئے جاتے ہیں جن میں کفر وشرک کے کلمات ہوں اور شیاطین کی مدح کی گئی ہو، یا کواکب ونجوم کی

عبادت کی گئی ہو، جس سے شیاطین خوش ہوتے ہیں، یا کبھی ایسے اعمال کئے جاتے ہیں جو شیاطین کو پسند ہو مثلاً کسی کو ناحق قتل کر کے اس کا خون استعمال کرنا، عام طور پر ایسے لوگ معصوم بچوں کی بلی چڑھاتے ہیں، جنابت ونجاست کی حالت میں رہتے ہیں اور پاکی سے اجتناب کرتے ہیں۔

اسی طرح شیاطین کی امداد ایسے اقوال وافعال سے حاصل ہوتی ہے جو شیاطین کو پسند ہے، اسی لئے سحر صرف ایسے ہی لوگ کر سکتے ہے جو گندے ہوں، خبیث کاموں کے عادی ہوں، عورتیں ایامِ حیض میں یہ کام زیادہ مؤثر طور پر کرتی ہیں، باقی شعبدے اور ٹوٹکے یا ہاتھ کی چالاکی کے کام یا مسمریزم اور نظر بندی وغیرہ کو مجازاً سحر کہا جاتا ہے۔ (روح المعانی)

جادو کی تاریخ: ایران میں ایک قوم مگ تھی، سنسکرت میں جادو کو مائی گگ (مگوں کا علم) کہتے ہیں، لفظ میجک (Magic) اسی سے لیا گیا ہے، بعض محققین نے لکھا ہے کہ ایران سے جادو اسی قوم کے ذریعہ ہندوستان پہنچا ہے، ہندو مذہب میں ''ہٹ یوگ'' سحر (جادو) کیلئے استعمال ہوتا ہے، امام ابوبکر جصاصؒ نے احکام القرآن میں فرمایا ہے سحر اُس شئے کیلئے ہے جو لطیف ہو اور جس کا سبب مخفی ہو، گویا سحر کے معنیٰ چھپے ہوئے کے ہیں، اور عجیب اتفاق کے کہ جن کے معنیٰ بھی یہی ہے، ہر چھپی ہوئی چیز میں راز ہوتا ہے، اور ہر ذی علم اپنی رائے زنی کرتا رہتا ہے، لہٰذا اختلاف نظر آتا ہے، ہر ایک کا دعوٰی ہے کہ میری تحقیق صحیح ہے جبکہ اسکا فیصلہ مشکل ہے، لہٰذا ایسے موقع پر تحریر وتقریر میں احتیاط واعتدال کی ضرورت ہے اور دوسروں کی تحقیق پر تنقید ومخالفت کے بجائے معتدل انداز اختیار کرنا چاہئے۔

سحر پھیپھڑے کے اُس حصے کو بھی کہتے ہیں جو حلق سے متصل ہے جیسا کہ حضرت عائشہؓ نے فرمایا تُوُفِّيَ رَسُولُ اللّٰهِ ﷺ بَيْنَ سَحْرِي وَنَحْرِي ترجمہ: حضور ﷺ نے میرے پھیپھڑے اور سینہ کے درمیان وفات پائی، رات کے آخری حصہ کو بھی سحر کہتے ہیں، اور اسی سے

سحری مشہور ہے، قرآن میں ایک جگہ آیا ہے سَحَرُوْٓا اَعْیُنَ النَّاسِ وَاسْتَرْھَبُوْھُمْ۔
ترجمہ: انھوں نے لوگوں کی آنکھوں کو (سحر کر دیا) باندھ دیا اور اُن کو ڈرایا۔ (سورۃ اعراف)

سحر کا استعمال ایسے معنیٰ کیلئے بھی کرتے ہیں کہ جس سے اشیاء کی حقیقت بدل جائے، مثلاً آدمی سے گدھا یا بندر بنا دینا۔ یہ دیکھو جادو سے کبوتر بن گیا وغیرہ وغیرہ۔ علامہ دمیریؒ نے حیاۃ الحیوان میں تحریر کیا ہے کہ سحر کی حقیقت ہے اور اُس میں اچھے بُرے کی تاثیر بھی ہے۔

جادو کا آغاز: حضرت آدمؑ سے پہلے بھی جادو کا رواج تھا، کیونکہ زمین پر پہلے جنّات آباد تھے، اور اُس وقت شریر جنّات وخبیث جنّات انتقامی کاروائی میں کبھی کبھی جادو کا سہارا بھی لیتے تھے، اور اصطلاح میں ایسے جادو کو سحر بالجنّ کہتے ہیں، حضرت نوحؑ جب اپنی قوم کو دین کی دعوت دیتے تو اُن کی قوم کے شر پسند یہ کہہ کر طنز کرتے تھے قَالُوْا سَاحِرٌ اَوْ مَجْنُوْنٌ (انہوں نے کہا یا تو یہ جادوگر ہے یا پاگل ہے)۔

مستند کتابوں میں اس بات کا ثبوت بھی ملتا ہے کہ حضرت ابراہیمؑ کے زمانہ میں بھی جادو کا زور تھا، سبع سیارہ (سات ستاروں یعنی زہرہ، مشتری، مریخ وغیرہ) کی پوجا کی جاتی تھی جنتر منتر پڑھ کر نقصان پہنچایا جاتا تھا، علامہ جوہریؒ اور ابوبکر جصاصؒ نے اپنی تحریروں میں اسکا تذکرہ کیا ہے، سحر کی سب سے بڑی قسم کلدانیوں اور بابل کا سحر ہے، یعنی ایسا جادو جو سر چڑھ کر بولے، حضرت ابراہیمؑ نے اپنے دور میں ایسے سحر کے خاتمہ کیلئے کافی کوششیں کی ہیں، اور جسکے کئی واقعات ملتے ہیں۔

❁ جادو کا تذکرہ قرآن مجید میں ❁

بعض لوگ ناواقفیت کی وجہ سے جادو کا انکار کرتے ہے، حالانکہ قرآن مجید میں سورۃ بقرہ کی آیت نمبر۱۰۲ میں وَمَا كَفَرَ سُلَيْمَانُ وَلٰكِنَّ الشَّيَاطِيْنَ كَفَرُوْا يُعَلِّمُوْنَ النَّاسَ

السِّحْرَ وَمَا اُنْزِلَ عَلَى الْمَلَكَيْنِ بِبَابِلَ هَارُوْتَ وَمَارُوْتَ وَمَا يُعَلِّمٰنِ مِنْ اَحَدٍ حَتّٰى يَقُوْلَا اِنَّمَا نَحْنُ فِتْنَةٌ فَلَا تَكْفُرْ فَيَتَعَلَّمُوْنَ مِنْهُمَا مَا يُفَرِّقُوْنَ بِهٖ بَيْنَ الْمَرْءِ وَزَوْجِهٖ وَمَاهُمْ بِضَآرِّيْنَ بِهٖ مِنْ اَحَدٍ اِلَّا بِاِذْنِ اللّٰهِ وَيَتَعَلَّمُوْنَ مَا يَضُرُّهُمْ وَلَا يَنْفَعُهُمْ وَلَقَدْ عَلِمُوْا لَمَنِ اشْتَرَاهُ مَالَهٗ فِي الْآخِرَةِ مِنْ خَلَاقٍ وَلَبِئْسَ مَا شَرَوْا بِهٖ اَنْفُسَهُمْ لَوْ كَانُوْا يَعْلَمُوْنَ۔ اس آیت میں جادو کی تعلیم کا تذکرہ موجود ہے۔

(ترجمہ: اور سلیمان نے کفر نہیں کیا بلکہ شیطانوں نے کفر کیا، کہ وہ لوگوں کو جادو سکھاتے تھے، اور اس علم کے پیچھے ہو لئے جو فرشتوں پر اترا شہر بابل میں جن کا نام ہاروت اور ماروت تھا، اور وہ دونوں فرشتے کسی کو یہ نہیں سکھاتے تھے جب تک یہ نہ کہہ دیتے کہ ہم آزمائش کیلئے ہیں سو تم کافر مت ہو، پھر ان سے وہ جادو سیکھتے جس سے میاں بیوی میں جدائی ڈالتے، اور وہ اس سے بغیر اللہ کے چاہے کسی کا نقصان نہیں کر سکتے، اور وہ چیز سیکھتے ہیں، جو ان کا نقصان کرے، اور فائدہ نہ کرے، اور وہ خوب جان چکے ہیں کہ جس نے جادو کو اختیار کیا، اس کے لئے آخرت میں کچھ حصہ نہیں، اور بہت ہی بری چیز ہے جس کے بدلے انہوں نے اپنے آپ کو بیچا، اگر ان کو سمجھ ہوتی۔)

اس آیت میں جادو کی تعلیم اور شہر بابل میں سحر سکھانے والوں کا تذکرہ اور خاص طور پر میاں بیوی میں تفریق ڈالنے کا نشانہ و مقصد بھی بتلایا گیا ہے، اس میں حضرت سلیمانؑ کی برأت بھی واضح فرمادی، بعض علماء نے دو فرشتے ہاروت و ماروت کا زمانہ حضرت ادریسؑ کا زمانہ بھی بتلایا ہے، اور ان فرشتوں کا نزول حضرت ادریسؑ کے لئے معجزہ تھا۔

جادو کے اقسام

جادو کی اقسام میں علماء کا اختلاف ہے، لیکن اسکے مشہور اقسام کا تذکرہ کیا جا رہا ہے۔

سحرِ تفریق: اکثر اس میں میاں بیوی کے درمیان جدائی ڈالی جاتی ہے، دوستوں میں بزنس پاٹنروں میں، زیادہ محبتی لوگوں میں، رشتہ داروں میں، دشمنی پیدا کی جاتی ہے، اچانک ایکدوسرے سے نفرت کرنے لگتے ہیں۔

سحرِ محبت: عام محبت سے ہٹ کر ایسی محبت پیدا ہو جاتی ہے کہ ایکدوسرے کے بغیر چند گھنٹے گزارنا مشکل ہو جاتا ہے، سایہ کی طرح ایکدوسرے کے ساتھ رہتے ہیں، کثرتِ جماع کی خواہش اور بے صبری کا مظاہرہ، اٹھو بولو تو اٹھنا، بیٹھو بولو تو بیٹھنا، گویا اشاروں پر چلنا اسکی انتہا ہے، کبھی بیوی شوہر کیلئے یہ عمل کرواتی ہے، کبھی شوہر بیوی کیلئے اور بے دین جاہل ناجائز محبتوں کیلئے بھی استعمال کرتے ہیں، جو شریعت میں حرام ہے۔

سحرِ تخیّل: اس میں اکثر انسان وہم (شک) میں مبتلا ہو جاتا ہے، ذرا بیوی نے پردہ سے جھانکا تو شوہر سمجھتا ہے کہ ضرور وہ کسی کا انتظار کر رہی تھی، کسی کو دیکھ رہی تھی، کسی کے ساتھ ہنسی تو کیوں ہنسی ضرور اس سے کچھ نہ کچھ اسکا تعلق ہوگا اسی طرح بیوی کا شوہر پر شک کرنا اور اس وہم وشک سے بات بگڑ کر طلاق تک پہنچ جائے، اسی لیئے یہ بات مشہور ہے کہ وہم (شک) کا علاج لقمان حکیم کے پاس بھی نہیں تھا۔

اس مرض میں لاحول ولا قوۃ الا باللہ الخ اور اذان ومسنون اذکار سے توڑ کیا جاسکتا ہے۔

سحرِ جنوں: اس میں اکثر انسان حواس باختہ ہو جاتا ہے، بے تکی باتیں کرتا ہے، ایک جگہ نہیں بیٹھتا ادھر اُدھر بے چین گھومتا نظر آتا ہے، شکل ڈراؤنی ہو جاتی ہے اور غیر آباد جگہوں پر سو جانا گویا

پاگلوں کی طرح حرکات کرتا ہے۔معدے میں درد ہوتا ہے، زنجیروں میں جکڑا ہوا، کمرہ میں مقید ہوجاتا ہے،شادی سے نفرت کرتا ہے۔

سحرِ خمول: مریض کا اس میں اکثر کاہل وسست ہوجانا، محفلوں سے دور رہنا، خودغرض، زیادہ خاموشی، اکثر دردِ سر کا شکار ہونا۔

سحرِ ہواتف: مریض اس میں اکثر چیخ و پکار کرتا ہے،خوفناک خواب دکھتا ہے، بیداری میں کانوں میں آوازیں آتی ہیں، وساوس میں مبتلا رہتا ہے۔

سحرامراض: مریض اس میں اکثر اعضاء شکنی، دائمی درد کا شکار رہتا ہے مرگی کی طرح دورے بھی پڑتے ہیں، حواس خمسہ میں سے کسی ایک کا بے عمل ہوجانا، دماغی الجھنیں اتنی شدت سے ناقابل برداشت ہوتی ہے، فالج کی طرح ہاتھ پیر مُڑ جاتے ہیں، شل ہوجاتے ہیں۔

سحرِ استحاضہ: حضورؐ نے فرمایا اَلشَّیْطَانُ یَجْرِی مِنِ ابْنِ آدَمَ مَجْرَیٰ الدَّمِ (بخاری ۲۸۲/۴) ترجمہ : شیطان انسان کے اندر یوں گردش کرتا ہے جیسے اسکے جسم میں دورانِ خون ہوتا ہے۔

یہ مرض صرف عورتوں کو ہوتا ہے، ایام حیض کی مدت ختم ہونے کے باوجود خون کا بہتے رہنا اور اس میں کبھی کبھی شادی سے نفرت بھی ہوجاتی ہے،اور اکثر ناپاکی کا فائدہ شیطان اٹھاتا ہے،عورتیں محسوس ہونے کے باوجود شرم وحیاء کی وجہ سے بولنے میں جھجک محسوس کرتی ہیں، حضور ﷺ نے فرمایا استحاضہ تو صرف شیطان کے ایڑ لگانے کی وجہ سے ہوتا ہے، دوسری جگہ حضور ﷺ نے فرمایا یہ تو ایک رگ سے بہنے والا خون ہے حیض نہیں ہے۔

سحر۔ اس میں اکثر مریضہ سے اولاد نہیں ہوتی اور یہ بانجھ پن دونوں خاندانوں میں جھگڑے اور فتنہ کا ذریعہ ہوتا ہے۔

جادو کی ایک قسم وہ بھی ہے جسکو محض تخیُّل کہتے ہیں، جسکا دارومدار ہاتھ کی صفائی اور شعبدہ بازی پر ہے، اسکو نظر بندی کہتے ہیں، اس طرح جادو کی دس (۱۰) اقسام ہیں، اللہ تعالیٰ جادو سے امت کی حفاظت فرمائے۔ (آمین)

علاماتِ سحر

☆ جسم پر ہلکے نشانات کا ابھرنا اور پھر اچانک غائب ہونا۔

☆ جسم میں کھجلی کے بعد زخم کے جیسا نشان نظر آنا۔

☆ جسم میں سوئیاں چبھوئے جیسا محسوس ہونا۔

☆ بعض اوقات سر میں اور بعض اوقات مخصوص مقامات پر سوئیاں چبھتی ہوئے محسوس ہوتا ہے۔

☆ بھلاویں کی شکل کا زخم جسم پر نمودار ہوتا ہے اور اس میں بعض اوقات کھجلی ہوتی ہے۔

☆ جسم پر چاقو سے وار کے نشانات زخم کی شکل میں ہوتے ہیں اور اس قدر تکلیف ہوتی ہے کہ جیسے زخم پر مرچ یا نمک کسی نے چھڑک دیا ہے۔

☆ گھبراہٹ انتہا درجہ کی ہوتی ہے اور گھر سے باہر دوکان سے باہر نکلنے کو دل چاہتا ہے۔

☆ بے چینی و بے قراری کی کیفیت بڑھکر پاگلوں جیسا حال ہوتا ہے۔

☆ مزاج میں چڑچڑاہٹ، ذراسی باتوں کا تبنگڑ بن جانا، مارنے مرنے کا خیال آنا۔

☆ بعض اوقات کھانے سے بے رغبتی، کھانے کے بعد ہضم نہ ہونا، پیٹ پکڑے جیسا محسوس ہونا، پیٹ پھول جانا، آواز سے ڈکاریں آنا۔

☆ کاروبار میں رُکاوٹیں، گاہک کا اکثر مال دیکھکر ناپسند کرنا، ماضی اور موجودہ شکل میں زمین و آسمان کا فرق حتیٰ کہ وہی خریدار انتظار کر کے بھی اسی دوکان سے لیتا تھا، اب بلانے و رعایت (ڈسکاؤنٹ) کے بعد بھی راغب نہیں ہوتا۔

☆ ایسی بیماریاں جس میں ڈاکٹر کی عقل حیران، اور وہ تھک کر کہتا ہے کہ اب تم دُعا تعویذ کرو، ہماری سمجھ سے باہر ہے ساری رپورٹ کلیئر ہے اور تکلیف ختم نہیں ہوتی۔

☆ قوت فیصلہ کمزور، غیر مستقل مزاج، بزدلی، ڈر خوف، عین وقت پر شادی سے انکار کرنا وغیرہ۔

☆ اولاد کو نفرت بھری نگاہوں سے دیکھنا، بات بات پر غصہ کرنا، بھلی بات بھی بُری لگنا۔

☆ بیوی کے چہرے کو دیکھے تو غصہ، نفرت، چڑ چڑا پن اور سخت جملے کہنا، ہمبستری سے وحشت اور دوری، جبکہ غیر محرم کو دیکھکر خواہشات کا موجود ہونا۔

☆ اسی طرح بیوی کا شوہر سے بجائے محبت کے نفرت اور بدزبانی منفی خیالات، شک کرنا اور میاں بیوی دونوں کا جھگڑے کے بعد تنہائی میں پچھتانا۔

☆ کسی کام کو کرنے کے بعد ایسا محسوس کرنا کہ یہ کام میں نے نہیں کیا اور بار بار بھول جانا یہ کیفیت بدل بدل کر بھی ہوسکتی ہے۔

☆ دل و دماغ کو ایسا کر دینا کہ سوچنے کی صلاحیت بھی نہ رہے۔

☆ منزل مقصود کے قریب جا کر واپس ہو جانا، لوٹ جانا۔

نبی اور ساحر میں کیا فرق ہے؟

نبی کے ذریعے معجزہ ظاہر ہوتا ہے اور ساحر کے ذریعے شعبدہ بازی۔ اللہ تعالیٰ نے انبیاؑ کے ذریعے ہر دور میں اٹھنے والے شیطانی فتنوں کے سد باب کے لیے مختلف قسم کے معجزے ظاہر

فرمائے ہیں۔ نبی مقربین الٰہی ہوتے ہیں اور ساحر مقربین شیاطین ہوتے ہیں۔قرآن پاک میں جادو اور معجزہ کا فرق اس طرح بیان کیا گیا کہ جادو کے ذریعے سے رسیاں سانپ بن کر دوڑنے لگی اور معجزہ کے ذریعے موسیٰؑ نے ایک لاٹھی (عصا) کو زمین پر پھینکا تو وہ ایک بڑے اژدہے کی شکل میں سارے سانپوں کو نگل گیا، گویا ساحر کا مظاہرہ وقتی طور پر آنکھوں کا دھوکہ تھا، اور نبی کا معجزہ ایک حقیقت بن کر دعوت فکر دے رہا تھا۔دنیا نے دیکھا کہ معجزہ دکھاتے ہی سب سے پہلے جادوگروں کو لاجواب کر دیا اور انھوں نے اعتراف کیا کہ یہ جادو سے بالاتر ہے اور اعلان کیا کہ ہم ایمان لاتے ہیں (قَالُوا اٰمَنّا بِرَبِّ الْعالَمِیْن رَبِّ مُوسٰی وَ هَارُوْن (سورة طٰهٰ) قرآنی زبان میں ''بولے ہم ایمان لائے رب العالمین پر جو رب ہے موسیٰؑ و ہارونؑ کا''۔خلاصہ یہ ہے کہ جادو سے بھی عقل کو حیران کرنے والی چیزیں وجود میں آتی ہیں اور وقتی طور پر کسی کو نقصان بھی پہنچا یا جا سکتا ہے اور فائدہ بھی، اس کا ثبوت زمانہ ماضی سے بھی ملتا ہے۔ایک مرتبہ حضرت ابن مسعودؓ کی بیوی نے اپنے شوہر سے پوچھا کہ میری آنکھ میں درد تھا، میں فلاں یہودی عامل کے پاس گئی اس نے دم کیا تو آرام ہو گیا، اس پر ابن مسعودؓ نے فرمایا اِنَّمَا ذٰلِکَ عَمَلُ الشَّیْطَانُ کَانَ یَنْخُسُوْهَا بِیَدِهٖ فَاِذَا اُرْقِیَ کَفَّ عَنْهَا۔ترجمہ: یہ شیطانی کام ہے وہ اپنے ہاتھ سے چونکا لگاتا ہے جب دم کیا جاتا ہے تو آرام ہو جاتا ہے، اس کے بعد حضرت ابن مسعودؓ نے فرمایا کہ تمہیں صبر کرنا چاہیے تھا اور قرآنی آیت یا دعا سے اس کا توڑ کرنا چاہیے تھا اور فرمایا کہ حضور صلی اللہ علیہ وسلم تو یہ دعا پڑھ کر دم کرتے تو شفا مل جاتی تھی، اَذْهِبِ الْبأسَ رَبَّ النَّاسِ وَا شْفِ اَنْتَ الشَّافِی لَا شِفَاءَ اِلَّا شِفَائُکَ (مشکوٰۃ) ترجمہ: اے لوگوں کے پروردگار اس بیماری کو ختم فرما، شفاء عطا

فرما، تو شافی ہے تیرے علاوہ کسی کی شفاء کارگر نہیں۔

بعض علماء ابن مسعودؓ کے اس واقعہ سے تعویذات کی مخالفت میں دلیل پیش کرتے ہیں، ہمارا کہنا ہے کہ عامل یہودی تھا اور اس نے شرکیہ عمل کیا تھا اس لئے انہوں نے منع کیا تھا، اگر عامل دیندار اور عالمِ دین ہو، شرک سے پاک تعویذ دے یا کوئی قرآنی عمل کرے تو اس میں کوئی حرج نہیں اور اس واقعہ کی دلیل کا غلط استعمال نہیں کرنا چاہئیے۔ معجزہ بلاواسطہ اسباب طبعیہ کے براہ راست اللہ تعالیٰ کا فعل ہوتا ہے، اور جادو اسبابِ طبعیہ مخفیہ کا اثر ہوتا ہے، ظاہری صورت دونوں کی ایک جیسی معلوم ہوتی ہے، مگر حقیقتاً ایسا نہیں ہے۔

حضرت موسیٰؑ کے زمانے کا جادو

حضرت موسیٰؑ کے زمانے کا جادو قرآن مجید سے ثابت ہے اور سورۃ اعراف میں فرعون کے جادوگروں کے متعلق بیان ہوا ہے کہ حضرت موسیٰؑ کے مقابلہ میں جب وہ آئے تو انہوں نے ہزارہا آدمیوں کے اس پورے مجمع کی نگاہوں پر جادو کر دیا جو وہاں دونوں کا مقابلہ دیکھنے آئے تھے، سورۃ اعراف کی آیت نمبر ۱۱۶ میں **فَلَمَّا اَلْقَوْا سَحَرُوْا اَعْیُنَ النَّاسِ وَاسْتَرْهَبُوْهُمْ وَجَاءُوْا بِسِحْرٍ عَظِیْمٍ۔** (ترجمہ: پھر جب ڈالا انہوں نے، باندھ دیا لوگوں کی آنکھوں کو اور ان کو ڈرا دیا اور لائے بڑا جادو۔) اور سورۃ طٰہٰ میں ہے کہ جو لاٹھیاں اور رسیاں انہوں نے پھینکی تھیں ان کے متعلق عام لوگوں نے ہی نہیں بلکہ حضرت موسیٰؑ نے بھی یہی سمجھا تھا کہ وہ سانپ ان کی طرف دوڑے آرہے ہیں، اور اس سے حضرت موسیٰؑ خوفزدہ ہو گئے تھے یہاں تک کہ اللہ تعالیٰ نے ان پر وحی نازل کی کہ خوف نہ کرو تم ہی غالب رہو گے، موسیٰؑ تم اپنا عصا پھینکو۔ **فَاِذَا حِبَالُهُمْ وَعِصِیُّهُمْ یُخَیَّلُ اِلَیْهِ مِنْ سِحْرِهِمْ اَنَّهَا تَسْعٰی فَاَوْجَسَ فِیْ نَفْسِهٖ خِیْفَةً مُّوْسٰی**

قُلْنَا لاَتَخَفْ اِنَّکَ اَنْتَ الاَعْلٰی وَاَلْقِ مَافِیْ یَمِیْنِکَ تَلْقَفْ مَا صَنَعُوْا اِنَّمَا صَنَعُوْا کَیْدُ سَاحِرٍ وَلاَ یُفْلِحُ السَّاحِرُ حَیْثُ اَتٰی (سورۂطٰہٰ آیت نمبر۶۶ تا۶۹)

(ترجمہ: پھرتب ہی اُس کے خیال میں ان کی رسیاں اور لاٹھیاں ایسے آئیں ان کے جادو سے کہ جیسے دوڑ رہی ہیں، پھرموسیٰؑ کے دل میں خوف پیدا ہوا، ہم نے کہا تو مت ڈر۔ یہ طئے ہے کہ تو ہی غالب رہے گا، اور جو تیرے داہنے ہاتھ میں ہے اس کو ڈال دے کہ وہ نگل جائے جو کچھ انہوں نے بنایا، ان کا بنایا ہوا تو جادوگر کا فریب ہے، اور جادوگر کا کبھی بھلا نہیں ہوتا، چاہے جو کرلے)۔

آخر میں جادوگر یہ کہنے لگے قَالُوْا اٰمَنَّا بِرَبِّ هَارُوْنَ وَمُوْسٰی بولے ہم ایمان لائے، جو رب ہے ہارونؑ وموسیٰؑ کا۔ مفسرین نے لکھا ہے جاگروں کی تعداد تقریباً ۹۰۰ سے لیکر ۳ رلاکھ تک تھی، اور انکے ساتھ لاٹھیوں اور رسیوں کا ایسا ڈھیر تھا جو ۳۰۰ اونٹوں پر لاد کر لایا گیا تھا۔ (قرطبی)

تاریخی روایات سے ثابت ہے کہ جادوگروں کے سرداروں کے ایمان لانے کے بعد انکو دیکھ کر تقریباً ۶ رلاکھ آدمی مسلمان ہوگئے، حضرت سعید ابن جبیرؓ فرماتے ہیں کہ اسکے بعد فرعون کا یہ حال تھا کہ جب موسیٰؑ کو دیکھتا تو پیشاب خطا ہوجا تا تھا، مولانا رومیؒ نے فرمایا

ہر کہ ترسید از حق وتقوی گزید ترسد از وے جن وانس وہر کہ دید

یعنی جو اللہ سے ڈرتا ہے ساری مخلوق اس سے ڈرنے لگتی ہے۔

حضرت ابن عباسؓ اور عبید بن عمیرؒ نے فرمایا کہ قدرت حق کا یہ کرشمہ دیکھو کہ یہ لوگ شروع دن میں کفار (جادوگر) تھے، اور دن کے آخری حصہ میں اولیاء اللہ اور شہداء ہوئے۔

(ابن کثیر، معارف القرآن ج۶ ص ۱۲۷)

فرشتوں نے عملِ سحر کیوں سکھایا؟

اکثر لوگوں کے ذہن میں یہ سوال پیدا ہوتا ہے کہ ہاروت و ماروت فرشتے تھے اور اللہ کی طرف سے بھیجے ہوئے تھے تو انہوں نے عملِ سحر کیوں سکھایا؟ جبکہ عملِ سحر حرام ہے۔

دراصل وہ معلم کی حیثیت سے اتارے گئے تھے اور معلم کا کام ہوتا ہے کہ اچھے اور برے کی تمیز کرائے، اسی لئے وہ دونوں علوم اور اس کے نتائج سے آگاہ کرتا ہے، اور یہ بھی بتلا دیتا ہے کہ تم کو یہ کام نہیں کرنا ہے، اب اگر کوئی طالب علم منع کئے ہوئے کام کو کرنے لگتا ہے تو اس میں معلم کا کیا قصور؟ جیسے تقابلی مطالعے میں معلم نے اسلام اور ہندوازم، اسلام یا عیسائیت، یا اسلام اور دیگر ادیان کی تعلیم دی اور کوئی طالب علم اسلام کے علاوہ کسی دوسرے مذہب کو پسند کر کے اس کی تبلیغ و دعوت دینے لگے تو اس میں معلم کا کیا قصور؟

بس اسی طرح ان فرشتوں نے بھی اس زمانے کے لحاظ سے لوگوں کو سحر کے اصول و فروع سے واقف کرایا اور اس کا توڑ بھی سکھایا تھا، اور ہمیشہ انہوں نے علمِ سحر سیکھنے والوں کو اس چیز سے آگاہ کیا تھا اور اس کو کفر قرار دیا تھا۔ حکیم الامت مولانا تھانویؒ نے اس کا اظہار اس طرح کیا کہ ''اس اطلاعِ سحر سے ان فرشتوں پر بھی نہ کسی شبہ کی گنجائش ہے نہ وسوسہ کی، اور اس فرض کی تکمیل کے بعد غالباً وہ فرشتے آسمان پر بلائے گئے ہوں گے۔'' (بیان القرآن)

سفلی عمل و سحر کس طرح کیا جاتا ہے؟

حاسد یا دشمن جو سامنے سے مقابلہ کرنے کی طاقت نہیں رکھتا پیچھے سے بزدلانہ حملہ گندے علم کے ذریعہ کرتا ہے، کھانے پینے کی چیز میں سفلی چیز ملا دی جاتی ہے یہ ان کے نزدیک

سب سے زیادہ مؤثر اور کامیاب ہے۔

مریض کے بال یا ناخن یا استعمال شدہ کپڑے یا پاؤں کی مٹی حاصل کی جاتی ہے اور ناپاک علم کر کے کسی خاص مقام میں دفن کر دی جاتی ہے اور جوں جوں وقت گذرتا ہے مریض پریشان ہوتا ہے کسی چیز کو گاڑنے کے لئے کبھی گھر کی چوکھٹ، آنے جانے کا راستہ، قبرستان، کمرہ کے اندر کا حصہ، تعویذ یا سفلی عمل کردہ جانور کا گوشت، ہڈی یا خون کا استعمال کیا جاتا ہے۔

نام مع والدہ معلوم کر کے پتلا بنایا جاتا ہے، اور اس کے جسم پر منتر پڑھا جاتا ہے، اور جیسے ہی پتلے کے ہاتھ پر چاقو وغیرہ سے نشانات کیئے جاتے ہیں، یا پتلے کے جسم پر سوئیاں چھبوتے ہیں ،مریض کو محسوس ہوتا ہے کہ کوئی سوئیاں چبھا رہا ہے، اور کبھی محسوس ہوتا ہے کہ چاقو کے ذریعہ زخمی کیا جارہا ہے، حتیٰ کہ زخم کے نشانات بھی ہوتے ہیں اور کچھ وقفہ کے بعد غائب ہو جاتے ہیں یا کبھی بھلاویں کی شکل میں ہاتھ پیر پر باقی رہتے ہیں۔ سفلی علم کرنے والے بعض اوقات قرآن کی آیات بالخصوص سورۃ ناس وغیرہ کو اُلٹا لکھتے ہیں اور پڑھتے ہیں، یہاں تک کہ ناس ناس ناس، ستیہ ناس تک لکھتے ہیں، اور بعض اوقات ستاروں کو مخاطب بنا کر سجدہ کرتے ہیں، اور غیر اللہ کے نام قربانی و بھینٹ چھڑاتے ہیں۔

بعض کتابوں میں یہاں تک کہ لکھا ہے کہ اپنی بیٹی و ماں سے زنا کرتے ہیں، خون سے نقوش اور تعویذات لکھتے ہیں، ان سب حرام کاموں سے شیطان کو خوش کر کے کچھ حاصل کیا جاتا ہے، ایمان سلب ہونے کے بعد انسان کو اسکا احساس تک نہیں ہوتا ہے، ایک سال کے اندر کیا ہوا سفلی عمل یا سحر ہے تو اس کا علاج چند ہفتوں میں ہو جاتا ہے لیکن اگر برسوں پرانا ہو تو اس کے علاج میں کافی وقت لگ سکتا ہے، ان حالات میں مریض و عامل دونوں کو صبر و تحمل سے کام لینا چاہئے۔

کبھی کبھی سفلی عمل کے زہریلے اثرات جسمانی مرض کی شکل میں تبدیل ہو جاتے ہیں،

اس وقت روحانی و طبی دونوں علاج جاری رکھنے سے جلد فائدہ ہوسکتا ہے، کیونکہ دوا اور دعاء دونوں سنّت ہے۔

کیا سفلی علم کا اثر نمازی و غیر نمازی پر یکساں ہوتا ہے؟

خاکسار کا تجربہ ہے کہ اگر بے نمازی شخص پر کسی نے جادو کیا، یا سفلی عمل کیا تو اس پر سو (۱۰۰) فیصد اس کا اثر ہوتا ہے، اور اکثر وہ گھر و بستر پکڑ لیتا ہے، اور نماز و اعمال کی پابندی کرنے والا شخص بستر و گھر نہیں پکڑتا، تکلیف محسوس کرتا ہے، لیکن چلتا پھرتا رہتا ہے اور اعمال و نماز کی پابندی کی وجہ سے اسکا دفاع ہوتے رہتا ہے۔

قابل توجہ بات یہ ہے کہ حضرات انبیاءؑ اور صحابہؓ پر جب جادو کا اثر ہوسکتا ہے تو عام انسانوں کی کیا حیثیت ہے؟ کبھی فخر اور غرور میں آکر کسی کو چیلنج نہیں کرنا چاہیئے۔

ایک اشکال: بعض اوقات لوگ یہ کہتے ہیں کہ سفلی عمل کرنے والے تو ہم کو نظر نہیں آتے اور نہ ہی ان کا ٹھکانہ معلوم ہوتا ہے، اس کا ایک آسان جواب یہ ہے کہ اسٹیشن و بس اسٹینڈ پر ایک اجنبی شخص آتا ہے، اگر وہ شرابی ہو تو اس کو شراب کی جگہ معلوم ہو جاتی ہے، اگر وہ جواری ہو تو اس کو جوّے کا اڈہ مل جاتا ہے، افیم گانجے کا عادی شخص بھی اپنی مطلوبہ چیز تلاش کر لیتا ہے اور ایک نیک شریف انسان اکثر مدتوں قیام کے بعد بھی ان مراکز سے ناواقف ہی رہتا ہے، اسی طرح سفلی علم کرنے والے کو عامل کی معلومات مل جاتی ہے۔

جادو سائنسدانوں اور غیر مسلموں کی نظر میں

دنیا کے مشہور اشخاص جیسے ٹاٹلر، جارج فریزر، برونسلا، میلی نوسکی، جادو اور سائنس کو تمدن کے مختلف حصے تصور کرتے ہیں، جادو عملیات کا ایک ایسا نظام ہے جو ممکن الادراک کائنات میں مفروضہ تعلقات پر مبنی ہوتا ہے، اور اس میں چالاکی سے توڑ جوڑ کیا جاتا ہے، فریزر جادو کی

تعریف میں کہتے ہیں کہ ''جادو وہ منصوبہ بند تکنیک ہے جس میں مافوق الفطرۃ قوتوں کو بڑی چالاکی سے بس میں کیا جاتا ہے، تاکہ انکے ذریعہ مخصوص مقاصد کا حصول کیا جاسکے۔''

ہمارا ان کے خیال وتعریف سے متفق ہونا ضروری نہیں ہے، لیکن یہ کہنا غلط نہ ہوگا کہ جادو کے وجود سے انکار نہیں کیا جاسکتا ہے، اور قدیم وجدید تحقیق میں ماہرین نے جادو اور سائنس کا موازنہ بھی کیا۔

علم سائنس کی رو سے کسی چیز کا عدم اثبات یا عدم توجیہ اُسکے عدم وجود کی دلیل نہیں ہوتی، بعض لوگ جادو کا انکار صرف یہ کہہ کر کرتے ہیں کہ یہ سب محض خیالی باتیں یا فرضی افسانہ ہے، یہ جہالت ہے، جادو کا اثر ایک نفسیاتی کیفیت ہے نفس سے گزر کر جسم کو متاثر کرتی ہے۔

جسمانی اثرات جسم سے گزر کر نفس کو متاثر کرتے ہیں جیسے خوف (ڈر) یہ ایک نفسیاتی چیز ہے، مگر اُس کا اثر جسم پر محسوس ہوتا ہے، رونگٹے کھڑے ہوجاتے ہیں، بدن میں کپکپاہٹ ہونے لگتی ہے، پسینہ بہہ رہا ہے، حواس متاثر ہوتے ہیں، حقیقت تبدیل نہیں ہوتی، امام نوویؒ فرماتے ہیں کہ صحیح بات یہ ہیکہ جادو ایک حقیقت ہے اور اسی طرح امام ابن قدامہؒ بھی اس سے اتفاق کرتے ہیں، اگر جادو کی کوئی حقیقت نہیں ہوتی تو اللہ تعالیٰ اس سے پناہ طلب کرنے کا حکم کیوں دیتے؟ سورۃ ناس کی تفسیر ملاحظہ فرمائیے۔

۞ جادو کا ایک عجیب واقعہ ۞

امام حاکمؒ نے اَلْمُسْتَدْرَكُ عَلَى الصَّحِيْحَيْن میں حضرت عائشہؓ سے روایت کی کہ وہ فرماتی ہیں کہ رسول ﷺ کی وفات کے کچھ عرصہ بعد دُومَۃُ الْجُنْدُل کے باشندوں میں سے ایک عورت میرے پاس آئی وہ رسول ﷺ سے ملکر جادو سے متعلق پوچھنا چاہتی تھیں، جب اُسے حضورؐ کی وفات کا علم ہوا تو وہ پریشان ہوگئی، خوب رونے لگی مجھے بہت

ترس آیا دریافت کرنے پر کہنے لگی میرا شوہر مجھ سے دور چلا گیا تھا، ایک بوڑھی عورت میرے پاس آئی میں نے اُس کو اپنی پریشانی کا تذکرہ کیا، اُس نے کہا کہ اگر میں جو کہوں تو وہ کریگی تو تیرا خاوند تیرے پاس آجائیگا، میں تیار ہوگئی، وہ رات کو دو کالے کتوں کو لیکر آئی، ایک پر خود سوار ہوئی ، دوسرے پر مجھے سوار کیا۔

کچھ دیر میں ہم شہر بابل (بغداد کے قریب) پہنچ گئے، وہاں ایک کمرے میں دو آدمی اپنے پیروں سے ہوا میں لٹکے ہوئے تھے، اُنہوں نے پوچھا کیا ضرورت ہے؟ میں نے جواب دیا جادو سیکھنا چاہتی ہوں، پہلے منع کیا ہم خود آزمائش میں ہیں، تو کفر نہ کر، واپس لوٹ جا، میں نے انکار کیا، پھر انہوں نے کہا کہ اس تندور میں جا کر پیشاب کر، میں وہاں تک گئی تو کانپ اُٹھی پیشاب نہ کرسکی، واپس آئی اُنہوں نے پوچھا کہ کیا تم نے پیشاب کیا؟ میں نے جواب دیا ہاں، اُنہوں نے پوچھا تندور میں کیا دیکھا؟ میں نے کہا کچھ نہیں، اُنہوں نے کہا تو نے پیشاب نہیں کیا، ابھی بھی موقع ہے واپس لوٹ جا، کفر نہ کر، میں نے کہا نہیں، مجھے تو سیکھنا ہے، پھر اُنہوں نے کہا اب جاؤ اسطرح میں دو مرتبہ گئی پیشاب نہیں کی لیکن تیسری مرتبہ پیشاب کرتے ہی میں نے دیکھا کہ میرے اندر سے لوہے کے گلو بند والا ایک گھوڑ سوار نکلا اور آسمان کی طرف چلا گیا۔

میں اُن کے پاس آئی اور یہ ماجرا سُنایا، اُنہوں نے کہا کہ تو نے سچ کہا یہ تیرا ایمان تھا، جو تیرے اندر سے نکل گیا، اب تو لوٹ جا، اسکے بعد تو جو چاہیگی وہ ہو جائیگا، گویا تجھے ایک شیطانی طاقت حاصل ہوگئی، میں نے گیہوں کے دانے لئے، اُس کو زمین میں ڈالا اور پھر کچھ وقفہ سے کہا کہ نکل جاؤ، تو پودے نکل آئے، پھر میں نے کہا مکمل فصل کی طرح کٹ جاؤ، وہ کٹ گئے، اُس کے بعد میں نے اُس فصل سے مُخاطب ہو کر کہا کہ اب آٹا بن جاؤ، اُس کے بعد میں نے کہا کہ مجھے روٹی چاہیئے تو روٹی پک کر تیار ہوگئی، اسطرح مجھے گویا اُس کا تجربہ بھی دیکھنے کو ملا، اس کے بعد

وہ عورت نے میری طرف دیکھا۔

حضرت عائشہ صدیقہؓ فرماتی ہیں کہ وہ بولتے بولتے رُک گئی اور میرے سامنے شرمندگی سے گر پڑی اور کہنے لگی اے اُم المؤمنین میں نے اسکے علاوہ کچھ نہیں کیا، لیکن مجھے افسوس ہے میرا ضمیر مجھے بار بار ملامت کرتا رہا کہ میں بھٹک چکی ہوں چنانچہ میں نے دو، تین صحابہ سے اس بات کے بارے میں دریافت کیا، اُنھوں نے کچھ جواب نہیں دیا (اصحاب رسول اللہ کا اُصول تھا جس چیز کا علم نہ ہو اُس کے بارے میں وہ خاموشی اختیار کرتے تھے)

یہ واقعہ بیان کرنے کے بعد امام حاکمؒ فرماتے ہیں کہ یہ حدیث صحیح ہے، اس واقعہ کو امام قتیبہؒ نے تاویل الحدیث میں اور امام ابن قدامہ المقدسیؒ نے المغنی میں ذکر کیا ہے۔

اس واقعہ سے یہ معلوم ہوا کہ حضرت عائشہؓ کے پاس نئی نئی جادوگرنی نے اپنے قصور کا اعتراف کیا اور گویا توبہ کی، اسی طریقہ سے صحیح عاملوں کے پاس بعض وقت غلط عامل توبہ کرتے ہیں، دوسری بات اس واقعہ سے یہ معلوم ہوئی کہ جادو اور سفلی علم میں بھی پاور (طاقت) ہے اسلیئے خواہ مخواہ چیلنج بھی نہیں کرنا چاہیئے، تیسری بات اس واقعہ سے یہ معلوم ہوئی کہ جادو یا سفلی علم سیکھنے سے ایمان سلب ہو جاتا ہے۔

۞ نمرود باشاہ کی طلسماتی دُنیا ۞

تاریخ کی معتبر کتابوں میں نمرود بادشاہ کے زمانہ میں اس سحر کے ذریعہ چھ (۶) محیر العقول (عقل کو حیران کرنے والے) طلسمات بنا رکھے تھے جنکو دیکھ کر لوگوں کے ہوش اُڑ جاتے تھے۔

☆ اوّل یہ کہ تانبہ کی ایک ایسی بطخ بنا رکھی تھی جو شہر میں کسی جاسوس یا دُشمن کی آمد پر ایک مخصوص قسم کی آواز نکالنے لگتی تھی جس سے وہ شخص پکڑا جاتا تھا، جیسے اِس زمانہ میں ائیر پورٹ پر

لگیج (سامان) کو مشین میں ڈالیئے خطرناک چیزوں پر الارم یا لائٹ کی روشنی ہوتی ہے۔

☆ دوسرے یہ کہ ایک ایسا نقارہ (ڈھول) بنایا تھا جس کو بجانے سے گمشدہ چیز کا پتہ مل جاتا تھا، خاص بات یہ ہیکہ جو آواز نکلتی تھی وہ بتلاتی تھی کہ آپکی چیز فلاں جگہ پر ہے، اندازہ لگائیے کہ کس قدر حیرانی ہوتی ہوگی اور کس قدر ترقی یافتہ دور بھی تھا ☆ تیسرے یہ کہ ایک ایسا آئینہ بنا رکھا تھا کہ گمشدہ مال یا شخص کو آپ خود آئینہ میں دیکھ سکتے تھے، جس حالت میں جس جگہ ہو گویا آئینہ اُس کو بتلا دیتا تھا ☆ چوتھے یہ کہ ایک ایسا حوض بنایا تھا کہ جس میں سال میں ایک مخصوص دن لوگ جمع ہوتے اپنے اپنے پسند کے مشروب اُس میں ڈالتے کچھ وقفہ کے بعد اُس حوض سے اپنے اپنے برتن گلاس وغیرہ میں نکالتے تو وہ صرف آپ کے ڈالے ہوئے مشروب کا مزہ دیتا تھا، حوض میں سب کچھ ملنے کے بعد پھر آپ ہی کا مشروب آپ کو پینے کیلئے ملے، ہے نا یہ حیرانی کی بات؟

☆ پانچویں یہ کہ ایک ایسا تالاب بنائے تھے جسمیں لوگ اپنے تنازعات (جھگڑے) نمٹایا کرتے تھے، دو آدمی تالاب میں ڈھکیلے جاتے جو غلط ہوتا وہ ڈوبنے لگتا، جیسے ہی اپنی غلطی مانتا اُسکو بچالیا جاتا، جو حق پر ہوتا تالاب کا پانی اُس کے ناف کے نیچے ہی رہتا وہ کبھی ڈوبتا ہی نہیں۔

☆ چھٹے یہ کہ نمرود بادشاہ کے محل میں ایک بڑا میدان تھا اُس میں ایک عجیب وغریب درخت تھا جس کے سائے میں جتنے لوگ بیٹھتے اُتنا ہی سایہ ہوتا تھا، لوگ بڑھتے تو سایہ بھی بڑھنے لگتا تھا، لیکن ایک لاکھ لوگوں سے زیادہ ایک بھی آدمی ہو جائے وہ سایہ سب پر سے ختم ہو جاتا تھا۔

یہ چھ عجوبے طلسماتی دُنیا کے جادوگروں نے تیار کئے تھے اور اُسکا چرچا و تذکرہ خوب تھا، اِس فنّ جادوگری میں نمرود بادشاہ کو بھی مہارت حاصل تھی اور اُسکا نشہ ایسا تھا کہ وہ مغرور ہو کر خدائی دعوٰی کرنے لگا تھا، جب ظلم بڑھ گیا تو اللہ تعالیٰ نے حضرت ابراہیمؑ کو مبعوث فرمایا اور حضرت ابراہیمؑ نے روحانی طاقت کے ذریعہ اُس کا مُقابلہ کیا۔

خواجہ اجمیریؒ کے زمانہ میں ایک جادوگر

ہندوستان کے مشہور شہر اجمیر شریف میں خواجہ معین الدین چشتی اجمیریؒ کی مزار شریف ہے، جہاں قدرت انسانوں کو یہ سوچنے پر مجبور کرتی ہے کہ ایک شخصیت وفات پانے کے بعد بھی انسانوں کے دلوں پر حکومت کرتی ہے اور تاریخ میں اُسے سلطان الہند (ہندوستان کا بادشاہ) کے نام سے ذکر کیا جاتا ہے، ایک طرف آپ خانقاہی نظام کے ذریعہ انسانوں کی اصلاح کرتے ہیں، اور آپ کی دعوت وتبلیغ سے لاکھوں انسان مسلمان بنتے ہیں، دوسری طرف ایک دُشمن اسلام جادوگر جیپال جوگی ہوا میں اُڑ کر ایک فتنہ کھڑا کر دیتا ہے، اور لوگوں کو گمراہ کرتا ہے، خواجہ اجمیریؒ کو چیلنج کرتا ہے، اللہ تعالیٰ نے خواجہ اجمیریؒ کو جو روحانی طاقت عطا کی تھی اُس کا ایک چھوٹا سا نمونہ لاکھوں انسانوں نے دیکھا، جب جادوگر جیپال جوگی کیلے کے پتہ پر ہوا میں اُڑنے لگا، تو خواجہ اجمیریؒ نے اپنی جوتی (کھڑاواں) کو حکم دیا کہ وہ اُسکی پٹائی کر کے زمین پر لے آئے، چنانچہ جوتی کے مارنے سے وہ نیچے آنے پر مجبور ہوا، اور جوتے کھانے کے بعد خواجہ اجمیریؒ کے قدموں میں گر پڑا، اور اسلام قبول کرلیا، تاریخ میں اُس کا نام عبداللہ بیابانی ہے، اس منظر سے کئی لوگ مشرف بہ اسلام ہوئے، اہل اللہ فرماتے ہیں کہ اگر کوئی شخص ہوا میں اُڑنے لگے تو اُس پر حیران ہونے کی ضرورت نہیں۔

اس لئے کہ اللہ تعالیٰ کی بیشمار مخلوق ہوا میں اُڑتی ہے، مثلاً مچھر، مکھّی وغیرہ، جو ایمان والا اتباعِ سنّت اور شریعت کی مکمل پابندی کے ساتھ تقوٰی پرہیزگاری کے ساتھ زندگی گزارتا ہے وہ زندہ ولی ہے، اور جو ولیوں کی ایکٹینگ کرتا ہے اور شعبدہ بازی کر کے لوگوں کو قریب کرتا ہے، وہ نقلی بابا تو ہوسکتا ہے لیکن کوئی بزرگ نہیں، ایسے لوگوں سے ہوشیار رہنے کی ضرورت ہے، اگر صحیح بزرگ ہے اور کوئی کرامت وغیرہ ظاہر نہیں ہوتی ہے تو وہ بھی ہمارے لیئے روحانی پیشوا ہے۔

امام بخاریؒ کے زمانہ کا ایک واقعہ

امام بخاریؒ نے اپنی ''تاریخ'' میں ابوعثمان الھندی سے روایت کی ہے، فرماتے ہیں کہ ولید بن عقبہ کے سامنے ایک جادوگر کھیل تماشہ دکھا رہا تھا، اُس نے مجمع میں سے ایک آدمی کو بلوایا اور اسطرح ذبح کر دیا جسطرح جانور ذبح کیا جاتا ہے، گویا اُس آدمی کا سر بدن سے جدا کر دیا، دیکھنے والوں کو بہت تعجب ہوا، ظاہر ہے کہ یہ حیرانی کی بھی بات ہے، پھر اُس جادوگر نے کچھ وقفہ کے بعد اُس شخص کا سر بدن سے جوڑ دیا، اسکے بعد اس واقعہ کا علم حضرت جندب الازدیؓ کو ہوا انہوں نے اس جادوگر کو قتل کر دیا (التاریخ الکبیر للبخاری ۲/۲۲۲)

امام بیہقیؒ نے بھی دلائل النبوہ میں اس واقعہ کو تفصیل سے ذکر کیا، البتہ اُس میں لکھا ہے کہ جادوگر کو پہلے قید میں ڈالا گیا تھا، پھر قتل کیا گیا۔

ایک بوڑھا جادوگر

حدیث کی مستند کتاب مسلم شریف اور نسائی شریف میں حضور اکرم ﷺ سے نقل کیا ہے کہ ملک یمن میں ذونواس بادشاہ کے پاس ایک بوڑھا کاہن (جادوگر) تھا، اُس نے ایک دن بادشاہ سے کہا کہ میرا آخری وقت ہے، میں بوڑھا ہو چکا ہوں، آپ کسی ذہین لڑکے کو میرے حوالے کرو میں اُسکو اپنا جادوگری کا علم سکھاتا ہوں۔

چنانچہ بادشاہ نے ایک لڑکے عبداللہ بن تامر کو منتخب کیا وہ جادوگر کی خدمت میں جاتا اور سحر سیکھتا تھا، آنے جانے کے راستے میں ایک راہب (معمر راوی کہتے ہیں اُس وقت تک راہب لوگ اصلی دین پر قائم تھے) جھونپڑی میں رہتا تھا، اور آنے جانے والوں کو دین حق کی تبلیغ کرتا تھا، یہ جادو سیکھنے والا لڑکا آتے جاتے اُس راہب سے ملا کرتا تھا، اُس کی باتیں سنا کرتا تھا، اُسکو دین حق اور توحید کی تعلیم اچھی لگی اور اُس نے چپکے سے ایمان قبول کرلیا۔

اب کاہن یعنی جادوگر کے پاس آنے میں دیر کرنے لگا، حتیٰ کے بوڑھے جادوگر کو شک ہوااور اُس نے لڑکے کے گھر والوں کو شکایت کی، اُس کے بعد کاہن یعنی جادوگراور گھر والوں نے اُس لڑکے کو مار پیٹ کی اور ظلم کی انتہا کردی، لڑکے نے سوچا کہ یہ راہب اگر صحیح ہے تو اللہ کی مدد ضرور آئیگی، اُس نے ایک دن راستے میں بھیڑ کو جمع دیکھا، لوگ پریشان تھے، بیچ راستے میں ایک بڑا جانور (شیر یا سانپ) کھڑا تھا، باوجود کوشش کے وہ راستہ سے نہیں ہٹا تو اس لڑکے نے ایک پتھر اُٹھا کر یہ کہہ کر مارااگر راہب حق پر ہے تو یہ موذی جانور مر جائے، چنانچہ وہ جانور مر گیا، اُس کو اس بات کا یقین ہوگیا کہ یہ توحید کی تعلیم صحیح ہے اور یہی دین حق ہے، اِدھر لوگوں میں چرچے وتذکرے ہونے لگے، تعریف ہونے لگی اور یہ لڑکا (عبداللہ بن تامر) اُس زمانہ کا جھاڑ پھونک کرنے والا مشہور ہوگیا، اب اُس کے پاس اُسکی شہرت سن کر ایک اندھا شخص آیا، اور کہنے لگا کہ اگر تو نے میری آنکھیں اچھی کردی تو میں تجھ کو معاوضہ خوب دونگا، اُس لڑکے نے کہا کہ میں جو کہونگا وہ کرنا، چنانچہ اُس نے دم کیا اور اُس کو بینائی مل گئی، اللہ تعالیٰ نے اس اندھے شخص کو اچھا کردیا، اب اس لڑکے نے راہب کی تعلیم کے مطابق اُس کو موّحد بننے کی دعوت دی، اُس نے قبول کرلیا، خاص بات یہ ہیکہ یہ اندھا شخص بادشاہ وقت کا مصاحب (خادم خاص) تھا۔

یہ خبر بادشاہ کو پہنچی جو بُت پرست تھا، وہ آگ بگولہ ہوگیا، اور اُس نے اُن دونوں کو بلوا کر اُس اندھے اور لڑکے کو خوب ڈرایا، دھمکایا، اور لڑکے کو کہا کہ اگر تو اپنی حرکت سے باز نہیں آیا تو فلاں پہاڑ کی چوٹی سے گرا کر ختم کردونگا۔

چنانچہ چند دن کے بعد لڑکے کے نہ ماننے پر بادشاہ نے حکم دیا کہ اس لڑکے کو پہاڑ کی چوٹی سے گرا کر ختم کردو، جب سپاہی لوگ اُس کو اوپر لے گئے، اور لڑکے کو گرانا چاہا تو وہ تمام گر کر مر گئے اور لڑکا بچ گیا، بادشاہ کو اس خبر پر خوب غصہ آیا اور اُس نے حکم دیا کہ اس لڑکے کو کشتی میں

سوار کر کے دریا میں غرق کر دو، وہاں بھی سپاہی ڈوب گئے، اور لڑکا سلامت نکل آیا (ایسے منظر پر یہی کہا جاسکتا ہے کہ مارنے والے سے بہتر ہے بچانے والا) اب مزید ظلم سے بچنے کیلئے لڑکے نے خود کہا کہ بادشاہ سلامت آپ اسطرح مجھے کبھی نہیں مار سکیں گے، البتہ میں جیسا کہتا ہوں ویسا کرو، شاید آپ کو مجھ سے ہمیشہ کیلئے چھٹکارا مل جائیگا، مجھے سولی پر چڑھا دو، اور یہ کہہ کر کہ بِسْمِ رَبِّ هٰذَ الْغُلَامُ (اس لڑکے کے رب کے نام سے) مجھے تیر مار دو، بادشاہ نے ایسا ہی کیا، اور لڑکا مر گیا، اُس کی کنپٹیوں میں تیر لگا، اور مرتے وقت اُس نے زخم پر ہاتھ رکھ لیا۔

اس منظر کو دیکھنے کے بعد وہاں موجود سب لوگ بادشاہ سے نفرت کرنے لگے، اور اُس لڑکے کے رب پر ایمان لے آئے اسطرح اللہ تعالیٰ نے ایک موّحد کی قربانی پر دین کو زندہ فرمایا، تاریخ میں مذکور ہے کہ وہ لڑکا دفن کیا گیا تھا، حضرت عمر بن خطابؓ کے زمانہ میں اُس کی لاش برآمد ہوئی تو اُسکی کنپٹیوں پر اسی طرح ہاتھ دھرے ہوئے تھے، اور ذرا دھکا لگا تو خون بہہ رہا تھا، یہ قدرت کا کرشمہ بھی کئی لوگوں نے دیکھا (بحوالہ: تفسیر حقانی، سورۃ بروج ص ۱۱۵، اصحاب الاخدود کی تحقیق)

واضح ہو کہ یہ واقعہ حضور صلی اللہ علیہ وسلم کی بعثت سے پہلے کا ہے، جسمیں جادو کا وجود اُسکے سیکھنے سکھانے کا ثبوت ہے، اور جادو کا توڑ بھی موجود ہے۔

سامری جادوگر کا بچھڑا

بنی اسرائیل بھی فنّ جادوگری میں مہارت رکھتے تھے، چنانچہ سامری جادوگر نے حضرت موسیٰ علیہ السلام کی غیر حاضری میں قوم سے کہا کہ موسیٰؑ مر گئے ہیں (جبکہ وہ اللہ کے حکم سے کوہِ طور پر تشریف لے گئے تھے) اور موقع کا فائدہ اُٹھا کر لوگوں سے کہا کہ آؤ میں تمھیں تمہارا معبود دِکھاؤں کہ جو تمہیں مصر سے نکال لایا ہے، تم میرے پاس سونے کا زیور لاؤ چنانچہ قوم نے خوب

زیورات اُسکے پاس پیش کیئے ،اُس نے اُس کو ڈھال کر (پگھلا کر) ایک بچھڑا بنایا اور اُس میں ایک ایسا راستہ ہوا کے آنے جانے کا رکھا کہ جس میں گائے بیل کے جیسی آواز پیدا ہوتی تھی ، مفسرین نے لکھا ہے فَقَبَضْتُ قَبْضَةً مِّنْ اَثَرِ الرَّسُوْلِ ترجمہ: پھر میں نے رسول کے نقش قدم کی ایک مُٹھی مِٹی لیکر (اُس بچھڑے میں) ڈال دی ، عام مفسرین کے نزدیک اُس کے یہ معنیٰ ہے کہ جبرئیل اُسکو دِکھائی دیئے تھے لہٰذا اُس نے اُن کے گھوڑے کے پاؤں تلے کی مِٹی میں سے ایک مُٹھی بھر لی پھر اُسکو سونے کے بچھڑے میں ڈال دیا ،جس کی تاثیر سے آواز آنے لگی قرآن اسطرح بیان کرتا ہے فَاَخْرَجَ لَهُمْ عِجْلاً جَسَدًا لَّهٗ خُوَارٌ فَقَالُوْا هٰذَا اِلٰهُكُمْ وَ اِلٰهُ مُوْسٰى (پ١٦ سورۃ طٰہٰ) ترجمہ: (اُن سب زیور سے) سامری نے ایک بچھڑے کا پُتلا ڈھالا جس میں ایک بچھڑے کی آواز بھی تھی تب بعض کہنے لگے کہ یہی تو تمہارا اور موسیٰؑ کا خدا ہے ، سامری کے اس جادوگری کے فتنہ سے قوم گمراہ ہونے لگی لیکن اللہ تعالیٰ نے حضرت موسیٰؑ کے ذریعہ اس فتنہ کا سد باب کروایا ، واضح ہو کہ گھوڑے کے پاؤں کے نیچے کی مٹّی کس قدر پاور و تاثیر والی تھی ،اور اُس کے ذریعہ بچھڑے میں آواز پیدا کرنا کس قدر حیرت انگیز ہے ،

معلوم ہوا کہ سامری جیسا جادوگر چالاکی سے ہر زمانہ میں کوئی فتنہ کھڑا کر سکتا ہے ، اللہ کو ماننے والے اور صحیح ایمان وعقیدہ رکھنے والے ،قرآن وحدیث سے رہنمائی حاصل کر کے ایسے فتنوں سے محفوظ رہ سکتے ہیں ،اور قرآنی آیات اور دعاؤں سے جادو کا توڑ بھی کر سکتے ہیں تفسیر قرطبی میں بروایت حضرت قتادہؓ سے مذکور ہے کہ اللہ تعالیٰ نے سامری پر یہ عذاب مسلط کر دیا تھا ، کہ جب کوئی اسکو ہاتھ لگائے ، یا وہ کسی کو ہاتھ لگائے تو فوراً دونوں کو بخار چڑھ جاتا تھا۔

حضرت موسیٰؑ کے بعد حضرت سلیمانؑ کا زمانہ آیا اُس میں بھی جادو شباب پر تھا، اللہ تعالیٰ نے حضرت سلیمانؑ کو ایسی بادشاہت عطا کی تھی کہ ہوا میں آپکا تخت اُڑتا تھا فَسَخَّرْنَا لَهُ الرِّيْحَ تَجْرِیْ بِاَمْرِهٖ رُخَاءً حَیْثُ اَصَابَ وَالشَّیَاطِیْنَ كُلَّ بَنَّاءٍ وَّ غَوَّاص وَ آخَرِیْنَ مُقَرَّنِیْنَ فِی الْاَصْفَاد (سورۃ صٓ آیت ۳۶ تا ۳۸)

ترجمہ: پس ہم نے ہوا کو اُن کے ماتحت کر دیا وہ آپ کے حکم سے جہاں چاہتے تھے نرمی سے پہنچا دیا کرتی تھی اور طاقتور جنوں کو بھی (اُن کا ماتحت کر دیا) اسی طرح ہر عمارت بنانے والے کو اور غوطہ خور کو اور دوسرے جنوں کو بھی جو زنجیروں میں جکڑے رہتے تھے۔

قرآن میں دوسری جگہ اسطرح ذکر ہے وَمِنَ الْجِنِّ مَنْ یَّعْمَلُ الخ ترجمہ: اور اُسکے رب کے حکم سے بعض جنّات اُسکی ماتحتی میں اُس کے سامنے کام کرتے تھے، اور اُن میں سے جو بھی ہمارے حکم سے سرتابی کرے، ہم اُسے دہکتی ہوئی آگ کے عذاب کا مزا چکھائینگے اور جو کچھ سلیمانؑ چاہتے تھے وہ جنّات تیار کر دیتے، مثلاً قلعہ اور مجسمے اور حوضوں کے برابر لگن اور چولہوں پر جمی ہوئی دیگیں۔ (سورۃ سباء آیت ۱۳/۱۲)

دراصل حضرت سلیمانؑ نے ایک خاص دُعا مانگی رَبِّ اغْفِرْلِی وَ هَبْ لِیْ مُلْكاً لَّا یَنْبَغِیْ لِاَحَدٍ مِّنْ بَعْدِیْ ترجمہ: اے میرے رب میری مغفرت فرما اور مجھے ایسا ملک عطا فرما جو میرے بعد کسی کے لائق نہ ہو۔ اللہ تعالیٰ نے اُنکی اِس دُعا کو قبول فرما کر طاقت اور حکومت عطا کی اور کئی معجزات بھی عطا کئے اِن معجزات کے ذریعہ جادو کے اثرات کا خاتمہ کیا اور حق کو غالب کیا۔

حضور اکرم ﷺ پر یہود کی جادوگری

حضرت عائشہؓ سے روایت ہے وہ فرماتی ہیں کہ بنو زریق کے ایک یہودی نے آپؐ پر جادو کر دیا، آپ ﷺ کو ایسا محسوس ہوتا تھا کہ کچھ کر رہے ہیں، حالانکہ آپ ﷺ کچھ نہیں کرتے تھے، اور جسم جکڑا ہوا محسوس ہوتا تھا، ایک دن کی بات ہے کہ آپ ﷺ نے دعا کی پھر فرمایا کہ اے عائشہؓ میں نے جس معاملہ میں اللہ جل شانہ سے دعا کی تھی، اللہ تعالیٰ نے میری دعا قبول کر لی، میرے پاس دو فرشتے آئے ایک میرے سرہانے بیٹھا اور دوسرا پائینتی میں، سرہانے والے فرشتے نے پوچھا ان کو کون سی بیماری ہے؟ دوسرے نے کہا کہ ان پر جادو کا اثر ہے۔

پھر پوچھا کس نے جادو کیا؟ دوسرے نے کہا لبید بن اعصم نے، اس نے کہا کس چیز میں؟ دوسرے نے کہا کنگھی کے بالوں اور کھجور کے کھوکھلے شگوفے میں، اس نے کہا یہ کہاں ہیں؟ دوسرے نے کہا ذی اروان کے کنوئیں میں پتھر کے نیچے، بعض مفسرین نے کنگھی اور بالوں کے ساتھ ایک تانت کے اندر گیارہ گرہیں اور موم کے پتلے میں سوئیاں چبھی ہوئیں تھی ذکر فرمایا ہے۔

حضرت عائشہؓ فرماتی ہیں کہ حضور اکرم ﷺ اپنے کچھ ساتھیوں (حضرت علیؓ، حضرت عمّارؓ، حضرت زبیرؓ وغیرہ) کو لیکر اس کنویں کے پاس تشریف لائے، اس کو دیکھا اور فرمایا: اے عائشہؓ اس کنویں کا پانی ایسا معلوم ہوتا ہے کہ اس میں مہندی ملائی ہوئی ہے، اور کھجور کا درخت ایسا لگتا ہے گویا شیطان کا سر ہو، حضرت عائشہؓ فرماتی ہیں کہ میں نے کہا آپ نے اُس کو (بال اور شگوفے کو جس میں جادو کیا گیا تھا) کیوں نہیں جلا ڈالا؟ آپ ﷺ نے فرمایا: مجھے اللہ جل شانہ نے شفاء دی، میں نے مناسب نہیں سمجھا کہ لوگوں کو فتنہ میں مبتلا کروں، اس لئے اسکو نکلوا کر دفن کروا دیا۔

ایک روایت میں یہ بھی ہے کہ حضرت جبرئیلؑ نے آ کر آپ ﷺ کو معوذتین تین بار پڑھنے کی تاکید کی چنانچہ آپ ﷺ ایک ایک آیت پڑھتے جاتے اور اسکے ساتھ ایک ایک گرہ کھلتی جاتی اور پتلے میں سے ایک ایک سوئی نکلتی جاتی تھی، آپ ﷺ اس کے بعد ایسے ہو گئے جیسے کوئی شخص بندھا ہوا تھا پھر کھل گیا۔ (بحوالہ بخاری و مسلم)

اس واقعہ کے بعد اگر کوئی جادو کا انکار کرتا ہے اور اُس کے اثرات کا قائل نہیں ہے گویا وہ حدیث کا انکار کر رہا ہے، اور قرآن و حدیث کا منکر اسلام سے خارج ہے، جادو یا سفلی علم کا اثر محسوس ہونے پر رجوع الی اللہ (اللہ کی طرف رجوع) آپؐ کی گویا سنّت ہے۔ قرآن پاک (معوذتین) پڑھنے پر گرہیں اور سوئیاں نکلتی جاتی تھیں، یہ قرآن کا کرشمہ نہیں تو اور کیا ہے۔

❁ ایک صحابیؓ پر جادوگری ❁

ایک روایت میں حضرت کعب احبارؓ سے مروی ہے وہ فرماتے ہیں کہ یہودی میرے ایمان لانے پر بہت چراغ پا ہوئے اور اگر میں ایک عزیمت (وظیفہ) کا پابند نہیں ہوتا تو وہ مجھے جادو کے ذریعے گدھا بنا دیتے، حضرت کعبؓ سے جب لوگوں نے یہ پوچھا کہ وہ کلمات کیا تھے تو آپؓ نے یہ کلمات بتلائے:

(اَعُوْذُ بِا للّٰهِ الْعَظِيْمِ الَّذِىْ لَيْسَ بِشَىْءٍ اَعْظَمُ مِنْهُ وَ بِكَلِمَاتِ اللّٰهِ التَّا مَا تِ الَّتِىْ لَا يُجَا وِزُهُنَّ بَرٌّ وَلَا فَا جِرٌ وَبِاَ سْمَا ءِ اللّٰهِ الْحُسْنٰى كُلِّهَا مَا عَلِمْتُ مِنْهَا وَ مَا لَمْ اَعْلَمُ مِنْ شَرِّ مَا خَلَقَ وَ بَرَءَ وَ ذَرَءَ

(اخر جه فى المو طا باب التعوذ عند النوم)

(ترجمہ: میں اللہ عظیم کی پناہ مانگتا ہوں، جس سے بڑا کوئی نہیں، اور پناہ مانگتا ہوں اللہ کے کلمات تامات کی جن سے کوئی نیک و بد انسان آگے نہیں نکل سکتا، اور پناہ مانگتا ہوں اللہ کے تمام اسماء حسنیٰ

کی جس سے میں واقف ہوں اور جس کو نہیں جانتا ہوں ، ہر اس چیز کے شر سے جس کو اللہ نے پیدا کیا، اور وجود دیا اور پھیلا دیا)

اس مشہور روایت سے یہ ثابت ہوتا ہے کہ جادو کے زور سے انسان کو جانور بھی بنایا جا سکتا ہے اور یہ بھی ثابت ہوتا ہے کہ کچھ کلمات میں ایسی تاثیر بھی ہوتی ہے کہ وہ جادو کے اثر کو روک سکتے ہیں۔

جس طرح حضور اکرم ﷺ پر جادو کیا گیا اسی طرح کئی صحابہؓ و اولیاؒ پر بھی کیا گیا جس کے کئی مدلل و مستند واقعات ہیں (جنھیں طوالت کے خوف سے حذف کیا جاتا ہے۔)

قابل توجہ بات یہ ہے کہ جب ان نفوس قدسیہ پر جادو کا اثر ہوسکتا ہے تو ہماری کیا حیثیت ؟ ہم چاہے کتنے نیک متقی پرہیزگار ہوں یا عالم و فاضل ہوں جادو کا ہم پر بھی اثر ہوسکتا ہے۔

امام مالکؒ نے مؤطا میں روایت کیا ہے کہ ان کو جب معلوم ہوا کہ حضرت عمرؓ نے عراق جانے کا ارادہ کیا تو حضرت کعب احبارؒ نے ان سے کہا: ’’اے امیر المومنین وہاں نہ جایئے کیونکہ وہاں دس میں سے نو حصّہ جادو اور شر پایا جاتا ہے۔

ذہن میں یہ بات آسکتی ہے کہ حضور اکرم ﷺ کے زمانے کا جادو آج نہیں ہے یہ صحیح ہے اور واقعہ یہ بھی ہے کہ حضور اکرم ﷺ کے زمانے کا جادو تو کیا کوئی بھی چیز اس زمانے کے جیسی آج نہیں ہے۔ حقیقتوں سے جنہیں پوری واقفیت ہے وہ جانتے ہیں کہ شکلوں کی تبدیلی کے ساتھ جہاں بہت ساری چیزیں آج بھی موجود ہے۔ اسی طرح جادو بھی موجود ہے۔ عام طور پر جسے سفلی کہتے ہیں جادو کی ایک شکل ہے اور جادو کے ذریعے مختلف زمانے میں لوگوں نے بڑے بڑے کام بھی کیئے ہیں اور اس سے محیر العقول واقعات ظہور پذیر ہوئے ہیں۔

حضرت حفصہؓ پر سحر: ابن عمرؓ سے روایت ہے کہ حضرت حفصہؓ کو شدید تکلیف ہوتی تھی، تحقیق پر پتہ چلا کہ اُنکی باندی نے اُن پر سحر کیا، اُس کو پکڑ لیا گیا، دریافت کرنے پر اُس نے اعتراف جرم کر لیا، اُس کے بعد اس جرم کے سزا میں اُس باندی کو قتل بھی کر دیا گیا تھا۔ (فتح الباری ۲۵۸/۶)

معلوم ہوا کہ نوکرانی یا ملازم کو بھی اپنے مالک سے حسد ہو سکتا ہے اور حاسد کسی بھی سطح پر اُتر سکتا ہے، حاسد بمقابلہ محسود نہیں بلکہ بمقابلہ معبود ہے، اور حسد کی آگ میں جلنے والے کا انجام ہمیشہ ناکامی ہی ہے۔ حضرت عمرؓ نے فرمایا اور حکم دیا اُقْتُلُوْا کُلَّ سَاحِرٍ وَ سَاحِرَةٍ فَقَتَلْنَا ثَلٰثَ سَوَاحِراً (ہر جادوگر اور جادوگرنی کو قتل کرو، چنانچہ ہم نے تین جادوگروں کو قتل کیا، ایک حدیث میں حضور پاک ﷺ نے فرمایا حَدُّ السَّاحِرِ ضَرْبُهُ بِالسَّيْفِ جادوگر کی حد تلوار سے قتل کرنا ہے۔ (احکام القرآن)

حضرت حسن بصریؒ نے ارشاد فرمایا کہ جادوگر کو قتل کر دیا جائے، اور اُسکی توبہ قبول نہیں ہے، ساحر کے قتل پر امام ابوبکر جصاصؒ اور امام اعظم ابوحنیفہؒ کی بھی رائے یہی ہے۔ (المغنی ۱۰/ص ۱۱۰)

امام مالکؒ فرماتے ہیں کہ جادوگر کی سزا قتل ہے (مؤطا ۶۶۸)

ایمان والے کو حسد کی آگ میں سفلی علم (جادو) کرنے کو سنگین جرم سمجھنا چاہیئے، اور اس حرکت سے باز آنا چاہیئے۔

۞ افریقہ کا جادو ۞

جنوبی افریقہ میں کالے لوگوں کی کثیر آبادی ہے یہ سیاہ فام حبشی ایسا جادو کرتے ہیں کہ اس کے سامنے بنگال کا جادو کوئی حیثیت نہیں رکھتا جسم کو لاغر کرنا اور آدمی کو کسی کام کا نہ رکھنا اور روزگار کی بندش کر دینا مرد کو عورت کے قابل نہ رکھنا، میاں بیوی میں نفرت پیدا کرنا وہاں ایک عام بات ہے، جادو کے ذریعے جو انتہا درجہ کی باتیں کتابوں میں پڑھنے کو ملتی ہے وہ وہاں کثرت سے

پائی جاتی ہے، کالے لوگوں میں اُن کے عامل ہڈیوں ،مردہ کھوپڑیوں اوربعض جڑی بوٹیوں میں عمل کرکے ہلاکت ، بربادی ،اورطرح طرح کی بیماریوں میں مبتلا کردیتے ہیں، ہاتھ پیر میں جلن مخصوص مقامات سے خون جاری کرنا ،ناجائز محبت میں مبتلا کرنا وغیرہ وغیرہ ،میں نے ڈربن شہر کے سمندر کنارے جادو کا علاج کرتے ہوئے عجیب منظر دیکھا،سیاہ فام (کالےلوگوں) میں علاج کرنے والا روزانہ سمندر کے پاس ایک محفل لگاتا ہے، کچھ دیر حلقہ بنا کر کچھ پڑھتے ہوئے ناچتا (رقص) کرتا ہے ،اُس کے ساتھ تمام مریض بھی ناچتے ہیں ،پھر باری باری ہر ایک کو دم کرتا ہے،اس طرح کئی ہفتوں میں علاج ہوتا ہے۔

احقر نے ایک اثر زدہ شخص کے جسم کے اندر سے کیڑوں کو نکلتے دیکھا روزآنہ وہ کیڑوں کونکال کرطشتری میں رکھتا پھر جسم کے سوراخ کچھ دیر شدت سے تکلیف دیتے اور کالے بھلاویں کی طرح نشان بن جاتے اور برسوں سے اس مرض مبتلا ہونے کی وجہ سے وہ لوگوں کی نگاہوں کا محور بن چکا تھا۔اورساتھ ہی ساتھ عامل حضرات کے لئے چیلنج بن چکا تھا۔بفضلہٖ تعالی وہ احقر کے چند دنوں کے علاج سے صحت یاب ہوگیا۔

ایک نیگرو جادوگر سے ملاقات

سیاہ فام کالے لوگوں میں ایک ایسے شخص سے ملاقات ہوئی ،جو گندے عمل کا ماہر تھا، اُس نے کہا میں نے اس عمل (گندے علم) کو سمندر کے کنارے بہت مجاہدے کے بعد حاصل کیا ہے،ایک دن اندھیری رات میں میں تنہا عمل کرر ہا تھا،میرے استاد دور موجود تھے،اچانک ایک چیخ کی آواز آئی ،میں ادھراُدھر دیکھنے لگا ،اور ہمت کرکے کچھ آگے بڑھا،میں نے دیکھا کہ ایک اژدہا(بڑا سانپ) میرے قد سے اونچا کھڑا ہوا ہے، مجھے حیرت ہوئی کہ سانپ کیسے کھڑا ہوسکتا ہے،ضرور یہ کوئی دوسری چیز ہے،جیسے جیسے میں آگے بڑھتا گیا،خوفناک آوازیں آنا شروع

ہوگئیں، اس کے بعد میں نے اپنے استاد کو پکارنا شروع کیا، انہوں نے وہاں سے جواب دیا، ڈرو مت، پھر پوچھا کہ اب بھی جادو سیکھنے کا ارادہ ہے؟ میں نے کہا کہ ہاں، اور ہمت سے میں نے یہ بھی کہا کہ ان سب چیزوں سے میں نہیں ڈرتا، اس نے کہا کہ پھر آگے بڑھو اور اس بڑے سانپ کو پکڑلو، میں آگے بڑھتا تھا وہ سانپ پیچھے ہٹنے لگا، پھر استاد نے آواز دی کہ ڈرو مت تیزی سے آگے بڑھ کر پکڑلو، میں نے ہمت کر کے اُس کو پکڑ لیا، جب میں روشنی میں آکر دیکھتا ہوں، تو حیرت کی انتہا نہ رہی، کہ ایک موٹی لکڑی میرے ہاتھ میں ہے۔

استاد نے کہا کہ اب مجھے یقین ہوگیا کہ تو جادو سیکھ سکتا ہے، اس سفلی علم کے سیکھنے میں انسان کی گندی چیزوں کو کبھی کھانا پڑتا ہے، کبھی جسم پر لگانا پڑتا ہے، حتیٰ کہ خون اور پاخانہ بھی استعمال کرنا پڑتا ہے، اس کو سیکھنے کے لیئے کبھی قبرستانوں میں اور کبھی مسان گھاٹ پر اور کبھی سمندر کے کنارے، گھنٹوں بیٹھ کر جنتر منتر پڑھنا پڑتا ہے، اس دوران کئی تکالیف کو برداشت بھی کرنا پڑتا ہے، ایک وقت تو مجھے ایسا محسوس ہوا کہ آج میری جان بھی جاسکتی ہے، جب میں سیکھ چکا تو میرے استاد نے کہا کہ اب تم جادو کر سکتے ہو، پہلی مرتبہ میں نے اسکا استعمال آزمانے کیلیئے اپنے ایک دشمن نوجوان پر کیا، میں نے اپنے عمل کے ذریعہ تین (۳) دن میں اسکو خوب پریشان کیا، لوگوں نے دیکھا کہ اس کی آنکھ سے تاگا نکلتا ہے، کبھی کانچ کے ٹکڑے نکلتے ہیں، میں جتنی دیر چاہتا یہ تماشا ہونے دیتا، وہ چیخ چیخ کر تڑپ تڑپ کر بدحال ہوجاتا، دوسرا عمل میں نے یہ آزمایا کہ ایک شخص کا پتلا بنایا اور اس پر منتر پڑھکر دم کیا، پھر اُس پتلے پر چاقو سے کبھی ہاتھ پر کبھی پیر پر، کبھی سینے پر کبھی پیٹ پر وار کرتا، یہاں تک کہ اس کے جسم پر زخم کے بڑے بڑے نشانات ہوگئے، اور اس میں سے خون بہتا تھا، جب مجھے دونوں واقعہ کو دیکھنے کے بعد یقین ہوگیا کہ جیسا میرے استاد نے کہا تھا ویسا ہوتا ہے، اس کے بعد میں نے دونوں کی تکلیف ختم کردیا، اور اب میرے پاس کوئی

اپنے دشمن کو تکلیف پہچانے کیلئے آتا ہے تو میں یہ کام کرتا ہوں، اور اسی سے مجھے کمائی ہوتی ہے، یہ ایک حقیقت ہے کہ انسانکو جس لائن میں رہنا ہے اس کی معلومات بھی کرنا چاہئیے، اور اس سلسلہ میں میں نے اس پر خوب ریسرچ کیا ہے۔

بفضلہٗ تعالیٰ قرآنی عملیات سے ایسے کالے جادو کے علاج کا خاکسار کو موقع بھی ملا، سیکڑوں نہیں بلکہ ہزاروں جن و جادو کے مریضوں کا علاج احقر نے کیا۔ علماء صلحا و ائمہ حضرات نے اعتراف کیا، اور انکی تحریریں خاکسار کے پاس بطور سند موجود ہیں۔

ڈربن، جوہانسبرگ، کیپٹاون، گریٹاؤن، پیٹا منسبرگ، ریسٹمبرگ، نیوکاسل وغیرہ میں تقریباً ایک ہزار سے زائد جادو کے علاج اور تقریباً دوسو سے زائد جنّات نکالنے کا خاکسار کو موقع ملا۔ اکثر اکابر علماء افریقہ اس کے شاہد ہیں، زامبیا، کینڈا، متحدہ عرب امارات، دبئ وہ سعودی وغیرہ میں بھی اللہ جل شانہ نے کام لیا۔

مسمریزم کیا ہے؟(MESMERISM)

یہ ایک ایسا علم ہے جس میں قوتِ خیالیہ اور محسوسات کا دخل ہوتا ہے، اس علم کا موجد ڈاکٹر فریڈرک مسمر ساکن میزربرگ آسٹریا (یوروپ) ہے، یہ ۱۷۳۴ء میں پیدا ہوئے ، ۳۲ / برس کی عمر میں ایک کتاب لکھی اور ۱۷۷۸ء میں پیرس میں خوب شہرت پائی، موصوف نے ایک بلی کو چوہے پر صرف نگاہ کی ٹکٹکی سے مدہوش کر کے غالب آتے ہوئے دیکھ کر اس علم کو ایجاد کیا، اس علم میں آدمی کے حواسِ ظاہرہ کو معطل کر کے اس کے خفیہ حالات معلوم کئے جاسکتے ہیں، اور اس سے کوئی بھی عمل کروایا جاسکتا ہے، یہ عمل ٹکٹکی باندھ کر دیکھنے یا انگلیوں کو آنکھوں کے سامنے متواتر ہلانے سے کیا جاتا ہے، ''فرہنگِ آصفیہ'' میں لکھا ہے کہ حکماء اشراقین اس عمل کو صرف تصور کے ذریعہ کیا کرتے تھے۔

اس عمل کی حقیقت یہ ہے کہ قوّتِ نفسانیہ (یعنی اندرونی و باطنی قوّت) کے ذریعہ بعض افعال صادر کرنا، جیسے اکثر افعال جسمانی قوّت کے ذریعہ سے صادر کئے جاتے ہیں، پس نفسانی (باطنی) قوّت بھی جسمانی قوّت کے افعال صادر ہونے کا ایک اعلیٰ ذریعہ ہے۔ اور اُسکا حکم یہ ہے کہ جو افعال اپنی ذات میں مباح ہیں انکا صادر کرنا بھی اس قوّت سے جائز ہے، اور جو افعال ناجائز ہے انکا صادر کرنا بھی حرام ہے، مثلاً جس شخص پر اپنا قرض واجب ہو اور وہ ادا بھی کر سکتا ہے، ایسے شخص پر اس قوّت سے (مسمر یزم) سے مجبور کر کے اپنا حق اصول کر لینا جائز ہے، اور جس شخص پر کوئی حق واجب نہ ہو خواہ مخواہ اس سے رقم (روپیہ) یا چندہ لینا جائز نہیں۔

اسی طرح کسی عورت کو زبردستی نکاح کیلئے راضی کرانا بھی حرام ہے، یہ تو اسکا حکم تھا، اور ایک حکم عارض کے اعتبار سے ہے کہ اس میں اگر کوئی مفسدہ خارج سے شامل ہو جائے تو اس مفسدہ کی وجہ سے بھی اس میں عارضی ممانعت ہو جائیگی، مثلاً مسمر یزم کو کشف و کرامات کا ذریعہ بنانا چور کا دریافت کرنا، یا مردوں کا حال پوچھنا، یا کسی کام کا انجام پوچھنا، یا ارواح کے سلسلہ میں ڈھونگ رچانا، یہ سب دھوکہ اور غلط ہے۔ جس میں بعض عامل حضرات بھی مبتلاء ہیں، مسمر یزم میں کہانت اور عرافت اور نجوم کی طرح اس سے کام لینا اور اس پر اعتقاد کرنا حرام ہے۔

(بوادر النوادر ص ۳۶۳ رجلدا حکمۃ ص ۸۷)

مسمر یزم کو عمل التراب بھی کہتے ہیں، کیونکہ زمین میں قوّت برقیہ ہے، بعض حکماء اسکے ذریعہ دور کی خبریں اور احوال معلوم کر کے ایسا بیان کرتے ہیں جیسے وہ کسی غیر مرئی طاقت سے حاصل کر کے اپنے آپ کو بزرگ ظاہر کرنا چاہتے ہیں۔ حضرت مولانا محمد یعقوبؒ سے منقول ہے کہ ایک شخص یہ خیال کرتا تھا کہ شیر آیا اور کمر پر پنجہ مار گیا، اسکے اس خیال سے پنجہ کا نشان دوسرے شخص کے کمر پر ہو جاتا تھا، یہاں تک کہ اس سے خون بھی گرتا تھا۔ دیکھنے والوں کو حیرت زدہ

کرنے والا عمل تھا، لیکن یہ مسمریزم کی حقیقت ہے، باقی ارواح وغیرہ کا آنا یہ سب فضول دعوے ہیں صرف خیال کی کرشمہ سازیاں ہیں۔ (حسن العزیز ص ۳۶۱ ج دوم)

مسمریزم ایک ایسا علم ہے جس میں طبیعت کی اور نظر کی اور یکسوئی کی مہارت حاصل ہوتی ہے، مثلاً کسی کو نظر کے زور سے بیہوش کر دینا، پوشیدہ اسرار پوچھنا وغیرہ، اسکا غلط استعمال اسلام میں حرام ہے۔ حضرت حکیم الامتؒ نے اپنے ملفوظات میں لکھا ہے کہ ایک مولوی صاحب نے سوال کیا کہ یہ جو عامل جن کو دفع کر دیتے ہیں یہ کس چیز کا اثر ہوتا ہے؟ جواب میں فرمایا کہ قرآنی آیات کے علاوہ یہ قوّت خیالیہ کا اثر بھی ہوتا ہے، یہ ایک قسم کا تصرف ہوتا ہے، پھر سوال کیا گیا کہ اگر وہ جن بھی اپنی قوّت خیالیہ سے کام لے تو؟ فرمایا کہ ممکن تو ہے مگر انسان کی قوّت دافعہ کا مقابلہ جن نہیں کر سکتے اُنکی قوّت دافعہ ایسی قوی نہیں ہوتی (ملفوظات حکیم الامت ص ۲۵۷ / ج ۱)

جوگی کی محفل میں بیٹھتے ہی قلب کا نور جاتا رہا

حضرت حکیم الامتؒ نے ہندوستان کے ایک مقام کا واقعہ بیان فرمایا کہ ایک بزرگ گنگا کے کنارے چلے جارہے تھے، راستے میں اُنہوں نے ایک جوگی کو دیکھا کہ وہ بیٹھا ہوا ہے اور اپنے چیلوں کو توجہ دے رہا ہے، اور کچھ کرشمہ دکھارہا ہے، یہ بھی تماشہ کے طور پر وہاں بیٹھ گئے، بس بیٹھنا تھا کہ انکو یہ محسوس ہوا کہ ان کے قلب میں جو کچھ نور تھا وہ سب سلب ہوگیا، اور بجائے نور کے ایک سیاہی پورے قلب میں محیط ہوگئی، تھوڑی ہی دیر میں اسکے تصرفات کا اثر ایسا ہونے لگا کہ میرے دل میں بھی یہ خیال پیدا ہوا کہ میں اسکے قدموں میں رہ کر ساری عمر گزار دوں (مرید ہوجاؤں) اب یہ بزرگ بڑے گھبرائے کہ یہ کیا بلاء آئی اس خیال کو بہت دفعہ کرتے ہیں مگر دفعہ ہونے کے بجائے بڑھتا ہی چلا جاتا ہے، آخر کار انہوں نے اپنے نفس کے خلاف جدوجہد کر کے بہت مشکل سے وہاں سے نکل گئے، اور اس جوگی کو بُرا بھلا کہتے رہے، لیکن کئی دنوں تک انکی یہی

حالت رہی ،اس پریشانی کے عالم میں ایک دن انکی آنکھ لگ گئی اور خواب میں حضور ﷺ کو دیکھا اور خدمت میں حاضر ہو کر عرض کیا یا رسول اللہ ﷺ میری دستگیری فرمائیے ورنہ میں برباد ہو جاؤنگا۔

حضورؐ نے فرمایا کہ تم ایسی جگہ کیوں گئے؟ اس کے پاس کیوں بیٹھے؟ انہوں نے کہا مجھ سے غلطی ہوگئی ،توبہ کرتا ہوں آئندہ کبھی ایسے شخص سے نہ ملونگا ،اس کے بعد حضورؐ نے ان کے سینہ پر اپنا دستِ مبارک پھیرا ،اس کی برکت سے قلب کی سیاہی اور ظلمت ختم ہوگئی اور پھر وہی نور لوٹ آیا اور طبیعت میں اطمنان وسکون پیدا ہو گیا ،(القول الجلیل ص ۵)

اس واقعہ سے یہ سبق لینا چاہیئے کہ مجبوری میں بھی سفلی علم کرنے والے عامل حضرات یا جاہل باباؤں کے پاس نہیں جانا چاہئیے ،تھوڑی دیر انکی صحبت ایمان کو کمزور کر دیتی ہے اور بعض اوقات انکے غلط عملیات کا اثر یہ ہونے لگتا ہے کہ پکا ایمان والا بھی انکی تائید میں اور ہاں میں ہاں ملانا شروع کر دیتا ہے۔

مردہ روحوں کو بلانے کا عجیب واقعہ

حکیم الامت مولانا تھانویؒ سے منقول ہے کہ جس زمانہ میں وہ کانپور میں تھے اس زمانہ میں (اُن کے متعلقین میں سے) ایک شخص نے بیان کیا کہ ایک ایسا شخص ہے کہ اسکے ذریعہ سے جس مردہ کی روح کو چاہیں بلا سکتے ہیں ،مجھ کو یہ سن کر بڑی حیرت ہوئی اور خود دیکھنا چاہا ،اس شخص نے کہا کہ میں ان آدمیوں کو جو اس عمل کو کرتے ہیں بلا کر لاؤں گا اور آپ کے سامنے یہ عمل کراؤنگا ،چنانچہ وہ لوگ ہمارے پاس آئے یہ تین شخص تھے مگر ہم نے مدرسہ میں تو یہ شغل مناسب نہ سمجھا ،اس لئے ایک دوسری جگہ اس کام کے لئے تجویز کی اس مکان میں صرف چھ شخص تھے ،عامل کے ساتھ تین لوگ اور ایک میں اور میرے ساتھ ایک مدرسہ کے مہتمم اور ایک مدرس ،عصر کے بعد

یہ نشست ہوئی، ان عاملوں نے ایک مدرسہ کے مہتمم اور ایک صاحب دونوں کے ہاتھوں کو رگڑ کر میز پر رکھا اور ادھر متوجہ ہوئے تھوڑی دیر کے بعد خود بخود میز کا پایا اُٹھا، انہوں نے کہا لیجئے اب روح آگئی، انہوں نے کہا تمہارا کیا نام ہے؟

معلوم ہوا کہ ''تجمل حسین'' کچھ اصطلاحات مقرر تھیں ان سے سوالات کئے جوابات ملتے رہے، اب لوگوں نے مبتدع شخص کے لڑکے کی روح کو بلوایا اور اسی تجمل حسین کی روح کو مخاطب کر کے کہا جاؤ اس شخص کی روح کو بلا لاؤ، اور جب جانے لگو تو فلاں پایہ کو اُٹھا جانا اور جب تم اس کو لے کر آؤ تو اپنے آنے کی اطلاع اس طرح کرنا کہ اس پایہ کو پھر اُٹھا دینا چنانچہ فوراً پایہ اٹھا معلوم ہوا کہ روح کو لینے گیا ہے، تھوڑی دیر کے بعد پایہ اٹھا، معلوم ہوا کہ جس کی روح کو بلایا تھا وہ بھی آگئی اصطلاحوں میں جوابات دیئے گئے، اب ہم ناواقف لوگ بڑی حیرت میں تھے کہ کیا معاملہ ہے۔

ان لوگوں نے مجھ سے فرمائش کی آپ جس شخص کی روح بلوانا چاہیں تو ہم سے فرمائیے ہم اس شخص کی روح کو بلا دینگے، چنانچہ میں نے حافظ شیرازؒ کی روح کو بلوایا، وہی تجمل حسین سب روحوں کو بُلا کر لاتا تھا، چنانچہ اسی طرح پایہ پھر اُٹھا معلوم ہوا کہ حضرت حافظ شیراز صاحبؒ بھی تشریف لے آئے، میں نے کہا السلام علیکم، اصطلاح میں جواب ملا وعلیکم السلام پھر ان لوگوں نے مجھ سے کہا کہا آپ حافظ رحمۃ اللہ علیہ کا کچھ کلام پڑھئے ان کی روح خوش ہوگی، چنانچہ میں نے ان کی عربی نظم ''اَلا یَا اَیُّھَا السَّاقِیْ الخ'' پڑھی تو میز کا پایہ بار بار اور جلدی جلدی اُٹھنے لگا اس سے سمجھا جانے لگا کہ گویا حافظ صاحبؒ کی روح اپنا کلام سن کر خوشی ہو رہی ہے اور وجد میں آرہے ہیں، ہم لوگ بڑے تعجب میں تھے اور کوئی وجہ سمجھ میں نہ آتی تھی اتنے میں مغرب کا وقت ہوگیا، نماز پڑھنے کے لئے اُٹھے، ہم تینوں نے آپس میں گفتگو کی کہ یہ کیا بات ہے؟ اخیر میں یہ رائے قرار

پائی کہ یہ سب کرشمے قوت خیالیہ کے ہوتے ہیں، اب اس کا یہ امتحان کرنا چاہیئے کہ جب وہ لوگ عمل کرنے لگیں تو ہم تینوں یہ خیال کر کے بیٹھ جائیں کہ پایہ نہ اُٹھے مہتمم صاحب بولے کہ وہ لوگ مشاق ہیں، ہم لوگوں کی کوشش ان کے مقابلہ میں کیا کارگر ہوسکتی ہے، میں نے کہا تم ابھی سے ہمت نہ ہارو، نہیں تو کچھ بھی نہ ہوسکے گا، یہی سمجھنا چاہیئے کہ اُن کے خیال پر ہمارا خیال ضرور غالب آئیگا، امتحان تو کرنا چاہیئے۔

چنانچہ ہم لوگ یہ مشورہ کر کے پھر مغرب کے بعد پہونچے اور ان لوگوں سے کہا اس وقت پھر اپنا عمل دکھلاؤ انہوں نے پھر عمل کرنا شروع کیا، اور ہم تینوں یہ خیال جما کر بیٹھ گئے کہ پایہ نہ اٹھے چنانچہ ان لوگوں نے بہت کوشش کی اور بہت زور لگایا کہ پایہ اٹھے، مگر کچھ نہ ہوسکا وہ لوگ بڑے شرمندہ ہوئے اور مجھ کو یقین ہوگیا کہ یہ سب قوّتِ خیالیہ کے کرشمے ہیں، پھر اگلے روز ہم نے خود تجربہ کیا اور اسی طرح ہاتھ رگڑ کر میز پر رکھے اور یہ تینوں سوچ کر بیٹھ گئے کہ فلاں پایہ اٹھے چنانچہ وہی پایہ اٹھا پھر سوچا کہ اب کی مرتبہ فلاں فلاں دو پایہ اٹھیں چنانچہ وہ دونوں اٹھے پھر تیسرے پایہ کا خیال کیا تو وہ بھی اٹھنے لگا لیکن ان دونوں میں سے جو پہلے کے اٹھے ہوئے تھے ایک پایہ نیچے گر گیا تینوں ایک ساتھ نہ اٹھ سکے اس کے لئے زیادہ قوت کی ضرورت تھی پھر ہم نے میز پر بجائے ہاتھ رکھنے کے ایک انگلی رکھ کر اسی طرح پائے اٹھائے پھر اس میز کے اوپر دوسری میز رکھی اور اس پر ہاتھ رکھ کر یہ سوچ کر کھڑے ہوگئے کہ اوپر والی میز کا فلاں پایہ اٹھا جائے۔

چنانچہ اسی طرح اٹھ گئے غرض جسطرح چاہا اسی طرح پائے اٹھتے گئے، اب ہمیں پوری طرح اطمینان ہوگیا۔

پھر ہم نے اسی قاعدہ کے موافق میز کو یہ خطاب کیا کہ اگر تجھ میں کوئی روح آتی ہے تو

ایک بار فلاں پایہ اٹھے اور اگرنہیں آتی تو دوبارا اٹھے چنانچہ دوبارا اٹھا تو خود انہیں کے قاعدہ سے روح آنے کا غلط ہونا ثابت ہوگیا۔

اصل بات یہی ہے کہ یہ سب تصرفات خیال کے ہیں دوسری بات یہ سمجھنا چاہئے کہ جب خزانہ خیال میں کوئی چیز آجاتی ہےتو اس کے آجانے کا اگر چہ علم نہ ہومگر اس کا اثر بھی عامل کی متخیلہ (قوت خیال) کے ذریعہ سے معمول پر بعض مرتبہ ایسا ہی پڑتا ہے جیسا اس صورت میں ہوتا ہے کہ جب عامل کو اس چیز کا اور ادراک یعنی علم العلم حاصل ہو جاتا۔

بہر حال یہ سب کرشمے قوت خیالیہ کے ہیں اس میں کسی روح کو دخل نہیں یہ سب اس عامل کی قوت متخیلہ کا اثر ہوتا ہے، اگر دو شخص ایک جگہ جمع ہوں تو ایک کے ذہن میں جو خیال ہوتا ہے وہ دوسرے کے ذہن میں بھی پہونچ جاتا ہے۔ (الافاضات،الیومیہ ۱۰۴ ج ۸،حسن العزیز ص ۱۵۱،)

گھر کی دیوار سے خون بہنا

زامبیا کے شہر لوساکا میں ایک گجراتی فیملی (گنگات) کے گھر ایک عالم دین کے ذریعہ پہنچے، انکی پریشانی سُنی حیرت کی بات ہیکہ گھر کے بیڈروم میں ایک دیوار سے خون اسطرح بہتا کہ ایک چھوٹی سی نالی بن گئی اور آہستہ آہستہ قطرہ قطرہ بہتا، دن بھر میں زیادہ سے زیادہ ایک یا دو انچ تک پہنچتا، پڑھے لکھے دیندار لوگ پہلے تو سمجھے کہ کسی کی شرارت ہے، مٹاتے گئے، پھر کچھ عاملوں کو بتلایا انھوں نے کہا کہ ہماری سمجھ کے باہر ہے اور پھر کڑی نگرانی میں صرف ایک شخص کے پاس اس بیڈروم کی چابی رکھی تمام احتیاطی پہلو اختیار کیئے اور ہر دن دیوار پرنشانی لگاتے رہے ۱۲ تاریخ کو ایک انچ ۱۳ تاریخ کو آدھا انچ ۱۴ تاریخ کو سوا انچ ۱۵ تاریخ کو ڈیڑھ انچ اسطرح دیوار پر تاریخ کے ساتھ نشانی کرتے گئے، مجھے وہ سب بتلایا حتیٰ کہ مجھے بھی حیرانی ہوتی گئی میں نے چھت پر سوراخ کرواکر بھی تحقیق کی نہ چھت میں کوئی خون اور نہ ہی کوئی جانور زخمی وغیرہ کہ اس سے خون

نکل کر ٹپکتا ہو، آخر میں استخارہ کر کے اسکا علاج کیا بفضلہٖ تعالیٰ پانچویں دن کامیابی ملی جو خون بند ہوا تو پھر نہیں ٹپکا۔ اس میں کامیابی کا ملنا میرا کوئی کمال نہیں ہے، یہاں میں نے رجوع اِلیٰ اللہ ہو کر عملیات میں اجتہادی طریقہ اختیار کیا اور دیوار پر جو کلر تھا وہ منگوا کر مختلف آیات کا مجموعہ منتخب کر کے مسلسل اس کلر پر دم کرتا رہا اور آیات سحر وغیرہ پڑھکر پانی سے اس جگہ کو دھویا اور کچھ وقفہ کے بعد اس کلر کو اپنے ہاتھوں سے لگایا اللہ تعالیٰ نے گھر والوں کو اس پریشانی اور ہونے والے گھریلو واقعات سے نجات دی، ذَالِکَ فَضۡلُ اللّٰهِ یُؤۡتِیۡهِ مَنۡ یَّشَآءُ (یہ اللہ کا فضل ہے، جس کو چاہے عطا کرتے ہیں) اس واقعہ کے چرچے کے بعد کئی فیملی نے انڈیا آکر علاج کروایا اور وہاں جانا بھی ہوتا ہے۔

گھر کے محراب میں آگ لگ جانا

سعودی عرب کے مشہور شہر مدینہ منوّرہ میں قیام کے دوران حضرت شیخ زکریاؒ کے ایک خلیفہ عالمِ دین جو مجھ سے بے انتہا محبت وعقیدت رکھتے ہیں، انھوں نے ایک عرب فیملی کے گھر بھیجا وہاں انکے حالات اور واقعات سنے، حیرت کی بات ہے کہ بعد مغرب روزانہ بیڈ روم کے ایک محراب میں اچانک آگ لگتی تھی، اور چند سیکنڈ میں بجھ جاتی تھی، وہاں کپڑا پہلے دن جلا، دوسرے دن کاغذ جلے، اور تیسرے دن گرد وغبار جل کر خاک ہو گئے، جس دن کچھ نہ رکھو تو آگ حسبِ سابق جلتی ہوئی نظر آتی تھی اور پھر بجھ جاتی تھی، عرب فیملی کی پریشانی پہلی یہ تھی کہ خدانخواستہ یہ آگ بھڑک جائے تو پورا گھر یا کم از کم بیڈ روم جل جائے گا اور آخر یہ کیا بلاء ہے؟ مقامی عاملین کو بُلوا کر کافی علاج کی کوشش کی، لیکن کوئی فائدہ نہیں ہوا بہر حال میں نے تشخیص کی اور آیات قرآنی پڑھکر پانی پر دم کیا اور انکو پابند کیا کہ روزانہ ایک گھنٹہ قبل یہ پانی محراب میں چھڑک دینا۔

دو دن کچھ کم آگ نظر آئی اور بفضلہٖ تعالیٰ تیسرے دن سے آگ ختم ہو گئی اس درمیان

کچھ وظائف گھر کے احباب بھی پڑھتے رہے اور میں نے بھی کچھ پڑھکر دُعا کی، بزرگ عالم دین اور کئی احباب مدینہ کے واقعہ پر گفتگو کرتے اور میرا تذکرہ کرتے سچ پوچھو تو اپنی شخصیت کی نفی اور اپنی ذات وعملیات کو فناء کر کے اس مقدس سرزمین پر حاضری ہوتی ہے اپنے گناہوں اور عیبوں کے اعتراف کے ساتھ یہ سفر ہوتا ہے لیکن بعض مرتبہ قریبی تعلقات کی وجہ سے علاج کرنے کیلئے مجبور بھی ہونا پڑتا ہے البتہ قارئین کے ذہن میں یہ بات بھی رہے کہ سعودی عرب میں سحر زدہ و جنّات کے اثرات والے مریض کافی ہیں وہاں کئی عاملین وزارتِ مذہبی امور واوقاف کے تحت جھاڑ پھونک کا عمل کرتے ہیں، وہ صرف تعویذات کی ممانعت کرتے ہیں، اور مکہ سے مدینہ کے درمیان المحطة المزینی میں ایک عرب عامل سینکڑوں مریضوں کو روزانہ دیکھتے ہیں، جدّہ اور دیگر مقامات پر بھی عملیاتِ قرآنی کے ذریعہ علاج ہوتا ہے جہاں شیطان ہوگا وہاں شیطانی عمل سفلی علم سحر وغیرہ کرنے والے بھی موجود ہونگے، حیرت وتعجب کے بجائے معمولات کے پابند رہنا چاہیئے اور ہمیشہ اللہ سے امان وحفاظت بھی مانگنا چاہیئے۔

❁ چند گھونٹ پانی پی کر ایک مٹکہ قئے کرنا (ابوظبی) ❁

متحدہ عرب امارات میں ابوظبی کے سیول ہاسپٹل کے اندر ایک عجیب وغریب مریض تھا جسکو ڈاکٹروں کی ٹیم کئی دنوں سے علاج کر کے گھٹنے ٹیک دیتی ہے لوگوں میں اتنا چرچا ہوا کہ سینکڑوں کی بھیڑ مریض کو دیکھنے کیلئے جمع ہونے لگی، دن میں کئی مرتبہ ایسی قئے ہوتی کہ اسکی وجہ سے دوسرے مریض پریشان ہوتے خوب آوازیں نکلتی اور پورے ہال میں گویا تماشہ ہوتا، مین مارکیٹ میں لیڈیز ایمپوریم والوں کے صاجزادے، ایک عرب عالم دین کے ساتھ میرے پاس آئے اور اصرار کرنے لگے، پہلے تو میں نے معذرت کی، دواخانہ سے ڈسچارج کے بعد علاج کیلئے کہا، تو وہ لوگ پریشان ہوئے اور مزید کچھ احباب کے ذریعہ مجبور کیا تو میں نے حاضری دی

(دواخانہ میں اثرات کے مریض سے تماشہ ہوسکتا ہے اسلیئے وہاں دیکھنا مجھے پسند نہیں ہے)۔

مریض کو دیکھنے لگا تو سول سرجن ڈاکٹر صاحب کا راوئنڈ ہورہا تھا، ہٹیئے ہٹیئے راستہ چھوڑیئے کی آواز آنے لگی میں اٹھ رہا تھا تو ڈاکٹر صاحب نے کہا کہ آپ اطمنان سے دیکھواور مجھ سے کہا کہ اگر آپ کے ذریعہ اس مریض کا علاج ہوا تو ہم بھی خوش ہونگے ، بیمار بہت پریشان ہے، پھر دریافت کیا کہ کتنے دنوں میں آپ علاج کر سکتے ہیں؟ میں نے کہا کہ اللہ تعالٰی نے چاہا تو صرف دو گھنٹوں میں فائدہ ہوسکتا ہے۔

مجھے اتنا یقین اسلیئے تھا کہ چند دن پہلے ایک گجرات کے مریض کا علاج ہوا تھا بفضلہٖ تعالٰی میں نے چند آیتیں تلاوت کر کے مریض پر دم کیا، پھر پانی پر دم کر کے اس کو پلایا، پھر چند آیتیں پڑھکر کانوں میں پھونک ماری اور وہیں ایک تعویذ (شرک سے پاک) اسکے گلے میں باندھا اور اس مریض کو کچھ پڑھنے کیلیئے وظیفہ دیا اور دو گھنٹہ کے بعد حاضر ہوا تو وارڈ کے ڈاکٹر نے سول سرجن کو کال کیا وہ فوراً آئے اور رپورٹ یہ ملی کہ صرف ایک قئے (اُلٹی) ہوئی، وہ بھی پہلے جیسی نہیں تھی، بغیر آواز کے ہوئی، جبکہ ڈاکٹر صاحب کے لحاظ سے اتنے وقفہ میں کم از کم چار قئے (اُلٹی) ہوتی تھی۔

سول سرجن ڈاکٹر صاحب نے اپنے کیبن میں مدعو کیا، چائے وغیرہ ہوئی اور انھوں نے تقریباً ایک گھنٹہ مختلف امراض کے بارے میں گفتگو کی اور پھر دوسرے دن اپنے خاندان کے ایک مریض کو میری قیام گاہ شارجہ میں لے آئے۔

ایک خاص بات یہ ہوئی کہ انھوں نے کہا کہ ہم سب ڈاکٹرس تھک چکے تھے یہ کیسے علاج آپ نے کیا؟ میں نے کہا کہ یہ سب کچھ اللہ کے ہاتھ میں ہے،شفاء اس نے دی ہم ذریعہ بنے قرآن میں لکھا ہے (وَنُنَزِّلُ مِنَ الْقُرْآنِ مَاهُوَ شِفَآءٌ وَّرَحْمَةٌ لِّلْمُؤْمِنِيْن) ہم کوشش

کرتے ہیں کامیابی ملتی ہے لیکن اسکو سمجھا نہیں سکتے اسلئے کہ اس میں عقل کو دخل نہیں ہے۔

بہر حال ڈاکٹر صاحب بہت متاثر ہوئے اور برسوں مجھ سے تعلق باقی رکھا انکی عقیدت و محبت کو میں بیان نہیں کرسکتا، اسکے بعد ڈاکٹر صاحب کا لایا ہوا مریض بھی مکمل شفاء یاب ہوا۔

کیپٹاؤن کے الرجی کے مریض کا علاج

ساؤتھ افریقہ کے شہر کیپٹاؤن کے مریض جنکی ہارڈ ویئر کی دوکان چوک میں ہے، تقریباً دس سال الرجی کے مرض میں پریشان تھے، اگر چہ کہ یہ جسمانی مرض ہے لیکن جب ڈاکٹروں نے علاج بتلایا اور مایوس کیا، مریض ایسے وقت تشریف لائے جب مسلم ڈاکٹرس روحانی اثرات کے علاج کے بارے میں سوالات کر رہے تھے انکے اشکالات دور ہوئے لیکن بعض مطمئن نہیں ہوئے تھے، گویا میرے لئے چیلنج تھا، بعض وقت اللہ تعالیٰ کسی کے خاطر ایسی شکلیں پیدا کرتے ہیں کہ انسان سوچ بھی نہیں سکتا، بہر حال میں نے الرجی کے مریض کا دلچسپی لیکر علاج شروع کیا، اور اپنے تجربات کی روشنی میں ایک اجتہادی طریقہ اختیار کیا جو نہ اپنے اساتذہ سے اور نہ ہی کتابوں سے ملا بلکہ رجوع الی اللہ کی کیفیت سے مل گیا اور بفضلہٖ تعالیٰ اللہ نے کامیابی بھی دی، الرجی میں ڈاکٹر کچھ کھانے اور کچھ نہ کھانے کی فہرست دیتے ہیں، اور گولیوں کے استعمال سے کنٹرول رہتا ہے، پرہیز زندگی بھر کرنا ہے، بد پرہیزی سے ری ایکشن ہو جاتا اور تکلیف اٹھانی پڑتی ہے، میں نے کھانے سے پہلے مریض کو وضو کرنے کیلئے کہا پھر دستر خوان پر بیٹھکر روٹی سالن چاول وغیرہ ہر ایک پر مستند دعا بِسْمِ اللّٰہِ الَّذِی لَا یَضُرُّ مَعَ اسْمِہٖ شَیْءٌ فِی الْاَرْضِ وَلَا فِی السَّمَاءِ وَھُوَ السَّمِیْعُ الْعَلِیْم (ترمذی) ۳ مرتبہ پڑھکر دم کرکے کچھ بھی کھانے کو کہا، طعام سے فارغ ہوکر ماضی کے وضوء سے دو رکعت نفل پڑھنے کو کہا اسکے بعد اَللّٰھُمَّ رَبَّ النَّاسِ اِذْھَبِ الْبَأْسَ وَ اشْفِ اَنْتَ الشَّافِی ۳ مرتبہ پڑھکر ہاتھوں پر دم کر

کے بدن پر پھیر لینا، اسطرح کوئی بھی کھانے و پینے کی چیز پڑھکر دم کر کے استعمال کرنے کو کہا۔

بفضلہٖ تعالیٰ چند ہفتوں میں اسکوشفاء ملی اور وہ شخص تہجد گزار، متقی پرہیز گار بن گیا، اسطرح اجتہادی عمل سے بھی بعض جسمانی مریضوں کا علاج کیا جاسکتا ہے۔

آدھا جسم بے کار چلنے کے قابل نہ تھا (برطانیہ)

لندن کے ایک دیندار شخص اچانک انکے جسم کا آدھا حصہ کمر سے نیچے بالکل بے جان سا ہوگیا جیسے کوئی فالج زدہ ہو چلنے کے قابل بھی نہ رہے، ڈاکٹروں نے معائنہ کر کے کہا کہ شاید آپریشن کی نوبت آئیگی، دواخانہ میں شریک ہوجایئے، سارے گھر والے پریشان ہوئے، اور انہوں نے مریض کو واپس گھر لے آئے، رات میں اُس شخص نے ایک خواب دیکھا ایک بزرگ اسکو قرآنی آیات سے جھاڑ پھونک کرر ہے ہیں، اور وہ اچھا ہوگیا، صبح میں رشتہ داروں سے خواب کو بیان کیا، ان میں ایک عالم دین نے کہا کہ انڈیا کے مشہور عامل میرے دوست کے پاس تشریف لائے ہوئے ہیں، ان کو بتلا دینگے، چنانچہ وہ لوگ میری قیام گاہ پر مریض کو لے آئے۔ میں نے دیکھا کہ وہ چلنے کے بھی قابل نہیں تھے۔

اسلئے صرف کار میں چند آیات پڑھ کر دم کردیا، اور کچھ دیر کے بعد مریض کے گھر پر پہونچا، پہلے تو یہ محسوس ہوا کہ یہ علاج جسمانی ہے، لیکن جب انہوں نے خواب بیان کیا تو میں نے رجوع الی اللہ ہوکر انکا علاج شروع کیا۔ تقریباً ایک گھنٹہ قرآنی آیات پڑھ کر دم کرنا پانی پلانا، اور کچھ ترکیب اور تدبیر حتیٰ کہ انکے جسم میں حرکت پیدا ہونے لگی، رات میں ایک مجرب عمل دوبارہ کیا، صبح جا کر میں نے جو دیکھا تو حیرت میں پڑ گیا کہ وہ ٹہل رہا ہے اور میں نے سجدۂ شکر بجا لایا، میرا ایمان اس قدر تازہ ہوا کہ ناقابل بیان، مریض جو کل رات تک چلنے کے قابل نہیں تھا، حرکت تک نہیں کرسکتا تھا، الحمدللہ وہ لکڑی کے سہارے چند قدم چلنے لگا،

یہ قرآنی آیات کا کرشمہ ہے۔

اس سے قبل اسی طرح کا ایک واقعہ ہندوستان میں پیش آیا تھا، ایک ڈاکٹر صاحب مریضوں کا معائنہ کررہے تھے، اچھے خاصے تھے، لیکن اچانک کمر سے لیکر پیر تک جسم کا حصہ کچھ ٹھنڈا پڑنے لگا، بیجان ہونے لگا، اور دیکھتے ہی دیکھتے چند سیکنڈ میں اچانک کھڑے کھڑے مریض کو دیکھتے ہوئے ڈاکٹر صاحب گر گئے، کمپاؤنڈر نے اور دوسرے لوگوں نے اٹھایا تو چلنے کے قابل نہیں تھے، انہیں پلنگ پر لٹادیا گیا، اور مریضوں کو جانے کیلئے کہا گیا، اور ماہر ڈاکٹروں کو طلب کیا گیا، انہوں نے قریب کے بڑے ہاسپٹل میں شریک کردیا، ڈاکٹر صاحب چونکہ دیندار تھے اور قرآنی تفاسیر کا مطالعہ کرتے رہتے تھے، دودن کے بعد انہوں نے دواخانہ سے ڈسچارج لیا اور گھر آگئے، لوگ حیرت میں تھے، ڈاکٹرس منع کررہے تھے، پھر بھی انہوں نے یہ فیصلہ لیا۔

اسکے بعد انکی مسجد کے امام صاحب کے ذریعہ مجھے درخواست کی کہ آکر تشخیص کرے، ڈاکٹر صاحب، میرے عقیدت مندوں میں سے تھے، میں نے انکی باتوں کو سننے کے بعد یہ محسوس کیا کہ چند سیکنڈ میں آدھا جسم بیکار ہوجانا اور فالج کی طرح پیروں کا کام نہ کرنا، اثرات بھی ہوسکتے ہیں۔

چنانچہ میں نے انھیں کچھ پڑھنے کیلئے وظیفہ دیا، اور چند دن جسم پر ایک خاص طریقہ سے جھاڑ پھونک کیا، الحمدللہ کچھ دنوں علاج کے بعد ان کو بھی اللہ تعالیٰ نے شفاء دی، آج بھی وہ اپنا ہاسپٹل خود چلاتے ہیں، اس واقعہ کو نظر میں رکھ کر میں نے لندن کے اس مریض کا علاج کیا، یہ دونوں واقعات بظاہر جسمانی مرض کی طرح تھے، لیکن حقیقت میں سفلی علم و جادو کے اثرات تھے۔

مفتی اعظم پاکستان مفتی محمد شفیع صاحب پر سحر کا اثر

حکیم الامت مولانا اشرف علی تھانویؒ کو ایک مکتوب کے ذریعہ مفتی صاحب نے تحریر کیا کہ ناکارہ خادم تقریباً ایک ماہ سے بیمار ہے، ضعف اس قدر ہو گیا کہ نشست و برخواست مشکل ہو گئی، میرے قویٰ تقریباً ساقط ہوتے جارہے ہیں، حالت روز بروز گرتی جاتی ہے، حضرت میاں صاحب نے اپنے قاعدہ کے مواقف میری حالت کو دیکھا تو فرمایا کہ سحر کے آثار بالکل نمایاں ہے، اور تمام اعضاء بدن میں اُس کا اثر ہو چکا ہے، اس وقت زیادہ اہتمام سے اُنکا علاج کر رہا ہوں، دیڑھ ماہ تک مختلف طبیبوں کا اہتمام سے علاج کرتا رہا، ذرّہ برابر فائدہ محسوس نہیں ہوا، حضرتِ والا بھی اگر کوئی تعویذ دفعِ سحر کیلئے عطاء فرمائیں تو انشاء اللہ باعثِ برکاتِ عظیمہ ہوگا، جواب میں حضرت حکیم الامتؒ نے لکھا ہے کہ تعویذ ملفوف ہے، پاس رکھئے اور بعد نمازِ فجر اگر کوئی آپکے قریبی ہمدرد ہو تو اُن سے کہئے کہ چینی کی طشتری پر سورۃ فاتحہ اور یہ دُعا (یَاحَیُّ حِیۡنَ لَاحَیَّ فِی دَیۡمُوۡمَةِ مُلۡکِهٖ وَ بَقَاۤئِهٖ یَا حَیُّ) لکھ کر دے، آپ اُسے دھو کر پی لیا کریں تو زیادہ بہتر ہے، اللہ تعالیٰ آپ کو شفاء دے (آمین) (البلاغ اشاعت خصوصی مفتی اعظم نمبر صفحہ ۱۸۹)، اسی طریقہ سے مولانا عبدالحیؒ کا واقعہ لکھا ہے، ایک جگہ مولانا تھانویؒ نے فرمایا کہ مولانا عبدالحیؒ بڑے صاحبِ کمال تھے، تقریباً چالیس (۴۰) سال کی عمر ہوئی، کسی نے جادو کر دیا تھا، مولانا موصوف کے سرہانے کی جگہ میں خون کی ایک شیشی گاڑی ہوئی نکلی تھی، اس سے شبہ ہوا تھا کے کسی نے سحر کیا، اور غالباً اسی میں اُنکا انتقال ہو گیا، بہت کم عمر میں اُنہوں نے بہت کام کیا، سمجھ میں نہیں آتا وقت میں بہت ہی برکت تھی ہر فن سے مناسبت تھی، اور ہر فن کی انہوں نے خدمت کی (الافاضات الیومیہ صفحہ ۴۲۰، جلد ۲)، ان دو بزرگوں کے واقعات کے بعد یہ سبق ملتا ہے کہ علم و تقویٰ کے باوجود بھی سحر (جادو) کا اثر ہو سکتا ہے، اس سلسلہ میں کوئی چیلنج نہیں کرنا چاہئیے اور کسی کے واقعہ کو سن کر مذاق نہیں اُڑانا چاہئے۔

حصّہ سوّم

تعویذات

شرعی تعویذ اور شرکیہ تعویذ میں کیا فرق ہے؟

عربی میں تعویذ کے معنی پناہ حاصل کرنے کے ہیں، عاذ یعوذ اور تعوّذ سے تعویذ بنا ہے اس کا مادہ ''ع وذ'' ہے۔

قرآن کے آخری دوسورتوں (قُلْ اَعُوْذُ بِرَبِّ الْفَلَق اور قُلْ اَعُوْذُ بِرَبِّ النَّاس) کو معوذتین کہتے ہیں۔ شرعی اصطلاح میں تعویذ قرآن وحدیث کی ان دعاؤں کو کہا جاتا ہے جس کا تذکرہ مستند روایتوں سے ثابت ہے۔

مثلاً: اعوذ باللہ اس سے معلوم ہوا کی تعویذ ان کلمات کا نام ہے جن کے ذریعہ اللہ سے پناہ مانگی جاتی ہو، حضرت عبداللہ بن عمر بن العاص رضی اللہ عنہ کا معمول تھا کہ وہ استعاذہ کی دعاء اپنے بالغ بچوں کو یاد کراتے تھے اور معصوم بچوں کے گلے میں (تعویذ) ڈالتے تھے۔ أَعُوْذُ بِكَلِمَاتِ اللّٰهِ التَّآمَّاتِ مِنْ شَرِّ مَا خَلَق ۔ (ترمذی ابن ماجہ مسلم)

ابن الاثیر کہتے ہیں کہ اہل عرب اپنے بچوں کے گلے میں تعویذ لٹکاتے تھے، تاکہ بچوں کو نظر بد سے بچا سکے، ایک بہت بڑے سلفی عالم دین ڈاکٹر علی بن نفیع العلیانی اپنی کتاب التمائم فی میزان العقیدۃ (تعویذ اور عقیدہ توحید) کے صفحہ نمبر ۹۵ پر لکھتے ہیں کہ البتہ قرآنی آیات اور ماثورہ دعاؤں سے مرتب تعویذ کے بارے میں علماء کا اختلاف ہے۔

ایک جماعت کی رائے یہ ہے کہ یہ ممنوع تعویذ میں سے نہیں، بلکہ ایسے تعویذ کا لٹکانا و پہننا جائز ہے، ان علماء میں سعید ابن مسیّب رحمہ اللہ، عطاؒ، ابوجعفر باقر رحمہ اللہ، ابن عبداللہ، امام مالک رحمہ اللہ، امام احمد بن حنبل رحمہ اللہ، امام ابن تیمیہ رحمہ اللہ، ابن قیمؒ، ابن حجر رحمہ اللہ اور بیہقی وقرطبی غیرہ نے بھی قرآنی آیات کے تعویذ کے لٹکانے و پہننے کا جواز لکھا ہے ہم نے یہ حوالہ خاص طور پر مخالفت کرنے والوں کے لئے نظر ثانی کرنے کے واسطے نقل کیا ہے۔

تعویذ کے ذریعہ علاج کا جواز

علامہ ابن تیمیہؒ فرماتے ہے کہ جھاڑ پھونک اور تعویذ گنڈوں سے آسیب زدہ کے علاج کی دو شکلیں ہیں (۱) اگر جھاڑ پھونک اور تعویذات ایسے ہوں، جن کے معنی ومفہوم سمجھ میں آتے ہوں اور وہ دین وایمان کے دائرے میں ہو تو ان کے ذریعہ علاج جائز ہے، صحیح بخاری شریف میں نبی اکرم ﷺ سے ثابت ہے کہ آپ ﷺ نے جھاڑ پھونک کی اجازت دی ہے، بشرطیکہ وہ شریعت کے خلاف نہ ہو۔ (یعنی جس میں شرک وغیرہ نہ ہو)۔ (مجموع الفتاویٰ ۲۴/ ۲۷۷)

اگر جھاڑ پھونک اور تعویذات میں ایسے الفاظ ہوں جو حرام ہیں یا جن کے معنی ومفہوم میں کفر کا بھی احتمال ہو تو ایسے الفاظ سے تعویذات بنانا یا منتر پڑھنا کسی کے لئے بھی جائز نہیں ہے۔ خواہ ان کے ذریعہ فائدہ ہوتا ہو، یا جنّات وغیرہ بھاگ جاتے ہوں۔

کیوں کہ اللہ اور اس کے رسول ﷺ نے جس کو حرام قرار دیا ہو اس سے بچنا ضروری ہے، جیسے کسی سادھو نے کہا ہے کہ مورتی کے سامنے ایسا ویسا کرنے سے تکلیف ختم ہوسکتی ہے تو ایسے وقت اپنے ایمان کو سامنے رکھتے ہوئے صاحبِ ایمان کو تکلیف گوارا کرنی چاہئے، لیکن ایسا علاج نہیں کرنا چاہئے جس سے ایمان پر حرف آتا ہو اور شریعت کے خلاف کوئی کام کرنا پڑتا ہو۔

تعویذات کی ممانعت کی وجہ صرف شرک ہے اور شرکیہ وکفریہ کلمات ہیں، لہٰذا اگر کوئی عامل شرکیہ کلمات والفاظ سے بچے اور صرف قرآنی آیات وادعیہ ماثورہ پر مشتمل تعویذ لکھ کر دیتا ہے تو وہ متفقہ طور پر جائز ہے۔

◀ امام ابن تیمیہؒ کے نزدیک تعویذ کی شرعی حیثیت ◀

امام ابن تیمیہؒ اپنے فتاویٰ میں تحریر فرماتے ہیں کہ یہ بات جائز ہے کہ مصیبت زدہ اور پریشان مریضوں وغیرہ کیلئے کتاب اللہ اور ذکر اللہ سے کچھ کلمات پاکیزہ روشنائی سے لکھیں جائیں اور اُنکو دھو کر مریض کو پلایا جائے، امام احمدؒ وغیرہ نے بھی اسکی تصریح کی ہے، حضرت ابن عباسؓ سے مروی ہے کہ جب عورت کو ولادت میں تنگی اور دُشواری پیش آئے تو کلمات لکھیں اور بازو میں باندھ دیا جائے، (پچھلے صفحات میں کلمات (قرآنی آیات) موجود ہے)۔

اس سلسلہ میں دوسری جگہ حضرت علیؓ فرماتے ہیں کہ مذکورہ کلمات و آیت کسی کاغذ میں لکھ کر عورت کے بازو میں باندھ دیا جائے، اور فرماتے ہیں کہ ہم نے بارہا تجربہ کیا، اس سے زائد عجیب تر (یعنی زود اثر) چیز ہم نے نہیں دیکھی، جب وضع حمل ہو جائے تو اس تعویذ کو جلد کھول دیا جائے پھر اُس کو کسی کپڑے میں محفوظ رکھ دیا جائے (فتاوی ابن تیمیہ صفحہ ۱۹/۶۵)۔

ابن قیمؒ زاد المعاد میں تحریر فرماتے ہیں کہ یونس بن حبان کہتے ہیں کہ میں نے ابو جعفر محمد بن علی سے تعویذ لٹکانے کے متعلق سوال کیا اُنہوں نے فرمایا اگر اللہ کے کلام یا رسول ﷺ کے کلام کا تعویذ ہو تو اُس کو لٹکا سکتے ہو اور اُس سے شفاء حاصل کر سکتے ہو، اور امام احمدؒ نے حضرت عائشہؓ اور دیگر صحابہ سے نقل کیا کہ اُنہوں نے اِس سلسلہ میں سہولت اور آسانی برتی ہے۔

امام احمدؒ سے پریشانی مصیبت نازل ہونے کے بعد تعویذ لٹکانے کے بارے میں سوال کیا گیا تو آپ نے فرمایا کہ میرا خیال ہے کہ اس میں کوئی حرج نہیں، پھر حافظ ابن قیمؒ نے بھی متعدد تعویذات نقل فرمائے ہیں۔ (زاد المعاد صفحہ ۳/۱۸۰)

ابو اسماء کہتے ہیں میں نے حضرت سعید ابن مصعبؒ سے تعویذ کے بارے میں دریافت کیا تو فرمایا کہ کوئی حرج نہیں جب کہ وہ پکے ہوئے چمڑے میں ہو (غلاف میں ہو) مصنف ابن شیبہ ۵/۴۳۹

حضرت جعفرؒ اپنے والد سے نقل کرتے ہیں کہ وہ قرآن کریم کی آیات پکے ہوئے چمڑے پر لکھنے میں پھر تعویذ بنا کر اُسکو گلے میں باندھ دینے میں کوئی حرج نہیں سمجھتے تھے۔ مصنف ابن شیبہ ۵/۴۳۹۔

مشہور تابعی حضرت عطاءؒ کہتے ہیں کہ قرآن کریم کو تعویذ بنا کر باندھنے میں کوئی حرج نہیں، اسی طرح مشہور مفسر تابعی حضرت مجاہدؒ لوگوں کو تعویذ لکھ کر دیتے تھے اور اُس کو اُن کے گلے میں باندھنے کی تاکید کرتے تھے۔ مصنف ابن شیبہ ۵/۴۳۹ (باب من رخص فی تعلیق التعویذ)

ان مستند حوالہ جات سے یہ ثابت ہوا کہ جمہور امت کے نزدیک تعویذات شرک سے پاک ہوں تو جائز ہے اور بعض علماء جو مخالفت کرتے ہیں وہ صرف شرک کی وجہ سے ہے لہٰذا شرک سے پاک تعویذات کے شرعی جواز میں شک نہیں کرنا چاہیئے۔

◄ ایک چیلنج ►

☆ صرف ایک آیت یا ایک حدیث پیش فرمائیں جس میں حضور اکرم صلی اللہ علیہ وسلم نے غیر شرکیہ دم یا تعویذ کو حرام یا شرک کہا ہو۔

☆ صرف ایک صحابی کا قول پیش فرمائیں جنہوں نے قرآن یا اسماء حسنیٰ کے دم یا تعویذات کو شرک یا حرام کہا ہو۔

☆ دم اور تعویذ دُنیوی طریقۂ علاج ہے، ایک حدیث یا کسی صحابی کا قول پیش فرمائیں کہ یہ دینی کام ہے اور دینی کام ہونے کی وجہ سے اُجرت ناجائز ہے۔

☆ تعویذات پر اُجرت جائز ہے، جس کے ثبوت میں حدیث وفتاوٰی کے مستند حوالہ جات کتاب میں موجود ہے۔

جھاڑ پھونک پر اُجرت کا جواز

حضرت خارجہ بن الصّلت اپنے چچا علاقہ بن صحار التمیمی السلیطیؓ سے روایت کرتے ہیں کہ ہم حضور پاکؐ کی خدمت میں حاضر ہو کر مسلمان ہوئے تھے، اللہ کے رسول ﷺ کی صحبت سے فیض حاصل کرنے کے بعد رخصت ہو کر چلے تو عرب کے ایک قبیلہ والوں کے پاس پہنچے تو کچھ گفتگو کے بعد وہ کہنے لگے کہ ہمارے پاس ایک دماغی مریض زنجیروں میں بندھا ہوا ہے، کیا آپ لوگوں کے پاس اس کا کوئی علاج ہے؟ ہم نے کہا اُسے لاؤ، وہ لوگ اُس مریض کو بیڑیوں میں بندھا ہوا لائے، بِفَضلِہٖ تَعالیٰ ہم نے اُس پر صبح و شام ۳/دن تک سورۃ فاتحہ پڑھکر دم کی، منہ میں اپنا لعاب جمع کر کے اُس مریض پر پھونک مار دیتا تھا، اور اُسی وقت کچھ دیر کے بعد اُس کو فائدہ محسوس ہوتا تھا، پھر وہ شخص ایسا ہو گیا جیسے کہ کسی قید سے چھوٹ گیا، اللہ تعالیٰ نے اپنے کلام کی برکت سے اُس کو شفاء دی، قبیلہ والوں نے مجھے اُس کا معاوضہ دیا، میں نے لینے سے انکار کیا، وہ کہنے لگے کہ نبیؐ سے پوچھ لو، چنانچہ میں نے حضور ﷺ سے پوچھ لیا آپ ﷺ نے فرمایا تم معاوضہ لے سکتے ہو، اور کھا سکتے ہو، اُس ذات کی قسم جس کے قبضہ میں میری جان ہے، باطل دم اور جھاڑ پھونک پر جو کھاتا ہے اُس پر افسوس ہے، تم تو حق اور سچے دم پر کھاتے ہو۔ (ابوداؤد، بخاری ،نسائی ۱۰۳۲) حضرت ابوبکر صدیقؓ ایک مرتبہ حضرت عائشہؓ کے پاس آئے تو دیکھا کہ ایک یہودی عورت سے وہ اپنے ایک مرض کی شکایت کر رہی تھیں، اور یہودی عورت حضرت عائشہ کو دم کر رہی تھیں، اُس پر حضرت ابوبکر صدیقؓ فرمانے لگے دم (جھاڑ پھونک) تو صرف اللہ کی کتاب سے کرنا چاہئیے (مالک ص ۳۴۸) اس واقعہ سے معلوم ہوا کہ اس زمانہ میں بھی جھاڑ پھونک کا کثرت سے رواج تھا، اور اس میں یہودی بہت آگے تھے، ظاہر ہے کہ ان کا عمل شرکیہ ہے، اس لئے حضرت ابوبکر صدیقؓ نے منع فرمایا، اور شرعی جھاڑ پھونک کی ترغیب دی۔

تعویذات پر اُجرت جائز ہے

حضرت ابوسعید خدریؓ بیان کرتے ہیں کہ نبی اکرم ﷺ کے صحابہؓ کی ایک جماعت ایک سفر پر روانہ ہوئی اور عرب کے کسی قبیلہ کے پاس جا کر ٹھہری اور اہلِ قافلہ نے چاہا کہ وہ (رواج کے مطابق) انکی ضیافت کریں، لیکن قبیلہ والوں نے ضیافت کرنے سے انکار کر دیا، پھر اس قبیلہ کے سردار کو (سانپ یا بچھو) نے ڈس لیا، انہوں نے اس کے علاج کے سلسلے میں ہر قسم کی بھاگ دوڑ کی، لیکن اسے ذرا بھی فائدہ نہ ہوا تو ان میں سے کچھ لوگوں نے مشورہ دیا کہ اگر تم ان لوگوں سے جا کر پوچھو جو یہاں آ کر ٹھہرے ہیں تو بہت ممکن ہے ان میں سے کسی کے پاس کوئی چیز ہو (جس سے سردار کا علاج ہو سکے)۔

چنانچہ وہ لوگ صحابہ کرامؓ کی اس جماعت کے پاس آئے اور کہنے لگے: اے لوگو ہمارے سردار کو بچھو یا سانپ نے ڈس لیا ہے اور ہم نے ہر قسم کا علاج کر کے دیکھ لیا لیکن اسے کوئی فائدہ نہیں ہوا تو کیا تم میں سے کسی کے پاس (اس علاج کے سلسلے میں) کوئی چیز ہے؟

ان میں سے ایک صحابیؓ نے کہا: ہاں خدا کی قسم ہے! میں اس پر دم کر سکتا ہوں، لیکن ہم نے تم سے ضیافت طلب کی تھی مگر تم نے ہماری ضیافت نہیں کی، اس لئے میں اس وقت تک اس پر دم اور علاج نہیں کروں گا جب تک تم کوئی معاوضہ مقرر نہیں کرو گے، بالآخر بکریوں کا ایک گلہ بطورِ معاوضہ دینے کا فیصلہ ہو گیا، اور صحابیؓ نے اس مریض پر سورہ فاتحہ پڑھ کر دم کیا۔

جس کا اثر یہ ہوا کہ اس مریض سے تکلیف جاتی رہی، اس کے تمام بندھن کھل گئے اٹھ کر چلنے لگا اور اس پر تکلیف کا ذرا بھی اثر باقی نہ رہا، راوی کہتے ہیں کہ ان لوگوں نے طئے شدہ معاوضہ پورا پورا ادا کر دیا تو بعض صحابہؓ نے کہا کہ اسے آپس میں تقسیم کر لیا جائے لیکن ان میں سے ایک صحابیؓ نے فرمایا: اسے اس وقت تک تقسیم نہ کرو جب تک کہ ہم نبی کریم ﷺ کی خدمت

میں نہ پہونچ جائیں اور آپ ﷺ کو سارا واقعہ نہ سنا دیں، پھر دیکھیں گے کہ آپ ﷺ کیا فیصلہ فرماتے ہیں، چنانچہ یہ لوگ نبی اکرم ﷺ کی خدمت میں حاضر ہوئے اور آپ ﷺ سے سارا واقعہ بیان کیا تو آپ ﷺ نے فرمایا: تم کو کیسے معلوم ہوا کہ سورہ فاتحہ (جھاڑ پھونک) کا کام بھی دیتی ہے؟

پھر فرمایا: تم نے ٹھیک کیا ان بکریوں کو تقسیم کرلو اور اپنے ساتھ میرا بھی حصہ رکھو، یہ فرما کر آپ ﷺ اظہارِ مسرت کے طور پر مسکرائے۔

(أخرجه البخاری فی کتاب الاجارة باب ۱۶ ما یعطی فی الرقیہ علی احیاء العرب بفاتحۃ الکتاب)

حضرت مولانا حسین احمد مدنیؒ فرماتے ہے کہ عامل نے قرآنی عمل سے میاں بیوی میں محبت پیدا کردی اختلاف دور کردیا تو اجرت تو جائز ہی ہوگی، ممکن ہے ثواب بھی مل جائے۔

دوسری جگہ فرماتے ہیں کہ آسیب کو دور کرنا جنّات کی تکالیف سے نجات دلانا، سانپ بچھو کے زہر کو اتارنا، مختلف امراض کو تعویذات سے دور کرنا سب پر اجرت جائز ہے۔

(ملفوظات شیخ الاسلام ص ۵۶)

حضرت علامہ انور شاہ کشمیریؒ نے فیض الباری میں صفحہ ۲۷۶ پر تعلیم قرآن اور تعویذات پر اجرت جائز ہے تحریر فرمایا ہے "مَسْأَلَةُ الأُجْرَةِ عَلَى التَّعَوُّذِ وَالرُّقْيَةِ وَهِيَ حَلَالٌ لِعَدَمِ كَوْنِهَا عِبَادَةً" ترجمہ: تعویذ اور رقیہ کی اجرت حلال ہے اس کے عبادت نہ ہونے کی وجہ سے۔

اسی طرح حدیث ابوسعید خدریؓ (اِضْرِبُوا لِي مَعَكُمْ بِسَهْمٍ) کے حاشیہ میں بخاری شریف کے محشیٰ نے یہ تحریر فرمایا ہے کہ ائمہ اربعہ کا بھی اتفاق رقیہ کا عمل کرنے اور اس کی اجرت لینے کے بارے میں صاف اور واضح یہ ہے کہ وہ جائز ہے۔ (بخاری ص/ ۳۰۱ باب ما یعطی فی الرقیہ)

اگر آپ قرآن کی چند آیتیں کاتب سے لکھوائے تو کیا اسکو اجرت نہیں دیتے؟

سب جانتے ہیں کہ وہ مفت میں کام کیوں کر کے دیگا؟ اس کو لکھنے کی اجرت دینا ہی پڑے گی، اسی طرح عامل بھی اس کو اپنے قلم سے لکھ کر دے رہا ہے اور اور مزید کئی دنوں تک وقت کی پابندی کے ساتھ وظیفہ کرتا ہے اور مریض کیلئے جو وقت دیتا ہے اس وقت کی اجرت کیوں جائز نہیں؟۔

دوسری بات یہ ہے کہ آپ نے ایک طغریٰ پسند کیا جس پر صرف کلمہ' بسم اللہ ' یا کوئی آیت لکھی ہوئی ہے تو کیا آپ اس کو قیمت دیں کر نہیں لینگے؟ اسی طرح تعویذ میں صرف بسم اللہ لکھا ہو یا کوئی آیت لکھی ہو تو آپ اس کی اجرت کو ناجائز وحرام کیوں سمجھتے ہیں؟ آپ دے سکتے ہیں اور دینا چاہئے۔ بعض جاہلوں کا خیال ہے کہ روپئے پیسے لینے سے تاثیر ختم ہو جاتی ہے یہ خیال غلط ہے، اور پوچھتے ہیں کہ کیا قرآن کی اجرت جائز ہے؟

فقہا کرامؒ کو اللہ تعالیٰ جزائے خیر دے (آمین) کہ انہوں نے قرآن پڑھانے اور نماز پڑھانے کی اجرت کو جائز بتلایا، کیا آپ کے نزدیک یہ قرآن و نماز بیچنا ہے؟

یہاں جس طرح اجرت کو شریعت کا حکم سمجھا جاتا ہے ویسے ہی تعویذات میں بھی شریعت کا حکم کیوں نہیں سمجھا جاتا ہے؟

حضرت حکیم الامت مولانا تھانویؒ فرماتے ہیں کہ تعویذ اور ڈاکٹری علاج میں میرے نزدیک کوئی فرق نہیں، دونوں ہی دُنیوی فن ہے، عوام اس میں فرق سمجھتے ہیں کہ تعویذ کرنے والے کی بزرگی کے معتقد ہوتے ہیں اور کسی ڈاکٹر طبیب کو بزرگ نہیں سمجھتے، ڈاکٹر کے علاج کو دُنیوی کام سمجھتے ہیں، اور عامل کے علاج کو دینی کام خیال کرتے ہیں، اس غلط فہمی کو دور کرنا چاہیئے۔ اور تعویذات پر اُجرت کو ناجائز نہ سمجھیں (القول الجلیل)

◄ حضور ﷺ نے جھاڑ پھونک کا مشورہ دیا ►

حضرت ام سلمہؓ سے روایت ہے کہ حضور اکرم ﷺ نے اپنے گھر میں ایک بچی کو دیکھا جس کو ایک جن کی نظر بد لگی ہوئی تھی آپ ﷺ نے ارشاد فرمایا اس کو فلاں سے جھاڑ پھونک کروالو، اس کو نظر بد لگی ہوئی ہے۔ حدیث میں ''سفعہ'' کا لفظ ہے جس کے متعلق مشہور محدث وفقیہ حسین بن مسعود فرماتے ہیں کہ اس کے معنی جن کی نظر بد کے ہیں ﴿بخاری باب ۳۵، مسلم شریف حدیث ۸۵﴾

مؤلف آ کام المرجان فرماتے ہیں کہ آنکھ کی دو قسمیں ہیں ایک انسانی آنکھ اور دوسری جنّی آنکھ اور دونوں کی نظر لگ سکتی ہے۔ حضور ﷺ نے فرمایا کہ ''اَلْعَیْنُ حَقٌّ'' نظر کا لگنا برحق ہے، حضرت انسؓ سے روایت ہے کہ حضور ﷺ نے مجھے اجازت دی کہ میں بُری نظر کے اثر، بچھو کے کاٹنے اور پھوڑے پھنسیوں کے علاج جھاڑ پھونک سے کروں (صحیح مسلم ج ۳)

اس میں نظر بد تو سمجھ میں آتی ہے لیکن غور فرمایئے دیگر پھوڑے پھنسی بچھو کے کاٹنے پر حضور ﷺ نے کوئی دوا انجکشن کے ذریعہ علاج کی ترغیب نہیں دی بلکہ اسکو بھی جھاڑ پھونک کے ذریعہ علاج کرنے کا طریقہ بتایا۔

ایک جگہ حضرت ابو سعید خدریؓ فرماتے ہیں کہ میرے پاس ایک شخص آیا اور اُس نے کہا کہ مجھے بچھو نے کاٹا ہے، شدید تکلیف ہو رہی ہے، میں نے سورۃ فاتحہ پڑھکر دم کیا اللہ کے فضل سے اُس کو فائدہ ہوا۔ کئی تفاسیر میں مفسرین نے جھاڑ پھونک کے جواز کا ذکر کیا ہے، حتیٰ کہ بعض اُمور میں اپنی الگ رائے رکھنے والے مولانا مودودیؒ صاحب نے بھی تفہیم القرآن میں تذکرہ کیا ہیکہ ''بکثرت احادیث میں ذکر آیا ہے کہ رسول اللہ ﷺ ہر رات کو سوتے اور خاص طور پر بیماری

کی حالت میں معوذتین یا بعض روایات کے مطابق معوذات (قل ھو اللہ احد اور معوذتین) تین مرتبہ پڑھ کر اپنے دونوں ہاتھوں پر پھونکتے اور سر سے لیکر پاؤں تک پورے جسم پر انہیں پھیرتے تھے، جھاڑ پھونک اس شرط کے ساتھ جائز ہے کہ اس میں شرک نہ ہو، وہ اللہ تعالیٰ کے پاک ناموں اور اسکے کلام قرآن کی آیتوں سے ہو۔

جدید تعلیم یافتہ طبقہ اور دانشوران قوم اس مستند معلومات کے بعد انشاء اللہ اپنے انداز فکر میں ضرور تبدیلی لائیں گے۔

◀ حضرت جبرئیلؑ نے حضور اکرم صلی اللہ علیہ وسلم پر دم کیا ▶

حدیث میں آتا ہے کہ حضور اکرم صلی اللہ علیہ وسلم پر حضرت جبرئیلؑ نے اس کو تین مرتبہ پڑھ کر دم کیا تھا۔ بِسْمِ اللّٰهِ تُرْبَةُ أَرْضِنَا بِرِيقَةِ بَعْضِنَا يُشْفٰى سَقِيْمُنَا بِاِذْنِ رَبِّنَا جس کا مطلب یہ ہے کہ اللہ کے نام سے، ہماری زمین کی مٹی ہم میں سے کسی کے تھوک کے ساتھ اس سے شفا پائے گا ہمارا بیمار ہمارے رب کے حکم سے۔ (بخاری کتاب الطب باب ۷۶) (مسلم، ابن ماجہ)

تعویذات و دم کرنے کے لئے کیا مذکورہ ثبوت کم ہے؟ اس کا انکار گویا حدیث کا انکار ہے کہ حدیث کے حوالوں کے بعد اس کے انکار کی کوئی گنجائش باقی نہ رہے گی۔

◀ صحابی رسول کا مریض پر دم کرنا ▶

ایک مرتبہ عبداللہ بن مسعودؓ نے ایک مریض کے کان میں کچھ پڑھا بس وہ مریض ٹھیک ہو گیا۔ حضور اکرم صلی اللہ علیہ وسلم نے ابن مسعودؓ سے پوچھا تم نے اسکے کان میں کیا پڑھا؟ ابن مسعودؓ نے کہا کہ میں نے قرآن پاک کی چند آیتیں پڑھ کر دم کیا اور وہ آیات یہ ہیں ''اَفَحَسِبْتُمْ اَنَّمَا خَلَقْنٰكُمْ عَبَثًا سے وَاَنْتَ خَيْرُ الرّٰحِمِيْنَ تک'' (پارہ ۱۸/ سورۃ مؤمنون)

حضور اکرم ﷺ نے فرمایا اگر توفیق والا آدمی اس کو پہاڑ پر بھی پڑھتا تو پہاڑ بھی زائل ہو جاتا یا ہٹ جاتا۔ (مجمع الزوائد ج ۵/ص ۱۱۵)

◀ تعویذ باندھنے کا ثبوت ◀

کنز العمال میں علامہ علاء الدین علی التقی نے ایک باب قائم کیا ہے "اَلرُّقٰی لَا مُوْرِ مُتَعَدد ة مِنه" اس میں ایک حدیث بیان کی جس کو حضرت عائشہؓ سے نقل کیا ہے "لَا بَأْ سَ بِتَعْلِيْقِ التَّعْوِيْذِ مِنَ الْقُرْآنِ قَبْلَ نُزُوْلِ الْبَلَاءِ وَ بَعْدَ نُزُوْلِ الْبَلَاءِ"

ترجمہ: کوئی حرج نہیں ہے تعویذ لٹکانے میں قرآن سے بلاء کے نازل ہونے سے پہلے یا بلاء کے نازل ہونے کے بعد۔ تعویذات وہ ہیں جو مصیبت آنے سے پہلے لٹکائے جائیں یا مصیبت آجانے کے بعد لٹکایا جائے۔ (بیہقی ۳۵۰/۹، مستدرک حاکم ۴) اس عبارت سے یہ واضح ہو گیا کہ مصیبت و پریشانی کے وقت تعویذ باندھے کی اجازت ہے۔ (حدیث ۲۸۴۱۳ ص ۷۰)

سنن ابوداؤد کے مشہور شارح حضرت مولانا خلیل احمد سہارنپوریؒ بذل المجهود فی حل ابی داؤد میں لکھتے ہیں، فَعَلَّقَهُ عَلَيْهِ اَیْ عَلَّقَهُ فِیْ عُنُقِهٖ، فِيْهِ دَلِيْل جَوَازِ كِتَابِ التَّعْوِيْذِ والرُّقٰی یعنی اُس لکھی ہوئی عبارت کو بچے کے گلے میں ڈال دیتے، اس حدیث سے یہ ثابت ہوا کہ تعویذ کا لکھنا اور اُس کا گردن میں ڈالنا بھی جائز ہے۔

حضرت شیخ عبدالحق محدث دہلویؒ نے حضرت عبداللہ بن عمرو بن العاصؓ کی روایت نقل کر کے تعویذ کے بازو پر یا گلے میں باندھنے کے جواز کو واضح فرمایا۔ انہی بنیادوں اور انہی وجہوں سے فقہاء اکرام نے دُعا تعویذ کے جواز کا فتویٰ دیا۔ علامہ شامیؒ نے اپنی مشہور کتاب ردالمحتار جلد پنجم ص ۳۱۹ پر اور شیخ احمد شہاب الدین مالکیؒ نے اپنی مشہور کتاب الفتاوی الحدیثہ کے ص ۹۱/۹۰ پر کافی تفصیل سے لکھا ہے، علامہ شامیؒ نے اخیر میں لکھا ہے کہ مریض یا ڈنک زدہ پر

سورۃ فاتحہ پڑھی جائے یا کاغذ پر لکھ کر گلے میں لٹکا دیا جائے، یا طشتری پر لکھا جائے، اور اُسے دھوکر پانی سے پیا جائے، شیخ احمد شہاب الدین مالکیؒ نے اخیر میں لکھا ہے کہ بخار کے مریض کیلئے تعویذ لکھ کر دینا یا اعمال قرآنی اور معروف اذکار سے جھاڑ پھونک کرنے میں کوئی مضائقہ نہیں ہے

ایک حدیث میں حضور پاک ﷺ نے حضرت عائشہؓ سے فرمایا عَالِجُھَا بِکِتَابِ اللّٰہِ (اسکا علاج قرآن مجید سے کرو) یہ ایسا موقع تھا جس میں حضرت عائشہؓ ایک عورت پر دم کر رہی تھی حضور اکرم ﷺ نے اُس وقت اُنھیں مخاطب کر کے فرمایا کہ اِس کا علاج قرآن مجید سے کرو، حضرت اسماء بنت عمیسؓ نے حضور اکرم ﷺ سے عرض کیا کہ حضرت جعفرؓ کی اولاد کو بہت جلدی جلدی نظر لگتی رہتی ہے، کیا اُس کے لئے تعویذ لے لوں، آپؐ نے فرمایا ہاں لے سکتی ہو، تقدیر سے آگے کوئی چیز ہوسکتی ہے تو وہ نظر ہے (مشکوٰۃ ج ۲)

حضرت عثمان بن عبداللہ بن موہبؒ فرماتے ہیں کہ میری اہلیہ نے ایک مریض اُم المؤمنین حضرت سلمہؓ کے پاس بھیجا کہ وہ نظر بد کی ترکیب کر دیں، حضرت اُم سلمہؓ کے پاس جب نظر بد کا معاملہ پیش آتا تو پیالہ میں پانی رکھ کر اُنھوں نے حضور ﷺ کے موئے مبارک (بال) کو اُس میں چھوڑ دیتیں اور پانی مریض کو پلا دیتیں، مریض کو فائدہ پہنچتا (حوالہ: مشکوٰۃ ج ۲، کتاب الطب والرقی فصل ثالث) اس حدیث سے تعویذات تو کیا اُس کے علاوہ بال سے بھی علاج کا ثبوت موجود ہے، گویا حضرت اُم سلمہ کا یہ اجتہاد تھا اور اُن کا تجربہ اُنھوں نے قرآنی آیات و دُعاؤں کے علاوہ سے بھی علاج کا جواز حضور ﷺ کے زمانہ میں پیدا کیا۔

◀ بچوں کو کالا ٹیکہ لگانا؟ ▶

شرح السنۃ میں حضرت عثمانؓ کے متعلق روایت ہے کہ اُنھوں نے ایک چھوٹے بچے کو دیکھا تو فرمایا وَسَمُّوا نُونَہٗ کَیْلَا تُصِیْبَہُ الْعَیْنُ" ترجمہ: بچے کی ٹھڈی کے

اُبھرے ہوئے حصہ پر ٹیکہ لگا دیا کرو تا کہ نظر بد نہ لگے۔ یہاں ٹیکہ لگانا نظر بد کا توڑ ہے، اور چونکہ بچہ پڑھ نہیں سکتا لہٰذا یہ عمل کا جواز ہے، اسی طریقہ سے کسی دوسرے مرض میں وہ پڑھ نہیں سکتا لہٰذا اُس کے گلے میں شرعی تعویذ ڈالا جاتا ہے، اُس پر حیرانی کیوں؟

حضرت یزید بن ابی عبیدہؓ فرماتے ہیں کہ میں نے سلمہؓ کی پنڈلی میں مار کے نشانات دیکھے، میں نے پوچھا یہ کیسے نشان ہیں؟ سلمہؓ نے کہا کہ غزوۂ خیبر کے موقع پر یہ نشان خود بخود پڑا ہے اور اِس میں سوزش اور ٹیس بہت ہے، وہ مجھے حضور ﷺ کی خدمت میں لے گئے، آپؐ نے کچھ پڑھ کر تین مرتبہ دم کیا، الحمد للہ تکلیف ختم ہوگئی، اور پھر پنڈلی میں نہ کوئی نشان تھا نہ کوئی تکلیف۔ (بخاری جلد ثانی باب غزوۂ خیبر) معلوم ہوا کہ اچانک نشانات جسم پر نمودار ہو سکتے ہیں، اور اُس میں تکلیف بھی ہوسکتی ہے۔ چونکہ اکثر یہ اثرات کی وجہ سے ہوتے ہیں، لہٰذا اس کا روحانی علاج کیا جاتا ہے، حضور اکرم ﷺ نے کیا پڑھ کر دم کیا وہ یہاں واضح نہیں ہے، لیکن ہمارا ایمان ہے کہ آپؐ نے کوئی بھی شرکیہ کلمہ نہیں پڑھا۔ بس اسی طریقہ سے کوئی وارث انبیاء (عالمِ دین، متقی عامل) کے بارے میں بھی اطمنان رکھنا چاہئے، کیونکہ اُس کو بھی اپنی آخرت کی فکر ہے۔

ایک مرتبہ حضرت ثابت بن قیسؓ کی عیادت کیلئے آپ ﷺ تشریف لائے، وہ بیمار تھے آپ ﷺ نے دُعا میں بلند آواز سے یہ پڑھا: اِکْشِفِ الْبَأسُ رَبَّ النَّاسُ (اے انسانوں کے رب تکلیف کو دور فرما دے) پھر آپ ﷺ نے بطحان (مدینہ) کی مٹی لی اُس کو پیالہ میں ڈالا، پھر اُس میں پانی ڈالا اور اُس پر دم کیا، اور مریض کو استعمال کرایا، اُس سے اُنھیں فائدہ ہوا (ابوداؤد، جلد ثانی باب فی الرقی) مٹی کو پانی میں ڈالنا گویا لیپ کی طرح لگانا، یہ گویا آپؐ کے ذریعہ سے تعلیم ہے کہ قرآنی آیات کہ علاوہ بھی پڑھ سکتے ہیں۔ اور مٹی وغیرہ کا استعمال

بھی کر سکتے ہیں، لہٰذا مریض کے افاقہ کیلئے عامل حضرات بھی اجتہادی طور پر کوئی طریقہ اپناتے ہیں تو اُس پر اعتراض نہیں ہونا چاہئے۔

صاحب کنز العمال نے اگلے صفحات میں تو ایک عظیم احسان یہ کیا کہ رُقیہ محمودہ اور مذمومہ کو الگ الگ بیان کیا ہے۔ (ملاحظہ ہو صفحہ ۱۰۰ سے ۱۰۹ تک)

تعویذات کی مخالفت آسان ہے اور کنز العمال کا مطالعہ مشکل ہے، اگر سنجیدگی سے اس کتاب کا مطالعہ کیا جائے تو حقیقت کا انکشاف ہو جائے گا اور اس سلسلہ میں مزید کئی دلائل مل جائیں گے۔ دوسری اہم کتاب طبِ نبوی میں صفحہ ۱۶۲ سے ۱۷۰ تک کئی ثبوت و دلائل موجود ہیں مثلاً: حضرت جبرئیلؑ نے حضور صلی اللہ علیہ وسلم پر قرآنی آیات کو پڑھ کر دم کیا وغیرہ وغیرہ، بخاری شریف میں ج ۲/ص ۸۵۵ پر حضرت ابوسعید خدریؓ بطور فخر کے کہتے ہیں کہ خدا کی قسم بے شک میں جھاڑ پھونک کرنے والا ہوں ''نَعَمْ وَاللّٰہِ اِنِّی لَرَاقٍ'' اس مستند حوالہ کے بعد جس میں ایک صحابیٔ رسول فخر سے جھاڑ پھونک کر رہے ہیں وہ کیسے خلافِ سنت ہو سکتا ہے؟ اور وہ کیسے شرک ہو سکتا ہے؟ ماننے والے کے لئے ایک حوالہ کافی ہے۔

◀ روحانی علاج کا مؤثر طریقہ ▶

سب سے پہلے مریض کی صحیح تشخیص کی جاتی ہے کہ جسمانی مرض ہے یا روحانی؟ جسمانی مرض ہو تو ڈاکٹروں سے رجوع ہونے کیلئے مشورہ دیا جاتا ہے اور اثرات ہیں تو پھر جادو کا اثر ہے یا جنّات کا؟ اس کی مناسبت سے ایمان وعقیدہ کی حفاظت کے ساتھ روحانی علاج کیا جاتا ہے، مریض یا مریضہ کو آیات قرآنی، دُعائیں، وظائف دیئے جاتے ہیں اور سبھی لوگوں کو تعویذات شرعی دیئے جاتے ہیں۔

اسی کے ساتھ ساتھ بے نمازی ہے تو نماز کی پابندی اور اسکے بعد کچھ قرآنی آیات

پڑھنے کا پابند کیا جاتا ہے، نمازی ہے تو متقی پرہیز گار بننے کی ترغیب دی جاتی ہے، نمازی ومتقی ہے پھر دین کا داعی بنے (دعوت کا کام انفرادی کرے یا کسی جماعت کے ساتھ جڑ جائے) پھر مجاہد بنایا جاتا ہے، پھر قومی وملّی جذبہ ابھارا جاتا ہے، ضرورت مندوں بالخصوص دواخانوں میں خدمت کی ترغیب بھی دی جاتی ہے۔ ظاہر ہے کہ روحانی علاج کے ساتھ ساتھ اسطرح دینی وایمانی ڈوز دیا جائیگا تو مسلمان اپنے اخلاق وکردار سے غیر مسلموں کو بھی دعوت دے سکے گا، رجوع الی اللہ کی کیفیت سے مرض بھی جاتا رہیگا۔

قرآن سے شفاء ملنے کے بعد اسکی تلاوت اور ترجمہ کا اہتمام اور اس پر عمل کا پابند بنایا جاتا ہے۔ مسلکی جھگڑوں اور فرقہ بندی سے اوپر اٹھکر پکّا مسلمان بنانے کی کوشش کی جاتی ہے۔ بفضلہٖ تعالیٰ میرے اس تجربہ سے دیگر عاملوں نے بھی فائدہ اُٹھایا اور کہتے ہیں کہ اب قلب کو کچھ اطمنان ہوتا ہے۔

احقر کو دن بھر میں پچاس ساٹھ مریضوں کو دعوت دین دینے کا موقع ملتا ہے، ہدایت تو اللہ تعالیٰ کے ہاتھ میں ہے، اسی طرح ایک تجربہ میں نے یہ بھی کیا کہ غیر مسلموں کو شفاء ملنے کے بعد اسلام کی دعوت دی، سینکڑوں نے اسلام قبول کیا اور جو مشرف بہ اسلام ہوئے انکی تعلیمی و دینی تربیت مدارس دینیہ اور جماعت کے ذریعہ کی گئی جو اسلام قبول نہ کر سکے وہ اتنے نرم ہوئے کہ اسلام دشمنی اور مسلم دشمنی سے توبہ کی انکی غلط فہمیاں دور ہوئیں انھیں ہندی، مراٹھی، انگریزی میں قرآن اور لٹریچر فراہم بھی کیا جاتا ہے۔

صرف مخالفت سے اصلاح نہیں ہوتی بلکہ حکمتِ عملی سے مخلصانہ جدو جہد اپنے اپنے علاقہ میں کرنا چاہیئے، انشاء اللہ یہ غلط عاملوں کے اڈّے صحیح ہوگئے تو پھر یہاں سے بھی اصلاح کا کام ہوسکے گا۔

☆ کاش کہ غلط عاملوں کے اڈوں کو دعوت دین کا میدان بنا کر کام کیا جائے۔

☆ کاش کہ عامل اس کو دعوت دین کا میدان سمجھ کر کام کریں۔

☆ کاش کہ عامل عقائد و ایمان کی اصلاح اپنے پیش نظر رکھے۔

☆ کاش کہ عامل اپنے مفادات سے بالاتر ہو کر دین کے مفاد کی خاطر کام کرے۔

☆ کاش کہ عامل ادنیٰ درجہ میں صوم وصلوٰۃ کی پابندی پر ہی شفاء کا یقین بٹھائے۔

☆ کاش کہ عامل دنیاوی فیس کے بجائے اُخروی فیس کے لئے کام کرے۔

اگر کوئی خوش دلی سے رقم یا ہدیہ دے تو اسے قبول کرے، جواز کی وجہ سے بھاری رقم کا مطالبہ نہ کرے، اچھے عامل دین و آخرت کی فکر اور اللہ اسکے رسول ﷺ کے احکامات کے پیش نظر اصلاح کا کام کرتے ہیں۔

◀ عملیات سے متعلق اکابر علماء کی کتابیں ▶

زمانۂ ماضی سے لے کر آج تک سینکڑوں مستند کتابیں اس موضوع پر لکھی جا چکی ہے اور اب بھی لکھی جارہی ہیں، جن میں ذیل کی تصنیفات قابل ذکر ہیں۔

کتاب الآفاق (امام غزالیؒ) یہ کتاب بعض نقوش وحروف اور بعض اعداد پر مشتمل ہے۔ شمس المعارف۔ لطائف العوارف۔ منبع اصول الحکمۃ (ازعلامہ امام احمد بن علی بونی) الشموس۔الانوار و کنوز الاسرار (ازعلامہ تسمانی) الدار النظیم فی خواص القرآن العظیم (ازعلامہ ابن اسعد یمنی شافعی) کتاب العجائب والغرائب (ازعلامہ سباعی) شمائل والسحر (از قاضی برھان الدینؒ) بھجۃ الاسرار۔ مجمع الاعمال (از قاضی یرجان الیافوجی) عیون السحر (ازابوالفضل احمد ابن حسین قطبیؒ) حکم السحر والکھانۃ (ازالشیخ عبداللہ بن بازؒ) الدوع المتلائید۔ المفاخرۃ فی الاعمال تفسیر ما قالتہ الشیاطین لسلیمان بن

داؤدؑ و اخذ علیھم من العھود۔ کنز العمال (شیخ علی التقی)مصائب الانسان (ابن مفلح مقدسی)ہواتف الجان (ابن ابی الدنیا) آکام الجان فی احکام المرجان (بدرالدین شبلی) مکاید الشیطان (ابن ابی الدنیا) لقط المرجان فی احکام الجان (جلال الدین سیوطی) ذم الھوی (ابن جوزی)تلبیس ابلیس (ابن جوزی)طلسماتِ امام ہرمس۔آفتابِ عملیات۔اعمالِ قرآنی۔گنجینۂ اسرار۔آئینۂ عملیات رموزِ مقطعات وغیرہ۔اوراس موضوع پرابن کثیر نے بھی مختلف کتابیں لکھی ہیں۔

ابونصر احمد کے علاوہ ایک شخص ابن الامام اللہ تعالیٰ کے اسماء کے ذریعہ عملیات میں بہت ماہر تھا، جوخلیفہ معتضد کے زمانے میں مشہور تھا۔اس کے بعد عبداللہ بن ہلال،صالح بن حدری، عقیبہ،اورشیخ احمد بن علی بونیؒ اورابو خالد خراسانی وغیرہ بھی بہت مشہور تھے۔ان لوگوں نے اس ضمن میں کئی کارنامے انجام دیئے ہیں۔زمانہ قریب میں حضرت شاہ ولی اللہ محدث دہلویؒ ، حضرت شاہ عبدالعزیزؒ،حضرت شاہ عبدالغنیؒ،حضرت شاہ عبدالقادرؒ،حضرت شاہ رفیع الدّینؒ اور شاہ یعقوب مجددیؒ سے لیکر مولانا حسین احمد مدنیؒ ،مولانا اشرف علی تھانویؒ ،مولانا انورشاہ کشمیریؒ،مولانا اصغرحسین دیوبندیؒ،شیخ الحدیث مولانا زکریا صاحبؒ،قاری محمد طیب صاحبؒ، حضرت مولانا منت اللہ صاحب رحمانیؒ ،حضرت قاری محمد صدیق صاحب باندویؒ ،حضرت مولانا ابرارالحق صاحب ہردوئیؒ حضرت مولانا اسعدمدنی صاحبؒ اورموجودہ دور میں حضرت مولانا محمد سالم صاحب قاسمی ،حضرت مولانا محمد ولی رحمانی صاحب (بہار) وغیرہ (جوآج بھی زندہ ولی کی حیثیت سے جانے جاتے ہیں)اس طرح اور بھی بہت سے عاملین ہیں لیکن تعویذات بہت کم اورضرورتاً دیتے ہیں۔مولانا احمد رضا خان بریلویؒ اوران کے ہم عصرکئی علماء نے بھی تعویذات کا کام کیا،آج بھی بہت سے بزرگ اور بڑے علماء کبھی کبھار ہی سہی لیکن تعویذات دیتے ہیں،ان میں سے بعض حضرات نے عملیات پرکتابیں بھی لکھیں ہیں اوراللہ کے بندوں نے

فائدہ اٹھایا ہے ان حضرات نے اپنے پیر و مرشد سے عملیات اور تعویذ سیکھا اور اپنے تجربات سے بھی لوگوں کو فائدہ پہنچایا بہر حال جادو اور جن کی حقیقت سے انکار نہیں کیا جا سکتا کیوں کہ اس زہر کے لئے اللہ تبارک وتعالیٰ نے قرآن مجید کی آیتوں کا تریاق بھی دیا ہے۔ باذن اللہ ہونے اور باذن اللہ دینے میں کوئی اشکال نہ ہونا چاہیئے۔

کڑے پہننا اور ڈورے باندھنا ناجائز ہے

آجکل اپنی مُراد پوری ہونے کیلیئے اور بلاؤں سے بچنے کیلیئے کڑے پہننے اور ڈورے باندھنے کا رواج ہوگیا ہے، شریعت میں یہ عمل ہرگز جائز نہیں ہے۔ ان میں ایک طرح کا شرک پایا جاتا ہے، صحابیٔ رسولؐ حضرت عقبہ بن عامرؓ سے مروی ہے کہ دس لوگ حضور صلی اللہ علیہ وسلم کی خدمت میں حاضر ہوئے جن میں نو (۹) لوگوں کو آپ صلی اللہ علیہ وسلم نے بیعت فرمایا اور ایک شخص کو بیعت نہیں کیا، صحابہ نے اسکی وجہ پوچھی تو آپ صلی اللہ علیہ وسلم نے فرمایا کہ اس کے بازو میں ڈورا بندھا ہوا ہے اس لئے میں نے بیعت نہیں کی، چنانچہ اُس شخص نے اُسی وقت ڈورا کاٹ لیا پھر آپ صلی اللہ علیہ وسلم نے اُسے بیعت سے مشرف فرمایا۔

علامہ خطابیؒ فرماتے ہیں زمانہ جاہلیت میں لوگ ڈورے اس عقیدت سے باندھتے تھے کہ وہ اُنہیں آفات وبلیّات سے محفوظ رکھیں گے، یہ نظریہ جہالت اور گمراہی پر مبنی ہے، اللہ تعالیٰ کے سوا کوئی بھی آفات وبلیّات سے محفوظ نہیں رکھ سکتا۔ (الترغیب والترہیب ۷۱۳)

سنن ابن ماجہ میں حضرت عمران بن حصینؓ کی روایت ہے کہ نبی اکرم صلی اللہ علیہ وسلم نے ایک شخص کی کلائی میں پیتل کا ایک کڑا دیکھا (مرد کیلیئے اسکی اجازت قطعی نہیں ہے) چنانچہ آپ صلی اللہ علیہ وسلم نے پوچھا یہ کڑا کیوں پہنا؟ اُس شخص نے جواب دیا کہ یہ واہنہ (پٹھے کا درد) کے علاج کیلیئے ہے،

تو حضور ﷺ نے حکم دیا کہ اِس کڑے کو اُتار دو، کیونکہ اس سے تمہارے درد میں اور اضافہ ہی ہوگا۔ایک اور روایت میں یہ بھی اضافہ ہیکہ اگر تم اس کڑے کو پہننے کی حالت میں مر گیئے تو تم کبھی فلاح نہ پاؤ گے، (مجمع الزوائد ۸۴۰۲، الشاملہ) یہ کڑے سکھوں سے مشابہت اور دھاگے ہندوؤں کی راکھی سے مشابہت رکھنے کی وجہ سے بھی ترک کرنا ضروری ہے۔

◀ نماز قبول نہیں ہوتی ؟ ▶

حضور اکرم ﷺ نے فرمایا **مَنْ اَتٰی عُرَّافاً فَسا لَهُ عَنْ شَی ءٍ لَمْ تُقْبَلَ لَهُ صَلَاةً اَرْبَعِیْنَ لَیْلَةً** ترجمہ: جوشخص کسی نجومی کے پاس آیا اور اس سے کسی چیز کے بارے میں دریافت کیا تو چالیس رات تک اسکی نماز قبول نہ ہوں گی ۔ ﴿صحیح مسلم جلد ۴ص ۱۷۵۱ص ۲۲۳۰﴾

حضرت ابو ہریرہؓ فرماتے ہیں کہ نبی اکرم ﷺ نے فرمایا جوشخص کسی کاہن (غیب کا دعویدار) کے پاس آیا اور اسکی بات کی تصدیق کی تو اس نے محمد ﷺ پر اتاری گئی شریعت کا انکار کیا (بحوالہ ابوداؤد، ترمذی، ابن ماجہ)

افسوس صد افسوس جاہل تو جاہل کچھ پڑھے لکھے اور دین دار نمازی حضرات بھی نجومیوں کے پاس جاتے ہیں اور ایسے عاملوں کو جو ہاتھ کی لکیریں دیکھ کر بیماری اور احوال بتاتے ہیں وہ ان کو بہت اچھا پہنچا ہوا سمجھتے ہیں جبکہ یہ غیب کی بات بتلانے والا عامل اور نجومی شیطانی اشارہ پر کام کرتا ہے اور یہ تمام کام اندازوں پر ہوتے ہیں، عامل نے ایک دو بات صحیح بتا بھی دی تو انہوں نے کیا کمال کیا؟ روز مرّہ کی زندگی میں ایسے واقعات ہوتے رہتے ہیں اور جو شخص جس پیشہ سے تعلق رکھتا ہے اس کو کچھ نہ کچھ تجربہ ہو ہی جاتا ہے۔ مثلاً: بعض دکاندار گاہک کو دیکھتے ہی کہتے ہیں کہ یہ کچھ خریدنے والا نہیں ہے، یہ کئی چیزیں دیکھ کر صرف ایک چیز لیگا غیرہ وغیرہ۔

اسی طرح بادل دیکھ کر کوئی یہ کہے کہ بارش ہوگی تو کیا کوئی ایسے شخص یا دکاندار کو بھی بہت

پہنچا ہوا بزرگ کہے گا؟ اکثر عامل میاں بیوی کے مسئلہ میں سسرال کو نشانہ بناتے ہیں اور تجارت و ملازمت میں ہم پیشہ، ہم منصب کی کارستانی بتلاتے ہیں۔ مریض سے کئی باتیں پوچھ کر اس میں سے کچھ پوائنٹ نکال کر اسکے شک وشبہ پر اندازہ سے کہہ دیتے ہیں اور کبھی کبھی وہ تیر نشانہ پر لگ جاتا ہے بس اندھی عقیدت میں بابا صاحب اور عامل صاحب کے چرچے وتذکرے شروع ہو جاتے ہیں اور لوگوں کی بھیڑ لگنا شروع ہو جاتی ہے اور اچھے سے اچھا آدمی بھی ہوا کے رُخ کو دیکھ کر بات کرنے لگتا ہے۔ کئی لوگوں کے مفادات اس سے وابستہ ہوتے ہیں اور یہ ایک قسم کا ایسا دھوکہ ہے جس کو سمجھنے اور سمجھانے میں بہت وقت لگ سکتا ہے۔ بغیر تحقیق کے بعض وقت کسی بھی عامل کے پاس جانا کس قدر نقصان دہ بات ہے کہ چالیس رات تک اس کی نماز قبول نہیں ہوتی۔ اس کا مطلب یہ ہے کہ سفلی علم کرنے والوں اور نجومیوں کے پاس جانے سے کس قدر نقصان ہوتا ہے، ایسے سنگین جرم سے خود بھی بچیں اور امت محمدیہ صلی اللہ علیہ وسلم کو بھی بچائیں۔

◀ تعویذات کے متعلق غلط فہمی کا ازالہ ▶

تعویذ اور دواء: عوام تعویذات وغیرہ کو ظاہری تدبیر سمجھ کر نہیں کرتے بلکہ سماوی وملکوتی چیز سمجھ کر کرتے ہیں یہی وجہ ہے کہ تعویذات کے متعلق عوام کے عقائد خراب ہیں حالانکہ عملیات، تعویذات وغیرہ بھی مثل طبی دواء واسباب وتدابیر ظاہرہ کی قسم سے ہے، کوئی آسمانی وملکوتی چیز نہیں ہے۔

بس جس طرح دواء سے کبھی فائدہ ہوتا ہے اور کبھی نہیں بھی، ٹھیک اسی طرح تعویذ سے متعلق بھی یہ ذہن ہونا چاہیئے کہ کبھی فائدہ ہوسکتا کبھی نہیں بھی۔ جیسے طبیب ڈاکٹر کی طرف بزرگی کا خیال پیدا نہیں ہوتا اسی طرح عامل کے طرف بھی بزرگی کا خیال پیدا کرنا ضروری نہیں۔ اصل موثر حقیقی دونوں میں اللہ تعالیٰ کی ذات ہے۔

خدااور بندے میں فرق: اگر تعویذ یا وظیفہ سے کام نہیں ہوا یا شفاء نہ ملی تو پھر قرآنی آیات اور عامل صاحب سے بدگمانی اور بدعقیدگی ہوتی ہے۔ بلکہ بعض لوگ یہ بھی کہہ دیتے ہیں کہ آپ سے فائدہ نہیں ہوا یہ کہنا اور سوچنا سراسر غلط ہے۔ کیا آپ نے عامل کو خدا سمجھا ہے؟ کہ وہ جو چاہے کریگا۔

خدا اور بندے میں یہی فرق ہے کہ بندے کے بعض کام ادھورے اور چاہتے ہوئے بھی نہیں ہو پاتے۔ خدا جو چاہتا اور جب چاہتا ہے کرسکتا ہے۔

◀ ایمان وعقیدے کی حفاظت کے ساتھ تعویذات کا استعمال ▶

دُعاؤں یا دواؤں میں اثر پیدا کرنے والی ذات اللہ ہی کی ہے، اسکی مرضی کے بغیر کسی چیز سے شفاء نہیں مل سکتی، گویا مؤثر حقیقی اللہ تعالیٰ ہی کی ذات ہے، عامل کو چاہئے کہ وہ مریض کے ایمان وعقیدے کی حفاظت کا خیال رکھتے ہوئے علاج کرے، صاف کہدے کہ تعویذ سے یا ہم سے آپ کو شفاء نہیں ملیگی، بلکہ اللہ کے کلام سے اور صرف اسکے حکم سے شفاء ملیگی، تعویذات کی حیثیت ایک ٹیبلیٹ (Tablet) اور کیپسول (Capsule) کی طرح ہے جیسے گولی، کیپسول بھی اللہ کے حکم کے محتاج ہے اللہ شفاء دینا چاہے تو شفاء ملتی ہے ورنہ اکثر ڈاکٹر دوائیاں بدل کر کیوں دیتے ہیں؟ ہر مریض کو ایک ہی قسم کی دواء کیوں نہیں دیتے؟ معلوم ہوا کہ ایک دواء سے شفاء نہیں ملی تو پھر دوسری دوا پھر تیسری دوا تجویز کرتے ہیں، بس روحانی امراض میں بھی تعویذات کی حیثیت اسی کے مثل سمجھی جائے، جیسے اکثر جسمانی مریض یہ کہتا ہے کہ، ڈاکٹر سمیع سے، ڈاکٹر چوہان سے اچھا ہوا، یا کروسن، اناسن سے اچھا ہوا تو یہاں کوئی شرک وکفر کا مسئلہ نہیں بناتا۔ یہاں کوئی نہیں کہتا کہ اسکا اللہ سے یقین ہٹ کر ڈاکٹر و دوا سے یقین پیدا ہوگیا اسکا ایمان و عقیدہ خراب ہوگیا، بس اسی طرح روحانی امراض میں بھی اگر کسی نے کہہ دیا کہ مولانا صاحب کے

تعویذات سے اچھا ہوا تو یہاں بھی شرک وکفر کا، ایمان وعقیدہ کا مسئلہ نہیں بنانا چاہیئے۔

میرا چیلنج تعویذات کی مخالفت کرنے والوں سے ہے کہ آپ ایک مریض مجھے لاکر بتلادو جو یہ کہتا ہے کہ میں اللہ سے نہیں تعویذات سے اچھا ہوا، بعض وقت سوال ادھورا ہوتا ہے، تو جواب بھی ادھورا ملتا ہے، مثلاً مریض سے یہ سوال کریں کہ آپ کو اللہ نے اچھا کیا یا عامل صاحب نے؟ تو وہ جواب دیگا کہ مجھے اللہ نے اچھا کیا، ایسا کبھی سننے میں نہیں آیا کہ وہ کہے کہ مجھے عامل نے اچھا کیا ہے، محض بدنام کرنا، زبردستی ایمان وعقیدہ وشرک کا مسئلہ بنا کر کتابیں لکھنا، کوئی عقلمندی یا اجر وثواب کا کام نہیں ہے۔

جسمانی مریض کے مسئلہ میں جو عینک کا استعمال ہوتا ہے، روحانی مریض کے مسئلہ میں اس عینک کا استعمال کیوں نہیں ہوتا؟ اس میں مسلکی تعصب کا عینک نکال کر ہی روحانی مریض کی پریشانیوں کے پیش نظر جواز پر عمل کی ضرورت ہے۔

ہم مانتے ہیں شرک سے بچنے کیلئے حضور ﷺ کی صرف ایک حدیث تعویذات لٹکانے کے بارے میں موجود ہے، لیکن ممانعت کی اصل وجہ شرکیہ وکفریہ کلمات کا تعویذات میں لکھنا ہے، اگر یہ علّت نہ پائی جائے یا موجود نہ ہو تو پھر کیسے شرک ثابت کروگے؟

حضرت ابن مسعودؓ نے جو ڈورا (دھاگا) کانٹ کر پھینکا تھا اُس واقعہ کے سیاق وسباق سے یہ معلوم ہوتا ہے کہ وہ ایک یہودی کا دیا ہوا تھا، اس لحاظ سے ابن مسعودؓ کے پیش نظر تعویذ کا عدم جواز ان سورتوں تک محدود ہے ورنہ شرعی تعویذ، قرآنی تعویذ کی کوئی ممانعت نہیں ہے۔

علامہ ابن تیمیہؒ نے اپنے فتوٰی میں نقل فرمایا ہے کہ حضرت عبداللہ ابن عباسؓ دردزہ میں مبتلا عورت کیلئے ولادت میں آسانی کے واسطے ایک تعویذ لکھ کر اُس کے بازو میں باندھنے کا حکم دیتے تھے، اور بعض روایات میں ہے کہ کبھی تعویذ کو گھول کر پلانے اور تعویذ کے پانی کو مذکورہ

عورت کی رانوں وغیرہ میں چھڑ کنے کا حکم دیتے تھے۔

(مجموعہ فتوٰی ابن تیمیہ ۱۹/۶۴۔۶۵ مطبوعہ الرئاسۃ العامۃ الشئون الحرمین الشریفین)

بعض علماء شدت کے ساتھ تعویذات کی ممانعت کرتے ہیں، خدانخواستہ وہ سحر زدہ یا آسیبی اثرات میں مبتلا ہو جائیں، یا اُنکی فیملی میں کوئی مُبتلا ہو ایسی صورت میں یقین کامل ہے کہ وہ بھی جواز پر عمل کرینگے۔ کیونکہ علامہ ابن تیمیہؒ سے بڑھ کر اُنکا مقام نہیں ہوسکتا۔

رہا تعویذات کا ناپاک جگہوں پر حفاظت کا مسئلہ تو عامل کو چاہئے (ہمارا اس پر عمل ہے) کہ الگ سے کاغذ میں لپیٹتے ہیں اور مریض کو پابند کرنا کہ پلاسٹک میں لپیٹ کر کپڑے میں سی کر ہاتھ پر باندھنا یا لٹکانا، اور اس سے زیادہ جو حفاظت کر سکتے ہو کرنا چاہئے۔

لیکن صرف اندیشہ کی بنیاد پر بے حرمتی یا بے احتیاطی کا مسئلہ بنا کر فتوٰی دے دینا کوئی عقلمندی نہیں ہے، آخری بات یہ ہے کہ بغیر وضو کے قرآن کو ہاتھ لگانے کی ضرورت پڑے تو فقہاء فرماتے ہیں کہ کپڑے سے پکڑ کر دوسری طرف اٹھا کر رکھ سکتے ہیں، اِسی طریقہ سے تعویذات کا بھی مسئلہ ہے، احتیاط ضروری ہے لیکن یہاں علاجاً زیادہ جواز ہے۔

◀ عملیات اجتہادی بھی ہوسکتے ہیں ▶

عاملین کے پاس جو خاص ترکیبیں عملیات کرنے کی ہیں وہ سب فن پر مبنی نہیں ہے بلکہ بعض الہامی ہیں۔ زیادہ تر قیاسات اور کچھ مناسبات اور تجربات ہیں۔ اکثر عملیات اجتہادی ہیں۔ عاملین نے مریض کے مرض کی مناسبت سے آیتِ قرآنی وغیرہ تجویز کر لی ہیں اور کچھ ایجادات کا بھی دخل ہے۔ مثلاً: مولانا اشرف علی تھانویؒ کا مشہور واقعہ ہے کہ ایک معمّر خاتون کی کنگھی کرتے وقت جسکی مانگ سیدھی نہیں نکلتی تھی اس نے حضرت کے پاس آکر تعویذ مانگا۔ آپ نے اس کو فرمایا کہ ''اِھْدِ نَا الصِّرَا طَ الْمُسْتَقِیْمَ'' پڑھتے ہوئے مانگ نکالو چنانچہ اس نے

عمل کیا اورالحمداللہ مانگ سیدھی نکلنے لگی۔ (الاضافات ص ۲۰۸)

اللہ تعالیٰ نے اُس وقت حضرت کے دِل میں اس آیت کا استحضار دیا،اور آپ نے اُسے مایوس کرنے کے بجائے اللہ کے کلام کی طرف رجوع کردیا،اس عمل کی برکت کی وجہ سے مسئلہ بھی حل ہوااور ثواب بھی مل گیا، اوراکثر اہل اللہ کے واقعات میں ایسی مثالیں ملتی ہیں۔

حضرت امدادا للہ مہاجر مکّیؒ حضرت سیّد احمد بریلویؒ اورحضرت گنگوہیؒ کے واقعات میں ہے کہ تعویذات والوں کے اصرار پر انھوں نے دو جملے لکھ دیئے کام بن گیااور شفاء مل گئی۔

حضرت حکیم الامتؒ فرماتے ہیں کہ کانپور میں طاعون کی وباء پھیلی، میں نے خواب میں دیکھا کہ ایک بزرگ فرمارہے ہیں کہ کھانے پینے کی چیزوں پر تین مرتبہ سورۃ قدر (اِنَّا اَنزَلْنَاهُ الخ) پوری سورۃ پڑھکر دم کر کے کھانے یا پینے کو دیا جائے، مریض کوصحت ہوجائیگی اور وباء سے محفوظ رہیگا۔ (مجالس حکیم الامت ۲۵۴)

حضرت شاہ ولی اللہ محدث دہلویؒ نے القول الجمیل میں نقل فرمایا ہے کہ بچے کی ولادت کے موقع پر سورۃ والشّمس کو پڑھ کر پیٹ پر دم کریں، انشاءاللہ بچہّ صحیح سالم پیدا ہوگا اور ولادت میں آسانی ہوگی۔

حضرت حکیم الامتؒ فرماتے ہیں کہ میں یہ سوچتا تھا کہ اس کی کیا مناسبت ہے؟ایک مدت کے بعد سمجھ میں آیا کہ اس سورۃ میں ایک آیت وَنَفْسٍ وَّ مَا سَوّٰىهَا ترجمہ:قسم ہے نفس کی اور اُس کی جس نے اُس کوٹھیک بنایا، یہ آیت کی مناسبت کی وجہ سے شاید حضرت نے اِس سورۃ کو پڑھ کر دم کرنے کیلئے کہا ہے۔

حضرت مولانا شیخ محمد صاحبؒ فرماتے تھے کہ ایک دفعہ میرے گھر میں چیونٹی بہت کثرت سے نکلی، میں نے دیکھا کہ ایک سوراخ سے یہ فوج نکل رہی ہے،اُسی وقت میرے دِل

میں ایک آیت اللہ نے دِل میں ڈالی یَا اَیُّھَاالنَّمْلُ ا دْ خُلُوْا مَسَا کِنَکُمْ الخ یہ مکمل آیت لکھ کر میں نے سوراخ کے پاس تعویذ رکھ دیا، تھوڑی دیر کے بعد ساری چیونٹیاں غائب ہوگئی۔

(الشرف التنبیہ صفحہ ۶۴)

حکیم الامت مولانا تھانویؒ فرماتے ہیں کہ میں نے حضرت حاجی امداداللہ مہاجر مکیؒ سے سُنا ہے کہ حضرت مولانا سید احمد بریلویؒ سے لوگ مختلف امراض اور ضرورتوں کے لئے تعویذ مانگا کرتے تھے، وہ منع کرتے تھے پھر جب مریض اصرار کرتا تو یہ الفاظ لکھ کر دیتے تھے۔

(خداوندا اگر منظورِ داری حاجتش را براری) اور اسکا تعویذ گلے میں باندھنے کی تاکید کرتے، اللہ کے فضل سے سب کو فائدہ ہوتا تھا، یہ انکا گویا اجتہاد تھا۔

اسی طرح حضرت گنگوہیؒ اور دیگر بزرگوں کے بارے میں بھی اس قسم کے جملے لکھ کر دینے کی روایت ثابت ہے۔ (الکلام الحسن صفحہ ۴۷)۔

اسم اعظم

یہ اللہ تعالیٰ کا نام ہے، اسمِ اعظم کے حصول کیلئے لوگوں نے لمبی لمبی عمریں گذار دیں مگر کامیابی بہت کم کے حصے میں آئی، حضور اکرم ﷺ نے اسمِ اعظم کے بارے میں کچھ اشارے فرمائے ہیں، ابن ماجہ میں ہے کہ حضرت عائشہ صدیقہؓ نے حضور ﷺ سے ادب کے ساتھ عرض کیا کہ مجھے اسمِ اعظم بتا دیجئے مگر آپؐ خاموش رہے، حضرت عائشہؓ نماز میں مشغول ہوگئیں اور بعد نماز کے اس طرح دعا کرنے لگی اَللّٰھُمَّ اِنِّیْ اَدْعُوْکَ اللہ وَ اَدْعُوْکَ الرَّحْمٰنِ وَ اَدْعُوْکَ الرَّحِیْم وَاَدْعُوْکَ بِاَسْمآئِکَ الْحُسْنیٰ کُلِّھَا مَا عَلِمْتَ مِنْھَا وَ مَالَمْ اَعْلَم ”ترجمہ: اے اللہ میں آپ ہی کو پکارتی ہوں، اے رحمان! میں آپ ہی کو پکارتی ہوں، اے رحم کرنے والے میں آپ ہی کو پکارتی ہوں، میں آپ کے اُن نام اسماءِ حُسنیٰ کے حوالہ

سے جنہیں میں جانتی ہوں اور جنہیں میں نہیں جانتی، آپ ہی سے مدد طلب کرتی ہوں'' دُعا کے یہ الفاظ سن کر آپ ﷺ نے فرمایا اے عائشہ ؓ جن اسماء کے ساتھ تم نے دعا کی ہے ان میں اسمِ اعظم موجود ہے۔ ایک دوسری جگہ حضور ﷺ نے اسماء بنت یزید ؓ سے فرمایا کہ ان دو آیتوں میں اسمِ اعظم ہے۔

(۱) وَالٰهُكُمْ اِلٰهٌ وَّاحِد لَا اِلٰهَ اِلَّا هُوَا لرَّحْمٰنُ الرَّحِيْمُ

(۲) اَللّٰهُ لَا اِلٰهَ اِلَّا هُوَا لْحَیُّ الْقَيُّوْم (ترمذی شریف)

اسماء حسنیٰ کی پاکیزگی، اہمیت و برکت اللہ سے ہے، اسی لیئے لفظ اللہ کو اسمِ اعظم کہا جاتا ہے، اُس کی پاکیزگی تقدس کی اہمیت یہ ہے کہ قرآن میں لفظ اللہ ڈھائی ہزار (۲۵۰۰) مقام پر آیا ہے، جبکہ اللہ اور رب کے ساتھ (۳۷۵۰) تین ہزار سات سو پچاس مرتبہ آیا ہے، آپ ﷺ نے فرمایا جس کسی نے اسماء حسنیٰ کو حفظ کر لیا وہ جنّت میں داخل ہوگا (بخاری، مسلم، ترمذی)

حروفِ مقطعات اسرارِ الٰہیہ میں سے ہے علماء وصوفیاء کی ایک جماعت ان حروف کو اسمِ اعظم قرار دیتی ہے، حضرت ابوامامہ سے ابن ماجہ میں مرفوعاً نقل ہے کہ اسمِ اعظم تین سورتوں میں ہے (۱) سورہ بقرہ (۲) سورہ آل عران (۳) سورہ طٰہ، حضرت قاسم جو ابوامامہ ؓ سے روایت نقل کرتے ہے وہ فرماتے ہے کہ میں نے تحقیق کیا مجھے معلوم ہوا کہ الحی القیوم اسمِ اعظم ہے، فخر الدین رازیؒ نے بھی اس قول کی تاکید کی ہے کیوں ان اسماء سے حق تعالیٰ کی صفات ربوبیت ظاہر ہو رہی ہے، تیسری جگہ حضورؐ نے فرمایا کہ اسمِ اعظم جس کی برکت سے دعا قبول ہوتی ہے سورہ آل عمران کی اس آیت میں ہے ''قُلِ اللّٰهُمَّ مَالِکَ الْمُلْکِ تُؤتِی الْمُلْکَ مَنْ تَشَآءُ وَ تَنْزِ عُ الْمُلْکَ مِمَّنْ تَشَاءُ وَ تُعِزُّ مَنْ تَشَاءُ وَ تُذِلُّ مَنْ تَشَاء بِیَدِکَ الْخَیْرُ اِنَّکَ عَلٰی کُلِّ شَیْئٍ قَدِیْر'' حضرت شاہ ولی اللہؒ حجۃ اللہ البالغہ میں تحریر فرماتے ہے کہ اسم

اعظم جس کی برکت سے دعا قبول ہوتی ہے وہ اسمائے حسنٰی ہے جو زیادہ جامع اور تدلیات حق پر مبنی ہیں جن کا استعمال ملاء اعلیٰ میں بکثرت ہوتا ہے۔

◄ حروف مقطعات کے رموز ►

حضرت ابوبکر صدیقؓ نے فرمایا کہ ہر آسمانی کتاب میں کچھ اسرار ہوتے ہیں اور قرآن کریم کے اسرار حروف مقطعات ہیں۔ حضرت عمر فاروقؓ، حضرت عثمان غنیؓ و حضرت ابن مسعودؓ نے فرمایا کہ ''الحروف المقطعة من المكتوم الذى لا يفسر'' (حروف مقطعات ایسی پوشیدہ چیزیں ہیں جن کی تفسیر نہیں کی جاسکتی) حضرت علیؓ کا ارشاد ہے کہ'' لكل كتا ب صفو ة و صفو ة هذا الكتا ب حرو ف الهجا '' (ہر کتاب میں کچھ انتخابات ہو تے ہیں اور قرآن کے انتخابات حروف ہجا ہیں۔)

حضرت مجدد الف ثانیؒ کا ارشاد تفسیر مظہری میں یہ ہے کہ'' میں متشابہات کی حقیقت سے واقف ہوں لیکن عوام کے سامنے بیان کرنا مناسب نہیں کیونکہ یہ اللہ اور اس کے رسول ﷺ کے راز ہیں''۔ بیضاویؒ کہتے ہیں کہ اقوال صحابہ سے معلوم ہوا کہ یہ حروف مقطعات راز کی باتیں ہیں جنھیں راز دار کے سوا کوئی نہیں جانتا لہٰذا ثابت ہو گیا ہے کہ حروف مقطعات متشابہات میں سے ہیں اور غیر معلوم المراد ہیں۔ (التقریر الحاوی فی حل تفسیر البیضاوی ص ۱۶۲)

◄ غلط تعویذات ایک نظر میں ►

بعض عامل حضرات علم نہ ہونے کی وجہ سے کتابوں کو دیکھ کر عملیات کرتے ہیں، اکثر ایسے تعویذات لکھتے ہیں جس میں غیر اللہ سے مدد طلب کی گئی ہو، شریعت میں ایسے تعویذات حرام ہے، ناجائز کام کیلئے تعویذ دینا بھی حرام ہے، بعض عامل مراقبہ کی ایکٹنگ کر کے مٹکہ، لاٹری، جوّے کے نمبر بتاتے ہیں، یہ بھی حرام ہے، مُرغ کے خون سے یا کسی جانور کے خون سے تعویذ

لکھنا حرام ہے، تعجّب ہوتا ہے کہ اُنہیں یہ مسئلہ بھی نہیں معلوم کہ خون نجس (ناپاک) ہے اور اس خون کے ساتھ لکھے ہوئے تعویذ کو گلے میں لٹکا کر نماز نہیں ہوتی۔

بعض تعویذ میں سورۃ ناس کی آیت ختم ہونے کے بعد ناس، ناس، ناس حتیٰ کہ ستیاناس لکھ کر بربادی کا تعویذ دیتے ہیں، جو سراسر حرام ہے۔

ایسے تعویذ گنڈے جس میں انسانی شکل یا کسی جانور کی شکل بنا کر عربی الفاظ لکھے جاتے ہیں وہ بھی حرام ہے، بعض عامل خزانوں (دفینہ) کی تلاش میں کسی معصوم کی بلی چڑھاتے ہیں، اس میں قتل کا گناہ بھی ہے اور وہ ملا ہوا دفینہ بھی حرام مال ہے، دھاگے، ڈورے اور کڑھے عقیدہ کو خراب بھی کرتے ہیں اور غیر مسلموں سے مشابہت کی وجہ سے بھی حرام ہے۔ بعض وقت دیندار حضرات بھی مریض سے پریشان ہوکر سادھو، جوگی اور غیر مسلم حضرات سے مجبوری کا بہانہ بنا کر علاج کراتے ہیں، شریعت میں یہ بھی حرام ہے۔

بعض عامل کچھ شعبدہ بتا کر اپنی بزرگی ظاہر کرتے ہیں، مثلاً کاغذ پر پیاز وغیرہ کے عرق سے کوئی ڈراؤنی شکل بنادی اور آگ کے سامنے کردینے سے وہ نمودار ہوگئی، اور دیکھنے والوں سے یہ کہہ دیا کہ آسیب اس میں اُتر آیا یہ سراسر دھوکہ ہے اور اسلام میں دھوکہ حرام ہے۔

بعض عامل چمتکار بتلا کر متوجّہ کرتے ہیں، اکثر اس میں مسمریزم کے ذریعہ بیوقوف بنایا جاتا ہے۔ یہ بھی ایک قسم کا دھوکہ ہے۔

بعض تعویذوں میں اَجب یا جبریل یا میکائیل لکھا ہوتا ہے اور کسی میں یا دردائیل یا کل کائیل لکھا ہوتا ہے اور کسی میں یا شیخ عبدالقادر شئیً للہ لکھا ہوتا ہے یہ سب حرام ہے، اور بعض بزرگوں کے نام پر نذر و نیاز کی رقم وصول کی جاتی ہے۔ یا بکرا وغیرہ صدقہ کرنے کی رقم لی جاتی ہے، اور اس میں طرح طرح کے واقعات بنا کر فریب دیا جاتا ہے ایسے حرکت کرنے والوں سے

ہوشیار رہنے کی ضرورت ہے، وظیفہ میں بعض وقت قرآن اُلٹا پڑھنے کیلئے کہا جاتا ہے یا کوئی آیت کے بعد کسی شرکیہ عبارت کو لکھ کر پڑھنے کیلئے کہا جاتا ہے، ایسے وظائف سے بچنا چاہئے۔

دُشمن کو ہلاک کرنے کا تعویذ لینا بھی حرام ہے اور دینے والا بھی حرام کا مرتکب ہوتا ہے، بعض تعویذات میں شیعہ حضرات نے ایسے عربی عبارات کو داخل کیا ہے جس سے ایمان وعقیدہ خطرہ میں پڑ جاتا ہے، مثلاً لِی خَمْسَۃٌ اُطْفِیْ بِھَا حَرَّ الْوَبَاءِ اُلْخَاتِمَۃُ اَلْمُصْطَفیٰ وَ الْمُرتُضیٰ وَ اَبْنَا ھُمَا وَ الْفَاطِمَۃُ یہ پاک پن جتن کے نامِ مُبارک ہیں، اِس میں مضمون شرکیہ ہے اور اسی طرح نادِ علی کا تعویذ بھی عاملوں کے پاس جانا پہچانا ہے، حالانکہ نادعلی کا مضمون بھی شرکیہ ہے۔

اسی طرح حاضرات کا عمل بھی ناجائز ہے، انگھوٹی یا ناخن وغیرہ کے ذریعہ سے حاضرات کا عمل کیا جاتا ہے، اور اس میں جن وغیرہ کو حاضر کر کے کچھ گفتگو کی جاتی ہے، یہ سب واہیات ہے، جو کچھ عامل تخیُّل سے کام لیتا ہے وہی اُس میں نظر آنے لگتا ہے، اور یہی وجہ ہے کہ اِس عمل کیلئے بچے یا لڑکی (معصوم) کی شرط لگائی جاتی ہے، اسی طرح حاضرات میں بعض وقت عامل مسمریزم کا استعمال کرتے ہیں، اور روحوں وغیرہ کو حاضر کرتے ہیں، یہ سب دھوکہ ہے۔ حاضرات محض خیالات کا تصرف ہے، اگر اُس مجلس میں کوئی دیندار شخص یہ خیال جما کر بیٹھے کہ یہ حاضرات وغیرہ باطل ہے تو حاضرات کا ظہور اُس وقت نہ ہوسکیگا، آپ خود اُس کا تجربہ کرسکتے ہیں۔ اسی طریقہ سے قرآن سے فال نکالنا یہ بھی غلط ہے، آجکل رسالوں میں، جنتریوں میں فال نامۂ قرآنی شائع کیا جاتا ہے، علماء نے اسے بھی حرام کہا ہے۔

غلط اور حرام تعویذات کی بے شمار مثالیں ہیں، نمونے کے طور پر چند تحریر کیئے تاکہ احتیاط برتی جائے، اور صحیح عامل جو شریعت اور اتباعِ سنّت کا پابند اور عالم دین ہو اور عملیاتِ قرآنی کے

فن سے واقف بھی ہو اُسکی تلاش کر کے علاج کروائیں۔ہم نے آپکی سہولت کے واسطے صحیح عامل کی علامتیں بھی لکھ دی ہیں۔

◀ سحر وتعویذ کے احکام فتاویٰ کی روشنی میں ◀

قرآن وحدیث کی اصطلاح میں سحر ایسے عمل کو کہا جاتا ہے جس میں کفر وشرک اور فسق و فجور اختیار کر کے جنات وشیاطین کو راضی کیا گیا ہو اور ان سے مدد لی گئی ہو۔سحر بابل جس کا قرآن میں ذکر ہے وہ یہی تھا (بحوالہ: جصاص) اور سحر کو قرآن میں کفر قرار دیا گیا ہے اور یہ ظاہر ہے کہ شیاطین پر لعنت کرنے اور ان سے عداوت ومخالفت کرنے کے احکام قرآن وحدیث میں بار بار آئے ہیں،اس کے خلاف ان سے دوستی اور انکو راضی کرنے کی فکر خود ہی گناہ ہے، پھر وہ راضی جب ہی ہوتے ہیں جب انسان کفر وشرک میں مبتلا ہو جس سے ایمان ہی سلب ہو جائے یا کم از کم فسق وفجور میں مبتلا ہو اور اللہ کی مرضیات کے خلاف گندہ اور نجس رہے یہ مزید گناہ ہے اور اگر جادو کے ذریعہ کسی کو ناحق نقصان پہونچایا تو یہ اور گناہ ہے۔

خلاصہ یہ ہے کہ جس سحر میں عملِ کفر اختیار کیا گیا ہو جیسے شیاطین سے استغاثہ و استمداد یا کواکب کی تاثیر کو مستقل ماننا یا سحر کو معجزہ قرار دیکر اپنی نبوت کا دعویٰ کرنا وغیرہ تو یہ سحر بالاجماع کفر ہے اور جس میں افعالِ کفر نہ ہو مگر معاصی کا ارتکاب ہو تو وہ گناہِ کبیرہ ہے۔

تعویذ کا حکم :سوال:بعض لوگ کہتے ہیں کہ رقیہ (دم) تو ثابت ہے لیکن تمیمہ (تعویذ) ثابت نہیں بلکہ شرک ہے اسلئے اول جائز اور ثانی ناجائز ہے۔کیا واقعی تعویذ کا ثبوت نہیں؟ اگر ہے تو شرائط جواز کیا ہیں؟ نیز حساب ابجد سے تعویذ لکھنا کیسا ہے؟

جواب: احادیث صحیحہ صریحہ کثیرہ سے رقیہ (دم) تو ثابت ہے، تمیمہ (تعویذ) کی مندرجہ ذیل صورتیں ناجائز ہیں:

☆ ٹوٹکا: جو پیتل تانبے یا لوہے وغیرہ کے ٹکڑے کو مؤثر حقیقی سمجھ کر باندھا جاتا ہے۔

☆ ایسا تعویذ جس میں اللہ تعالیٰ کے اسماء، آیات قرآنیہ اور ادعیہ ماثورہ نہ ہو بلکہ کلمات شرکیہ ہوں۔

☆ تعویذ کو مؤثر بالذات سمجھا جائے جیسا کہ زمانہ جاہلیت میں تھا اور اب بھی بعض ناواقف لوگ ایسا ہی سمجھتے ہیں یہ صورتیں بلاشبہ ناجائز، حرام اور شرک ہیں۔

تمیمہ (تعویذ) میں اللہ تعالیٰ کے اسماء، آیتِ قرآنیہ اور ادعیہ ماثورہ ہوں تو یہ جائز اور ثابت ہے، اس کو ناجائز اور شرک کہنا جہالت ہے، کیونکہ اس قسم کے تعویذ میں مؤثر بالذات صرف اللہ تعالیٰ کو سمجھا جاتا ہے۔ تعویذ کو شرک کہنے والوں پر لازم ہے کہ شرک کی ایسی تعریف کریں جس میں تعویذ تو داخل اور دعا، دوا، رقیہ خارج ہو جائے۔ حاصل یہ کہ تعویذ دینا اور اسکا استعمال کرنا شرعاً درست ہے بشرطیکہ کہ تعویذ میں کلمات شرک نہ ہوں معبودانِ باطل کا ذکر یا انکی طرف اشارہ نہ ہوں اور تعویذ کو مؤثر حقیقی نہ سمجھا جائے۔ حساب ابجد سے تعویذ لکھنا بھی جائز ہے کیونکہ یہ بھی لغت مفہومہ ہے۔ ﴿احسن الفتاویٰ جلد ۸ ص ۲۵۵﴾

مسئلہ: جب یہ معلوم ہو گیا کہ یہ سحر کفرِ اعتقادی یا عملی سے خالی نہیں تو اس کا سیکھنا اور سکھانا بھی حرام ہوا، اس پر عمل کرنا بھی حرام ہوا، البتہ اگر مسلمانوں سے دفعِ ضرر کے لئے بقدر ضرورت سیکھا جائے تو بعض فقہاء نے اجازت دی ہے۔ ﴿شامی۔ عالمگیر﴾

مسئلہ: تعویذ گنڈے وغیرہ جو عامل کرتے ہیں ان میں بھی اگر جنّات وشیاطین سے استمداد ہو تو بحکمِ سحر ہیں اور حرام ہیں اور اگر الفاظ مشتبہ ہوں معنی معلوم نہ ہو اور شیاطین اور بتوں سے استمداد کا احتمال ہو تو بھی حرام ہے۔

مسئلہ: قرآن وسنت کے اصطلاحی سحر بابل کے علاوہ باقی قسمیں سحر کی اگر ان میں

بھی کفر وشرک کا ارتکاب کیا جائے تو وہ بھی حرام ہیں۔

مسئلہ: صرف مباح اور جائز امور سے کام لیا جائے تو اس شرط کے ساتھ جائز ہے کہ اس کو کسی ناجائز مقصد کے لئے استعمال نہ کیا جائے۔

مسئلہ: اگر قرآن وحدیث کے کلمات ہی سے کام لیا جائے مگر ناجائز مقصد کے لئے استعمال کریں تو وہ بھی جائز نہیں مثلاً: کسی کو ناحق ضرر پہونچانے کے لئے کوئی تعویذ کیا جائے یا وظیفہ پڑھا جائے، اگر چہ وظیفہ اسماء الٰہیہ یا آیاتِ قرآنیہ ہی کا ہو وہ بھی حرام ہے۔

﴿معارف القرآن جلد اص ۲۲۲۔ بحوالہ فتاویٰ قاضی خاں وشامی﴾

فتاویٰ دارالعلوم دیوبند (قدیم) ج ۷/ص ۲۱۰ پر مفتی عزیز الرحمٰن صاحب نے ایک سوال کے جواب میں یہ تحریر فرمایا ہے کہ تعویذات ونقوش کا اہلِ ہنود کو بھی دینا درست ہے اور بیماروں پر آیاتِ قرآنی پڑھ کر دم کرنا جائز ہے۔

جو لوگ جادو کو مؤثر بالذات سمجھتے ہیں ان کی سوچ بالکل غلط ہے، شریعت نے جادو کو شرک قرار دیا ہے لیکن اس کا دفاع اور اس کا توڑ قرآن کریم کے ذریعہ ہو تو اسے خلاف شریعت سمجھنا غلط ہے اور یہ طریقہ عین سنت نبویؐ ہے۔ حضرت ابو ہریرہؓ سے مروی ہے وہ حضور اکرم صلی اللہ علیہ وسلم سے روایت کرتے ہیں کہ آپؐ نے فرمایا ''(اِجْتَنِبُو االسَّبعَ الْمُو بِقَات) قَا لُوْ ا یَا رَسُوْلَ اللّٰہِ (صلی اللہ علیہ وسلم) وَ مَا ھُنَّ قَالَ : الشِّرکُ بِا للّٰہِ وَالسَّحر .الخ''[رواہ البخاری ۲۴۶۶ کتاب الوصایا حدیث نمبر ۱۲۰۰] مہلک باتوں سے بچو یعنی شرک اور جادو سے اگر جادو نام کی کوئی چیز نہ ہوتی تو آپ صلی اللہ علیہ وسلم اس سے بچنے کا کیوں حکم دیتے؟ علامہ ابن حجر عسقلانیؒ نے فرمایا عمل سحر حرام ہے اور سحر کرنا بالاجماع گناہِ کبیرہ ہے، لیکن سحر کا توڑ کرنا جائز ہے۔

◀ روحانی مریض کا علاج کیسے کیا جائے ◀

یہ بات اظہر من الشّمس ہے کہ امراض دو قسم کے ہیں ایک جسمانی اور دوسرا روحانی، امراض جسمانی کے لئے ڈاکٹروں یا حکیموں سے علاج کیا جاتا ہے۔اس میں ڈاکٹر یا حکیم فاسق و کافر بھی ہیں ان کے چیک اپ کرنے کا طریقہ سب جانتے ہیں، ہاتھ لگانا ضروری، ادھر ادھر آلہ کا استعمال ضروری، اگر کوئی شخص اپنی بیوی، بیٹی یا بہن کے بارے میں ڈاکٹر سے کہے کہ ان کو بخار ہے یا پوشیدہ مقامات پر پھوڑے پھنسیاں ہیں تو اب ڈاکٹر و حکیم جہاں چاہے چیک اپ کرے آپ خاموش تماشائی ہو کر رہ جاتے ہیں، یہی نہیں بلکہ اکثر آپریشن ماہر مرد ڈاکٹرس سے کروانے خود لے جاتے ہیں، وہاں شریعت اور فتوی کا خیال کیوں نہیں آتا؟ اور یہاں کوئی فتویٰ اور تقویٰ کیوں نہیں دریافت کرتا؟ اگر یہاں مجبوری جواز ہے تو امراض روحانی میں بھی جواز قبول کیوں نہیں کیا جاتا؟ امراض روحانی جیسے سحر (جادو) نظرِ بد یاجن کے اثرات وغیرہ یہ بیماریاں عام طور پر پائی جاتیں ہیں۔ظاہر ہے کہ ان امراض کا علاج سوائے قرآن پاک کے اور کہیں نہیں ہے۔ کیوں کہ قرآن "شِفَاءُ الْکُل وَ الْاَ تَم" ہے۔اب علاج بالقرآن سے بہتر کوئی طریقۂ علاج نہیں۔بعض کم علم اور ضدی لوگ روحانی مریض کو اس کے حال پر چھوڑ دیتے ہیں اس مریض پر یہ ظلم نہیں تو پھر کیا ہے؟

موجودہ دور میں شرعی حدود میں رہ کر آیاتِ قرآنی سے علاج کرنا بزرگان دین اور اسلاف کا طریقہ ہے۔قرآن و حدیث کے مستند حوالہ جات کی روشنی میں اس کام کو بہتر طریقہ پر کیا جاسکتا ہے۔اللہ تعالیٰ ہمیں سمجھنے کی توفیق عطاء فرمائے (آمین)

◀ تعویذات کی مخالفت کرنے والے علماء کرام متوجہ ہوں! ▶

علماء اور دانشوران قوم کا ایک طبقہ وہ ہے جو ہمیشہ سے تعویذات کے خلاف ایسی مہم چلائے ہوئے ہے انہیں اچھے، برے اور مخلص ومنافق کی پہچان بھی نہیں ہے۔ تمام عاملوں کو ایک ڈنڈے سے ہانکنا ان کا کام ہے، حتیٰ کہ وہ کبھی کبھی چڑ کر کسی کے گلے کا تعویذ بھی نکال کر پھینک دیتے ہیں (خاکسار کے سامنے ایک مولوی صاحب نے ایسی حرکت کی ہے اور بفضلہٖ تعالیٰ میرے سمجھانے کے بعد وہ نادم ہوئے اور انہیں احساس بھی ہوا کہ وہ قرآن کی بے حرمتی کے مرتکب ہوئے ہیں) اور بعض تو شرک اور حرام کے فتوے بھی دیتے ہیں۔ سوال یہ ہے کہ آپ نے جو تعویذ پھینکا ہے اس میں کیا لکھا ہوا ہے؟ اگر بسم اللہ لکھا ہو یا قرآن کی کوئی آیت یا پھر اللہ کا نام لکھا ہو تو اس کو پھینکنا کتنا عظیم گناہ ہے۔ کیا یہ قرآن کی بے حرمتی نہیں ہیں؟ ہاں اگر یقین ہو جائے کہ یہ شرکیہ تعویذ ہے کسی سادھو وغیرہ کے پاس سے لایا ہوا ہے تو اُسے آپ نکال کر پھینک سکتے ہیں، اس بے دینی کے ماحول میں تعویذات کے ذریعہ مخلوق خدا کی پریشانی دور کرنا، غلط عاملوں کے اڈوں سے بچانا کیا خدمت خلق کا کام نہیں ہے؟ مروّجہ طریقہ سے ہٹ کر کچھ عامل حضرات اس کی کوشش کررہے ہیں اور اس لائن میں رہبری ورہنمائی کا کام بھی کرتے ہیں ایسے عامل کم ہیں لیکن موجود ہیں اور ان سے استفادہ کیا جاسکتا ہے اور ایسے عاملوں کی حوصلہ افزائی ہمارا اخلاقی ودینی فریضہ ہے۔

بعض اوقات ڈاکٹری علاج میں بھی شفاء نہیں ملتی، اُس وقت جیسے تحمل وبرداشت سے کام لیا جاتا ہے بس اسی طریقہ سے روحانی علاج میں بھی تحمل کرنا چاہئے، اور دونوں میں شفاء

دینے والی ذات صرف اللہ تعالیٰ کی ہے۔

حدیث پاک سے بھی یہ بات ثابت ہے کہ دوا حلق میں جاتے وقت اپنے رب سے سر گوشی کرتے ہوئے یہ کہتی ہے کہ اس میں مریض کے مرض کو بڑھا دوں یا گھٹا دوں یا اسی حالت میں رہنے دوں؟ جو اللہ کا حکم ملتا ہے اس پر وہ عمل کرتی ہے۔

علاج کروانا نبی اکرم ﷺ کی سنت ہے، شریعت نے کسی وسیلہ مدافعت اور کسی طریقہ علاج کو معیوب نہیں قرار دیا ہے۔ یونانی علاج ہو یا ہومیو پیتھک، ایلو پیتھک ہو یا آیوریدک یہ سب طریقہ علاج جائز ہے۔ قابل توجہ بات یہ ہے کہ جس طریقہ سے بندوق کی گولی، تلوار اور زہر اپنے اندر ایک اثر رکھتے ہیں اور یہ اثر بھی اللہ تعالیٰ ہی کا دیا ہوا ہوتا ہے۔ اسی طرح جادو ٹونا بھی اپنے اندر اثر رکھتا ہے اور اگر اللہ تعالیٰ نہ چاہے تو پھر زہر بھی کسی کو مار نہیں سکتا اور تریاق بھی کسی کو جلا نہیں بخش سکتا۔ کیا زہر کو زہر سمجھنے کے بعد بھی کسی شخص نے یہ کہہ کر زہر پیا ہے کہ اس کے پینے سے کچھ نہیں ہوتا؟ دراصل خدا کی ذات ہی زہر میں نقصان یا مارنے کی تاثیر پیدا کرتی ہے اور وہی ذات جادو میں بھی نقصان کی تاثیر پیدا کرتی ہے۔

◀ غلط عاملوں سے چھٹکارے کے لئے اقدام کی ضرورت ▶

آجکل مسلمان کسی بھی عامل کی شہرت سن کر بغیر تحقیق کے اس کے پاس چلے جاتے ہیں۔ برسوں کے قدیم نمازی، داعی و مبلغ، حاجی صاحبان ایسی جگہوں پر جاتے ہیں جہاں ایمان خطرے میں پڑ جاتا ہے ایسا عامل جو بے نمازی ہے شریعت کا پابند بھی نہیں اس کے پاس علاج کروانا، مزاروں پر کئی کئی دنوں تک پڑے رہنا اور وہاں کی گرد اور مٹی سے فائدہ اٹھانے اور تکلیف دور کرنے کی کوشش کرنا کیسے جائز ہو سکتا ہے؟

یہ علما اکرام، ائمہ عظام اور دین کے ہمدردوں کا کام ہے کہ وہ امت کو بد عقیدگی سے بچائے۔ان کے ایمان کی حفاظت اور صحیح وغلط کی پہچان کے لئے مہم چلائے جس طرح گمراہ لوگوں کو غلط اڈّوں پر جانے سے بچایا جاتا ہے اسی طرح ضروری ہے کہ ایمان وعقیدہ کے بگاڑ سے بچانے کیلئے ایسے عاملوں کے پاس جانے سے روکا جائے۔

حدیث پاک میں ہے کہ حضور اکرم ﷺ نے فرمایا ''مَنْ رَایٰ مِنْکُمْ مُنْکِراً فَلْیُغَیِّرُہُ بِیَدِہٖ فَاِن لَّمْ یَسْتَطِیْعُ فَبِلِسَانِہٖ وَ اِن لَّمْ یَسْتَطِیْعُ فَبِقَلْبِہٖ وَ ذٰلِکَ اَضْعَفُ الْاِیْمَانِ'' جس کا مطلب یہ ہے کہ تم میں سے جوکوئی برا کام دیکھے اگر طاقت ہے تو اس کو ہاتھ سے روکے، اگر ہاتھ سے روکنے کی طاقت نہیں ہے تو اس کو زبان سے روکے، اگر یہ بھی نہ ہو سکے تو ادنیٰ درجہ کا ایمان یہ ہے کہ اُس کو دل سے برا مانے، کیا آپ نے اپنی تحریکوں، تنظیموں و جماعتوں میں اس مسئلہ میں امت کی رہبری کی فکر کی ہے؟ دین وایمان کی دعوت دینے والے آخر غلط عاملو ں سے امت کو کیوں نہیں بچا رہے ہیں؟ اس وقت امت کا اسّی (۸۰) فی صد جاہل طبقہ غلط عاملو ں کے اڈّوں پر ملے گا جن میں کثرت سے عورتیں، بچّے جوان سبھی شامل ہیں اور انہیں ان کے جال سے نکالنے والا کوئی بھی نہیں، کتنی عورتوں کی عزتیں لوٹی جا رہی ہیں؟ پردے کی آڑ میں بے حیائی کے کام ہو رہے ہیں۔ میاں بیوی اور سسرال والوں میں جھگڑے لگائے جا رہے ہیں۔ غلط بیانی اور غلط اندازوں پر ایک دوسرے کا دشمن بنایا جا رہا ہے آپ کا دینی واخلاقی فریضہ ہے کہ امت کے ایمان وعقیدہ کی فکر کریں اور امت کی صحیح رہنمائی کریں اکثر غلط عامل ایسے تعویذات بنا رہے ہیں جن میں نہ اللہ کا نام اور نہ ہی قرآن کی کوئی آیت ہوتی ہے بلکہ شرکیہ الفاظ اور مشرکانہ نقو ش وغیرہ ہوتے ہیں۔ یہ حرام ہے اور ایسے عاملوں سے بچانا ضروری ہے۔

صحیح عامل کی علامات

(۱) متقی، پرہیزگار اور نمازی ہو (۲) علوم عربیہ سے واقف ہو (۳) صاحبِ دل اور اہل علم کا صحبت یافتہ ہو (۴) قرآنی آیات کا مفہوم جانتا ہو اور اسکے ذریعے علاج کا پابند بھی ہو۔ (۵) شرعی وضع قطع ہو اور شریعت کا پابند بھی ہو (۶) اور اس نے عملیات کا فن کسی مستند بزرگ یا کسی مستند عالم سے سیکھا ہو (۷) مساعات کا تعیّن اور اعمال کی توقیت سے واقف ہو۔ (۸) علم ریاضی میں بقدر ضرورت مہارت حاصل ہو۔ (۹) اکلِ حلال اور صدقِ مقال اس کی عادت ہو، جب تک کسی عامل میں یہ خوبیاں نہ دیکھیں علاج نہ کرائیں۔

جس طرح ہم ماہر ڈاکٹر اور حکیم کی تلاش کے بعد ہی علاج کراتے ہیں ٹھیک اسی طرح نیک، صالح اور شریعت کے پابند عامل کی تلاش کے بعد ہی علاج کرائیں بعض اوقات عامل کے سامنے ایسے پیچیدہ حالات آتے ہیں کہ تمام مجرب عملیات کے استعمال کرنے کے بعد بھی کامیابی نہیں ہوتی۔

ایسے وقت میں مذکورہ خوبیوں کا عامل جس کی قرآن پر گہری نظر ہے وہ اس قرآنی سمندر میں مناسب جواہرات تلاش کرلیتا ہے اور اسکی مہارت سے کسی آیت کے ذریعے مریض کو شفاء مل جاتی ہے تو یہ اسکا اجتہادی عمل ہے۔

جیسا کوئی ماہر طبیب وحکیم تمام دواؤں کے استعمال کے بعد مروجہ طریقہ سے ہٹ کر مختلف دواؤں کو ملا کر اپنا ایک نسخہ بناتا ہے اور اللہ تعالیٰ اس کے ذریعے مریض کو شفاء دیتے ہیں۔ جیسے نسخہ بنانے کے لئے تجربات ومہارت علم ضروری ہے ویسے ہی عامل کے لئے بھی تجربات وعلم کی مہارت ضروری ہے۔

پیغام شفاء و چیلنج

آجکل ہر ڈاکٹر اور حکیم کا ایسا دعویٰ اور ایسے اشتہارات ہیں جن سے معلوم ہوتا ہے کہ امراض تو کیا قضاء بھی ان دواؤں سے ٹل سکتی ہیں۔ حالانکہ مشاہدہ بتا رہا ہے کہ جس اسپتال سے سینکڑوں مریض صحت یاب ہو کر نکلتے ہیں اسی اسپتال سے ہزاروں لاشیں بھی نکلتی ہیں۔ یورپ و ایشیاء کے ڈاکٹروں اور ان کے مجرب دواؤں سے زیادہ خدا کے کلام نے مسیحائی کا اثر دکھایا ہے، کم وقت میں بغیر خرچ کے صرف تعویذات و قرآنی آیات کا دم کیا ہوا پانی استعمال کیا اور اللہ نے شفاء دی۔ تکلیف ختم، آپریشن ٹل گیا، چمڑی کے نشانات غائب، زخم بھر گیا، اب ڈاکٹر و حکیم بھی قائل ہو گئے قرآن پر یقین مضبوط ہو گیا، ایمان تازہ ہو گیا شرط صرف یہ ہے کہ تعصب کی عینک اتار کر قیل و قال، چیں و چناں سے گریز کر کے اللہ کی عظمت و کبریائی کا تصور اور عقیدت و محبت سے بھرپور بصیرت سے اس کا یقین کر لیں، اولیاء کرام، صوفیا عظام، اکابر علماء اور اہل دل عاملوں کے مجربات سے مخلوق کو متعارف کریں اور مستفید ہوں۔

چند مجرب عملیات

★ حروف مقطعات سے دفع آسیب وجن ★

علامہ اشرف علی تھانویؒ فرماتے ہیں کہ امام غزالیؒ نے ایک بزرگ کا قصہ نقل کیا ہے کہ کسی بزرگ کی لونڈی شب کو پیشاب کرنے بیٹھی اور آسیب کے اثر سے بیہوش ہوگئی، ان بزرگ نے اُٹھکر یہ کلمات پڑھے تو وہ اس وقت اچھی ہوگئی ''بسم اللہ الرحمٰن الرحیم الٓمٓصٓ، طٰہٰ، طٰسٓمٓ، کٓھٰیٰعٓصٓ، یٰسٓ وَالْقُرْاٰنِ الْحَکِیْمُ، حٰمٓ. عٓسٓقٓ. قٓ.نٓ. وَالْقَلَمِ وَمَا یَسْطُرُوْنَ'' نوٹ: اس واقعہ کو امام احمد بن علی بونیؒ نے بھی شمس المعارف میں بیان کیا ہے۔

★ جن بھوت بھگانے کا مسنون عمل ★

امام جزریؒ نے الحصن الحصین میں جن آسیب کو دور کرنے کے لئے حضور اکرم ﷺ سے ایک عمل کو نقل کیا ہے اور وہ یہ ہے۔

(۱) سورہ فاتحہ مکمل (۲) سورہ بقرہ کی ابتدائی آیات الٓمٓ سے مُفْلِحُوْنَ تک (۳) وَاِلٰھُکُمْ وَاحِدٌ آخر آیت تک سورہ بقرہ آیت نمبر۱۹ (۴) آیۃ الکرسی (۵) لِلّٰہِ مَا فِی السَّمٰوٰتِ سے قَوْمِ الْکَافِرِیْنَ تک۔ سورہ بقرہ کا آخری رکوع (۶) شَھِدَ اللّٰہُ اَنَّہٗ ختم آیت تک۔ سورہ آل عمران رکوع نمبر۲ (۷) اِنَّ رَبَّکُمُ اللّٰہُ الَّذِیْ سے تَبَارَکَ اللّٰہُ رَبُّ الْعٰلَمِیْنَ تک۔ سوراعراف آیت نمبر۷ (۸) فَتَعَالَی اللّٰہُ الْمَلِکُ الْحَقّ سے سورہ مؤمنون کے ختم تک (۹) سورہ صافّات کے شروع کی دس آیات لَا زِبٌ تک پارہ نمبر ۲۳ (۱۰) سورہ حشر کی آخری تین آیات۔ ھُوَ اللّٰہُ الَّذِی سے حَکِیْمُ تک۔ پارہ ۲۸ (۱۱) سورہ جن شروع سے کَذِبًا تک۔ پارہ ۲۸ (۱۲) سورہ اخلاص، سورہ فلق، سورہ ناس۔

یہ تمام آیتیں حضور اکرم ﷺ نے آسیب زدہ پر پڑھ کر دم کی ہیں، لہٰذا اس مسنون عمل

سے بڑھ کر کوئی عمل نہیں ہے۔ یہ وہ منتخب آیات ہیں جو ''منزل'' کے نام سے حضرت شیخ زکریاؒ کے حوالہ سے شائع کی گئی ہیں جنّات و جادو سے حفاظت کیلئے ''منزل'' صبح و شام پڑھکر پانی پر دم کریں اور گھر میں سب استعمال کریں اور کثرت سے لوگوں کا معمول بھی ہے، اور منزل کتاب ہر دینی مکتبہ پر دستیاب ہے۔ منزل ۳۳ آیات پر مشتمل ہے اسکا معمول مفید ہے (مسند احمد، الفتح الربانی ج ۱۷)

★ جنّات بھگانے کا مجرب عمل ★

علامہ ابن تیمیہؒ فرماتے ہیں کہ بے شمار عاملوں نے تجربہ کیا کہ شیاطین و جن کو بھگانے کے لئے اوران کے اثرات کو ختم کرنے کے لئے آیۃ الکرسی (طاق عدد) پڑھ کر پانی پر دم کر کے چھڑک دیجئے یہ بھی مؤثر و مجرب عمل ہے۔ ﴿مجموع الفتاویٰ ۱۹/۲۵﴾

★ جن و آسیب کو ہلاک کرنے کا عمل ★

ابن قتیبہؒ سے منقول ہے کہ ایک شخص تجارت کی غرض سے بصرہ گیا وہاں پہونچ کر ایک کرایہ کا مکان تلاش کیا، اتفاق سے ایک ایسا گھر ملا جس میں مکڑی نے جالے بنا رکھے تھے، اور مالک مکان نے کہا کہ اس میں بڑا بھاری جن رہتا ہے اور جو اس میں رہتا ہے اس کو وہ ہلاک کر دیتا ہے، اس شخص نے اللہ کے بھروسہ اور آیۃ الکرسی کے عمل اور یقین کی بنیاد پر مکان کرایہ پر لے لیا، جب رات آئی تو ایک شخص سیاہ فام جس کی آنکھیں شعلہ کے مانند دہک رہی تھیں، حاضر ہو کر پریشان کرنے لگا، اس شخص نے آیۃ الکرسی پڑھنی شروع کر دی، جن بھی آیۃ الکرسی پڑھنے لگا، جب وہ شخص ''وَلَا يَؤُدُهُ حِفْظُهُمَا وَهُوَ الْعَلِيُّ الْعَظِيمُ'' پر پہنچا تو وہ جن جل گیا، اور یہ آخری کلمات نہ پڑھ سکا تھا۔ جب صبح اٹھ کر دیکھا تو اس جگہ جلنے کے نشانات اور کچھ راکھ ملی، اچانک ایک آواز آئی کہ تو نے بڑا بھاری جن جلا دیا، میں نے پوچھا کس چیز سے جلا؟ اس نے کہا کہ آیۃ الکرسی میں آخری کلمات کی تکرار کی وجہ سے۔

نوٹ: آیۃ الکرسی اول و آخر درود شریف پڑھ کر اپنے او پر دم کر لیں انشا اللہ سحر و آسیب سے مکمل حفاظت رہے گی، رات سوتے وقت پورے گھر کا حصار بھی اس طرح کریں کہ آیۃ الکرسی دروازہ سے انگلی کے اشارے سے آغاز کریں اور پورے گھر کا تصور کر کے پھر انگلی دروازے کے پاس لاکر العظیم پر ختم کریں، ایک مرتبہ یا تین مرتبہ پڑھ لیں، انشا اللہ اس حصار سے جنات گھر میں داخل نہیں ہونگے اور پورے گھر کی حفاظت رہے گی۔

★ جادو کے خطرات سے محفوظ رہنے کا عمل ★

سعودی عربیہ کے مفتی اعظم شیخ عبداللہ بن باز حکم السحر و الکھانۃ کتاب میں لکھتے ہیں، ہر فرض نماز کے بعد مشروع وظائف اور آیۃ الکرسی پڑھیں، اور سوتے وقت بھی آیۃ الکرسی کا معمول رکھیں، معوذتین اور قُلْ هُوَ اللّٰهُ اَحَد ﴿تینوں سورتوں﴾ کو ہر فرض نماز کے بعد خاص طور پر فجر اور مغرب کے بعد تین تین مرتبہ پڑھے۔

سورہ بقرہ کی آخری دو آیتیں ﴿اٰمَنَ الرَّسُوْلُ سے کَافِرِیْنُ﴾ تک ایک مرتبہ پڑھیں، انشا اللہ سحر سے محفوظ رہے گا۔

بخاری شریف میں ہے حضور ﷺ نے فرمایا جس شخص نے رات کو آیۃ الکرسی پڑھ لی اس پر اللہ کی طرف سے ایک نگراں برابر رہے گا اور شیطان اس کے قریب نہیں آئے گا یہاں تک کہ صبح ہو جائے۔ (بخاری ۱/۵۵)

نیز آپ ﷺ نے یہ بھی فرمایا کہ جو شخص سورہ بقرہ کی آخری دو آیتیں رات کو پڑھ لے تو یہ اسکے لئے کافی ہے۔ (بخاری، ترمذی، ابوداؤد)

★ جادو کے ازالہ کے لئے ایک مجرب عمل ★

مواہب لدنیہ میں کتاب مدخل سے نقل کیا ہے کہ شیخ ابو محمد مرجانی کو جناب محمد ﷺ نے

خواب میں تشریف لا کر یہ علاج تلقین فرمایا خدا کے فضل سے نہایت با تاثیر عمل ہے۔

ایک مرتبہ آیت " لَقَدْ جَاءَكُمْ رَسُوْلٌ مِّنْ اَنْفُسِكُمْ عَزِيْزٌ عَلَيْهِ مَا عَنِتُّمْ حَرِيْصٌ عَلَيْكُمْ بِالْمُؤْمِنِيْنَ رَؤُفٌ رَّحِيْمٌ. فَاِنْ تَوَلَّوْا فَقُلْ حَسْبِيَ اللّٰهُ لَا اِلٰهَ اِلَّا هُوَ عَلَيْهِ تَوَكَّلْتُ وَهُوَ رَبُّ الْعَرْشِ الْعَظِيْم "اور ایک مرتبہ آیت " وَنُنَزِّلُ مِنَ الْقُرْاٰنِ مَا هُوَ شِفَآءٌ وَّ رَحْمَةٌ لِّلْمُؤْمِنِيْنَ " ۔ اور ایک مرتبہ " لَوْ اَنْزَلْنَا هٰذَا الْقُرْاٰنَ عَلٰى جَبَلٍ لَّرَاَيْتَهٗ خَاشِعًا مُّتَصَدِّعًا مِّنْ خَشْيَةِ اللّٰه " (سورہ حشر آیت ۲۱ سے سورہ ختم تک تین آیتیں) اور " قُلْ هُوَ اللّٰهُ اَحَد، قُلْ اَعُوْذُ بِرَبِّ الْفَلَق، قُلْ اَعُوْذُ بِرَبِّ النَّاس " کاغذ یا چینی کی رکابی پر لکھ کر پئیں پھر یہ دعا لکھیئے " اَللّٰهُمَّ اَنْتَ الْمُحْيِ وَ اَنْتَ الْمُمِيْتُ وَ اَنْتَ الْبَارِی وَ اَنْتَ الْمُبْلِی وَ اَنْتَ الشَّافِیْ. خَلَقْتَنَا مِنْ مَّاءٍ مَّهِيْنٍ وَجَعَلْنَا فِیْ قَرَارٍ مَّكِيْنٍ اِلٰی قَدَرٍ مَّعْلُوْمٍ اَللّٰهُمَّ اِنِّیْ اَسْئَلُكَ بِاَسْمَائِكَ الْحُسْنٰی وَ صِفَاتِكَ الْعُلْيَا. يَا مَنْ بِّيَدِهٖ الْاِبْتِلَاءُ وَ الْمُعَافَاتُ وَ الشِّفَاءُ وَالدَّوَاءُ اَسْئَلُكَ بِمُعْجِزَاتِ نَبِيِّكَ مُحَمَّدٍ وَ بَرَكَاتِ خَلِيْلِكَ اِبْرَاهِيْمَ وَ حُرْمَةِ كَلِيْمِكَ مُوْسٰی عَلَيْهِمَا السَّلَامُ اَللّٰهُمَّ اشْفِهٖ " وہ رکابی کے نقش و حروف گھول کر مریض کو پلائے جائیں پھر متواتر سات دن تک سورج نکلنے سے پہلے یہ عمل کیا جائے انشا اللہ کیسا ہی جادو ہوگا اتر جائیگا مریض تندرست ہو جائیگا، عمل نہایت متبرک خود فخر المرسلین صلی اللہ علیہ وسلم کا تلقین فرمایا ہوا ہے۔

★ جن بھوت آسیب کے دفع کرنے کا مجرب عمل ★

حیٰوۃ الحیوان میں دلائل النبوت امام بیہقی سے منقول ہے کہ ایک دن حضرت سماک بن خرشہؓ نے حضور اکرم صلی اللہ علیہ وسلم کی خدمت مبارک میں حاضر ہو کر عرض کیا کہ یا رسول اللہ صلی اللہ علیہ وسلم رات کو میرے کان میں چکّی چلنے کی آواز آئی پھر یک بیک متواتر بجلی چمکتی نظر آئی، جب غور سے دیکھا تو

ایک کالی گھٹا سی مکان کے صحن میں معلوم ہوئی، اس کالی گھٹا میں سے انگارے میری طرف اڑتے ہوئے نظر آئے حضور ﷺ نے یہ سن کر فرمایا کہ تیرے گھر میں جن ہے، سماک تم قلم دوات اور کاغذ لاؤ میں اس جن کو نامہ (خط) لکھتا ہوں، میرا نامہ اس جن کو دکھانا، حضرت سماکؓ قلم دوات لائے، حضور ﷺ نے جنّات کے نام فرمانِ تحریر کرایا۔ یہ خط صفحہ ۵۷ پر ملاحظہ فرمائیے۔

★ جادو کا اثر زائل کرنے کا علاج ★

جادو کا اثر زائل کرنے کا ایک مجرب عمل ہے خاص طور پر ان مردوں کے لئے جو اپنی بیوی سے جماع کرنے میں رکاوٹ محسوس کرتے ہیں گویا یہ نامردی کا علاج ہے۔

بیری کے درخت کے ہرے سات پتّے لے کر پتھر سے کوٹ لیں، پھر اسے کسی برتن میں رکھ کر اتنا پانی بھر دیں کہ غسل کرنے کے لئے کافی ہو جائے اور اس پانی پر دم کریں۔

(۱) آیۃ الکرسی (۲) چاروں قل (۳) سورہ اعراف کی چند آیتیں جن میں جادو کا ذکر ہے ﴿وَاَوْحَیْنَآ اِلٰی مُوْسٰیٓ اَنْ اَلْقِ عَصَاکَ فَاِذَا ھِیَ تَلْقَفُ مَا یَاْفِکُوْنَ فَوَقَعَ الْحَقُّ وَ بَطَلَ مَا کَانُوْا یَعْمَلُوْنَ فَغُلِبُوْا ھُنَالِکَ وَ انْقَلَبُوْا صٰغِرِیْنَ.

(آیت نمبر ۱۱۷، ۱۱۹)

(۴) سورہ یونس کی چار آیتیں: ﴿وَ قَالَ فِرْعَوْنُ ائْتُوْنِیْ بِکُلِّ سٰحِرٍ عَلِیْمٍ فَلَمَّا جَآءَ السَّحَرَۃُ قَالَ لَھُمْ مُّوْسٰٓی اَلْقُوْا مَآ اَنْتُمْ مُّلْقُوْنَ فَلَمَّآ اَلْقَوْا قَالَ مُوْسٰی مَا جِئْتُمْ بِہِ السِّحْرُ اِنَّ اللّٰہَ سَیُبْطِلُہٗ اِنَّ اللّٰہَ لَا یُصْلِحُ عَمَلَ الْمُفْسِدِیْنَ وَیُحِقُّ اللّٰہُ الْحَقَّ بِکَلِمٰتِہٖ وَلَوْ کَرِہَ الْمُجْرِمُوْنَ (آیت نمبر ۷۹، ۸۰، ۸۱، ۸۲)

(۵) سورہ طٰہٰ کی پانچ آیتیں ﴿قَالُوْا یٰمُوْسٰٓی اِمَّآ اَنْ تُلْقِیَ وَاِمَّآ اَنْ نَّکُوْنَ اَوَّلَ مَنْ اَلْقٰی قَالَ بَلْ اَلْقُوْا فَاِذَا حِبَالُھُمْ وَ عِصِیُّھُمْ یُخَیَّلُ اِلَیْہِ مِنْ سِحْرِھِمْ اَنَّھَا تَسْعٰی

فَاَوْجَسَ فِیْ نَفْسِہٖ خِیْفَۃً مُّوْسٰی قُلْنَا لَا تَخَفْ اِنَّکَ اَنْتَ الْاَعْلٰی وَ اَلْقِ مَا فِیْ یَمِیْنِکَ تَلْقَفْ مَا صَنَعُوْا اِنَّمَا صَنَعُوْا کَیْدُ سَاحِرٍ وَ لَا یُفْلِحُ السَّاحِرُ حَیْثُ اَتٰی.

(آیت نمبر۶۵، ۶۶، ۶۷، ۶۸، ۶۹)

اس پڑھے ہوئے پانی سے غسل کریں اور تھوڑا سا پی لیں، چند مرتبہ اس طرح کرنے سے انشااللہ شفاء ہو جائے گی ﴿بیاض مجربات محفوظ بحو اله حکم السحر و الکھا نة ص۱۶﴾

شیخ عبدالرحمٰن بن حسن آل شیخؒ نے بھی اپنی کتاب میں اسطرح علاج کا تذکرہ کیا ہے، وہب ابن منبعؒ کی کتاب میں ابن بتالؒ سے مروی ہے کہ سات ہرے پتے بیری کے لیکر اُسے پیس لیں پھر اُس کو پانی میں ملا دیں، اور اُس پر آیۃ الکُرسی اور چاروں قل پڑھ کر دم کریں پھر اُس میں سے بیمار تین گھونٹ پی لے، اور باقی پانی سے غسل کرے (ابن حجر فتح الباری ۲۳۲/۱۰)

☆ حضرت عائشہؓ سے روایت ہے نبی ﷺ نے فرمایا **اَوَّلُ الْبُکْرَۃِ عَلٰی رِیْقِ النَّفْسِ شِفَاءٌ مِنْ کُلِّ سَحرٍ اَوْ سُمٍّ** ترجمہ: نہار منہ عجوہ (کھجور) کا بغیر پانی کے کھانا ہر جادو اور سحر سے شفاء ہے۔ (اَخرَ جَهُ اَحمَد ۷۷/۶)

حضرت سعدؓ سے مروی ہے کہ حضور ﷺ فرماتے ہیں کہ جس نے سات (۷) عجوہ کھجوروں سے اپنی صبح کی تو اُسے اُس دن زہر اور جادو نقصان نہیں پہنچا سکے گا (بخاری ۲۳۸/۱۰، مسلم شریف)

امام احمد ابن حنبلؒ اور امام ابن تیمیہؒ نے بھی کتاب اللہ کی آیات کو کسی طشتری یا برتن پر لکھ کر مریض کو دھو کر پلانے کو جائز قرار دیا ہے۔ حضرت عبداللہ فرماتے ہیں میں نے اپنے والد (امام احمد ابن حنبلؒ) کو ایک عورت کیلئے صاف پیالہ اور برتن پر آیاتِ قُرآنیہ لکھکر دیتے ہوئے دیکھا ہے (مجمع الفتاوی ۶۴۱۹)۔ ابن عباسؓ کا یہ قول مذکور ہے اگر کسی عورت کو ولادت کے وقت شدید تکلیف ہو تو کسی صاف برتن پر مندرجہ ذیل آیات لکھ کر دھو کر عورت کو پلایا جائے اور

پیٹ پر چھڑکا جائے، بِسْمِ اللّٰہِ لَا اِلٰہَ اِلاَّ اللّٰہُ اَلْحَکِیْمُ الْکَرِیْم، سُبْحٰنَ اللّٰہِ رَبِّ الْعَرْشِ الْعَظِیْم، اَلْحَمْدُ لِلّٰہِ رَبِّ الْعٰلَمِیْن، کَاَنَّھُمْ یَوْمَ یَرَوْنَ مَا یُوْعَدُوْن، لَمْ یَلْبَثُوْا اِلاَّ سَاعَۃً مِّنَ النَّھَارِ، بَلٰغٌ، فَھَلْ یُھْلَکُ اِلاَّ الْقَوْمُ الْفٰسِقُوْن۔ یہ انتہائی مجرب عمل ہے، آپ بھی استعمال کر کے دیکھئے۔

★ حروف مقطعات اور اُس کی تاثیر ★

حروف مقطعات کی تعداد ۲۹ ہیں اور جو قرآن کی ۹۲ سورتوں کی شروع میں آئے ہیں۔ مکرر کو حذف کر دیا جائیں تو ۱۴ باقی رہ جاتے ہیں۔ (الٓمٓ. الٓمٓصٓ. الٓرٰ. الٓمٓرٰ. کٓھٰیٰعٓصٓ. طٰہٰ. طٰسٓمٓ. طٰسٓ. یٰسٓ. صٓ. حٰمٓ. حٰمٓ عٓسٓقٓ. قٓ. نٓ)

خاصیت: رجب نو چندی جمعرات کو چاندی کے نگینہ پر یہ حروف کندہ کرائیں اور پہنیں تو ہر قسم کے خوف سے مامون و محفوظ رہے گا۔ حاکم کے پاس جانے سے کامیابی ملے گی۔

غصّہ والے کے سر پر ہاتھ رکھ دے تو غصّہ جاتا رہے گا حافظہ میں قوّت پیدا ہو گی۔

(بارش کے پانی میں رات بھر ڈال کر رکھ دیں اور صبح نہار منہ پانی پی لیا کرے) کان کھیت یا اپنے مال و اسباب میں رکھنے سے ہر بلا سے حفاظت رہتی ہے، دشمن پر بھی غلبہ حاصل ہو گا۔

سانپ بچھّو اور درندے سے حفاظت ہو گی۔ مرگی مریض کو افاقہ ہو گا۔ (طاق عدد کان میں پڑھ کر دم کریں) اور اس میں ''نٓ وَالْقَلَمِ وَمَا یَسْطُرُوْن'' اضافہ کر دیں انشاء اللہ فوراً شفاء ہو گی۔

﴿اعمال قرآن حصّہ دوّم ص ۱۴ راز مولانا تھانویؒ﴾

★ رنج وغم دور کرنے کا علاج ★

بخاری و مسلم میں حضرت ابن عبّاسؓ سے روایت ہے کہ حضور صلی اللہ علیہ وسلم کو جب کسی قسم کا رنج ہوتا تب حضورؐ اس دعا کو پڑھتے تھے لَا اِلٰہَ اِلاَّ اللّٰہُ ھُوَ الْعَزِیْزُ الْحَکِیْمُ، لَا اِلٰہَ اِلاَّ ھُوَ

رَبُّ الْعَرْشِ الْعَظِيْم، لَا اِلٰهَ اِلَّا اللّٰهُ هُوَ رَبُّ السَّمٰوٰتِ وَالْاَرْضِ وَرَبُّ الْعَرْشِ الْكَرِيْم " ترجمہ: اللہ کے سواء کوئی معبود نہیں جو عزیز حکیم ہے، اللہ کے سواء کوئی معبود نہیں جو عرش عظیم کا رب ہے، اللہ کے سواء کوئی معبود نہیں جو آسمانوں، زمینوں کا رب ہے اور جو عرش عظیم کا رب ہے"

مسلمانو: اگر کسی کا عزیز قریب مر جائے یا کسی کا مال کھو جائے یا کوئی اور صدمہ عظیم ایسا پیدا ہو جائے جس کی برداشت نہ ہو سکے، ایسے سخت وقت میں اس دعا کا پڑھنا دل سے رنج کو دور کرتا ہے۔ جس طرح کانٹا نکل جانے سے راحت معلوم ہوتی ہے اسی طرح دس بارہ دفعہ پڑھنے سے رنج کی کمی معلوم ہوگی۔ بعض علماء نے اس دعا کو اسم اعظم بھی فرمایا ہے۔ بہر صورت نہایت مفید دعا ہے۔

★ فقر و تنگیِ معاش کا علاج ★

مواہب لدنیہ میں روایت ہے کہ ایک شخص حضور اکرم ﷺ کی خدمت میں حاضر ہوا اور یہ عرض کیا کہ دنیا میری طرف سے پیٹھ پھیر کر چلی گئی ہے، حضور اکرم ﷺ نے فرمایا کہ ملائکہ کی تسبیح پڑھا کر و عرض کیا حضور ملائکہ کی تسبیح کیا ہے؟ حضور اکرم ﷺ نے فرمایا کہ صبح صادق کے بعد سورج نکلنے سے پہلے "سُبْحَانَ اللّٰهِ وَبِحَمْدِهٖ سُبْحَانَ اللّٰهِ الْعَظِيْم" سو مرتبہ اور استغفار سو مرتبہ، یہ سن کر یہ شخص چلا گیا، اور چند روز کے بعد آیا اور عرض کیا کہ حضور خدا نے مجھے اتنا دیا کہ میرے گھر میں رہنے کو جگہ نہ رہی۔

★ سر درد اور ورم کا علاج ★

مواہب لدنیہ میں ابن انسؓ سے منقول ہے کہ حضرت اسماء بنت ابو بکر الصدیقؓ نے حضور اکرم ﷺ کے حضور میں سر درد اور ورم کی شکایت کی، حضور اکرم ﷺ نے اپنا ہاتھ

حضرت اسماء کے سر پر دوپٹہ کے اوپر سے رکھا اور یہ کلمات طیبات پڑھکر درد اور ورم جھاڑا بِسْمِ اللّٰہِ اَذْھَبْ عَنْھَا سُوْئِہٖ وَ فَحشِہٖ بِدَ عُوَ ۃِ نَبِیِّکَ الطَّیِّبِ الْمُبَا رَکِ الْمَکِیْنِ عِنْدَکَ بِسْمِ اللّٰہ ''ترجمہ: اللہ کے نام سے اِس کو ہر تکلیف دہ چیز سے محفوظ رکھ، اپنے اس نبی صلی اللہ علیہ وسلم کے صدقہ میں جو مبارک بھی ہیں اور پُرعزم بھی ہیں، اےَ اللہ! تیرے ہی نام سے دم کرتا ہوں'' تین مرتبہ اسے پڑھ کر جھاڑا پھر حضرت اسماءؓ کو حکم دیا کہ تم خود اسی طرح جھاڑنا، حضرت اسماءؓ نے تین روز تک اسی طرح جھاڑا، خدا کے فضل سے درد بھی جاتا رہا اور ورم بھی نہ رہا۔

★ خطرات سے حفاظت کا عمل ★

حضور اکرم صلی اللہ علیہ وسلم نے فرمایا جس شخص نے کسی مقام پر پڑاؤ ڈالا اور کہا کہ میں اللہ تعالیٰ سے ''کلمات تامّہ'' کے ذریعے اسکے مخلوق کے شر سے پناہ مانگتا ہوں تو اسے کوئی شئے ضرر نہیں پہنچا سکتی یہاں تک کہ وہ صحیح سالم اس مقام سے کوچ کر جائے۔

اَعُوْذُ بِکَلِمَا تِ اللّٰہِ التَّا مَّا تِ مِّنْ شَرِّ مَا خَلَقَ ﴿مسلم﴾

★ خطرات سے بچنے کا عمل ★

حضور اکرم صلی اللہ علیہ وسلم نے فرمایا کہ صبح و شام تین تین مرتبہ یہ دعا پڑھو محفوظ رہوگے (بِسْمِ اللّٰہِ الَّذِی لَا یُضُرُّ مَعَ اِسْمِہٖ شَی فِیْ الْاَرْضِ وَلاَ فِی الْسَّمَاءِ وَھُوَ السَّمِیْعُ الْعَلِیْم ۔) ﴿ابوداؤد، ابن ماجہ، ترمذی﴾

احقر نے اس دعا کو بہت مجرب پایا ہے اگر کسی مشکوک دعوت یا کسی دشمن کے پاس مجبوراً کھانا ہو تو

اس دعا کو پڑھ کر کھانے پر دم کر کے کھائیں انشاء اللہ کوئی بھی ملاوٹ حتیٰ کے زہر بھی ہو تو اثر نہیں کرے گا۔ الرجی کا مریض، شوگر کا مریض ممنوعہ کھانے کی چیز پر تین مرتبہ پڑھ کر دم کر کے کھائیں انشاء اللہ کوئی ری ایکشن نہیں ہوگا اور نقصان سے بچے گا بشرطیکہ طبّی اصول توڑنے کی ضد اور ہمیشہ قصداً یا آزمائش کی نیت نہ ہو بلکہ من جانب اللہ اس کے مؤثر ہونے کا یقین ہو۔ ﴿بیاض مجربات محفوظ﴾

★ فاقہ کا علاج ★

حضرت علی بن ابی طالبؓ سے روایت ہے کہ جو شخص ہر روز صبح کو اور شام کو یہ کلمات طیبات سو مرتبہ پڑھے گا وہ فقر و فاقہ سے محفوظ رہے گا۔ غناء کا دروازہ اس پر کھل جائیگا اسے قبر میں کسی طرح کی وحشت نہیں ہوگی، اسکے لئے جنّت کا دروازہ کھل جائیگا دعا یہ ہے: ''لَا اِلٰـهَ اِلَّا اللّٰـهُ هُوَ الْـمُـلْكُ الْـحَـقُّ الْـمُبِيْـنُ'' حضرت عبداللہ ابن مسعودؓ سے روایت ہے کہ حضور ﷺ نے فرمایا کہ جو شخص روزانہ رات کو سورۃ واقعہ پڑھا کرے اُسکو انشاء اللہ کبھی فاقہ نہیں پہنچے گا (بیہقی جزالاعمال ص۳۲)

★ سانپ بچھو کے ڈنک مارنے کا علاج ★

حضرت عائشہ صدیقہؓ فرماتی ہیں کہ حضور ﷺ نے ہر ڈنک سے جھاڑنے کی اجازت دی ہے۔ (بخاری شریف ۲/۸۵۴)

حضرت علیؓ سے مروی ہے کہ ایک مرتبہ حضور ﷺ نماز میں مشغول تھے کہ ایک بچھو نے آپ کو ڈنک مارا، آپ ﷺ نے نماز سے فارغ ہو کر ارشاد فرمایا کہ اللہ تعالیٰ بچھو کو اپنی رحمت سے دور فرمائے، یہ نہ تو نمازی کو چھوڑتا ہے اور نہ اوروں کو، پھر آپ ﷺ نے نمک ملا ہوا پانی

ایک برتن میں منگوایا اور جہاں بچھو نے ڈنک مارا تھا اُس جگہ کو پانی میں رکھ کر سورۃ اخلاص اور معوذتین پڑھتے رہے،(طبرانی مجمع الزوائد۸۴۴۵)

حضرت جابرؓ فرماتے ہیں کہ ایک انصاری صحابی حضرت خنسہؓ سانپ کے ڈسنے کا جھاڑ پھونک کرنا جانتے تھے،انھوں نے حضور صلی اللہ علیہ وسلم سے عرض کیا کہ حضرت آپ نے جھاڑ پھونک سے منع کر دیا ہے،اور میں سانپ کے کاٹنے کا جھاڑ پھونک جانتا ہوں،تو اب میں کیا کروں؟

آپ صلی اللہ علیہ وسلم نے فرمایا کہ تم جو کلمات پڑھتے ہو وہ سناؤ،چنانچہ اُنھوں نے وہ کلمات سنا دیئے تو آپ صلی اللہ علیہ وسلم نے فرمایا کہ اس میں کوئی حرج نہیں، یہ وہ کلمات ہے جن سے حضرت سلیمانؑ نے حشرات الارض (سانپ بچھو وغیرہ) سے عہد لیا تھا،بعض روایات میں ان کلمات کا تذکرہ ہے۔بِسْمِ اللّٰهِ شَجَّةٌ قَرَنِيَّةٌ مِلْحَةُ بَحْرٍ (مجمع الزوائد۸۴۴۷)

حضرت عائشہ صدیقہؓ فرماتی ہیں کہ حضور اکرم صلی اللہ علیہ وسلم اپنے مرض الوفات میں معوذتین پڑھکر اپنے اوپر دم کیا کرتے تھے، پھر جب آپ کا ضعف بڑھ گیا تو میں یہ سورتیں پڑھکر آپ کے دستِ مبارک پر پھونکتی تھی،اور پھر آپ کا دستِ مُبارک آپ کے بدن پر پھیرتی تھیں،تاکہ برکت زیادہ ہو(بخاری شریف۲/۲۵۶،ابوداؤد۲/۵۴۵)

اسی طرح حضرت عائشہؓ کا معمول تھا کہ معوذتین پڑھکر برتن میں رکھے ہوئے پانی پر دم کرتی تھیں اور پھر فرماتی تھیں کہ اسے مریض پر چھڑک دیا جائے، یہ بھی ایک علاج کا مؤثر طریقہ ہے۔ حضرت انسؓ سے منقول ہے کہ حضور اکرم صلی اللہ علیہ وسلم حضرت حسنؓ اور حضرت حسینؓ پر دعائے استعاذہ پڑھتے تھے اور فرماتے تھے کہ حضرت ابراہیمؑ کا معمول بھی حضرت اسماعیلؑ اور حضرت اسحاقؑ پر دعائے استعاذہ پڑھنے کا رہا ہے۔﴿ترمذی﴾

★ گمشدہ چیز کا مجرب عمل (حیرت انگیز واقعہ) ★

اس قرآنی وظیفہ وعمل کو کرنے سے پہلے ایک حیرت انگیز واقعہ مؤلفِ کتاب کا قارئین کے مزید اطمینان ویقین کامل کیلئے تحریر کیا جارہا ہے۔ وہ ۱۹۷۷ء میں گجرات کے کوساڑی مقام پر مدرسہ مدنیہؔ اسلامیہ میں بحیثیت صدر مدرس اپنی خدمات انجام دے رہیں تھے، ایک دن انکا پاکٹ کرتہ کے جیب سے غائب ہوگیا، پہلے فیملی وغیرہ کو پوچھا سب نے کہا کہ ہم نے نہیں دیکھا، ہمیں معلوم نہیں، گمشدگی کا یقین ہوگیا، چونکہ اس میں بڑی رقم اور ایک اہم کاغذ تھا، انہوں نے صدقِ دل سے مندرجہ ذیل قرآنی آیات کا وظیفہ پڑھا، اسکے بعد دوسرا لباس پہنکر مدرسہ گئے۔

ساتھی مدرسین سے پاکٹ کا تذکرہ کیا اور پھر سے کرتہ کے جیب میں ہاتھ ڈالا پاکٹ نہیں تھا، صدر مدرس ہونے کی وجہ سے پورے جماعتوں کی حاضری لیتے ہوئے اپنی جماعت کے دروازہ میں داخل ہوئے، اچانک پھر ہاتھ سے جیب ٹٹولا تو حیرت کی بات ہے کہ پاکٹ جیب میں موجود ہے، اللہ کا شکر ادا کیا، ساتھی علماء سے کہا کہ مجھے بھی یقین نہیں آرہا تھا کہ ایسے کیسے ممکن ہے؟ تھوڑی دیر کے بعد حضرت شیخ مولانا زکریاؒ کے خلیفہ مولانا عبدالرحیم متالا تشریف لائے (مقیم حال زامبیا) ان سے پورے واقعہ کا تذکرہ کیا، حیرت ظاہر کی۔

انہوں نے فرمایا کہ مولوی صاحب آپ نے قرآنی آیات کا جو وظیفہ پڑھا اسکی برکت سے اللہ نے پاکٹ جنّات وغیرہ کے ذریعہ پہنچادی، اللہ ہر چیز پر قادر ہے اور اسکے لئے کوئی مشکل نہیں ہے، وہ کسی کے ذریعہ بھی کرواسکتا ہے، پھر فرمایا کہ یہ عمل بہت مجرّب ہے۔

نوٹ کیجئے اگر کوئی چیز گم ہوجائے، انسان یا جانور بھی گمشدہ ہو تو پڑھیئے ۲۱ واں پارہ سورۃ لقمٰن آیت یَـا بُنَـیَّ اِنَّهَـا اِنْ تَكُ سے لَـطِيْف خَبِيْـرا ایکسوانیس (۱۱۹) مرتبہ پڑھکر یَا حَفِيْظُ ۱۱۹ مرتبہ پڑھے دُعا کرے، صبح وشام روزانہ پڑھے جب تک مقصد حاصل نہ ہوجائے

★ پتھری کیلئے ★

وَاِنَّ مِنَ الْحِجَارَةِ لَمَايَتَفَجَّرُمِنْهُ الْاَ نْهٰر ط وَاِنَّ مِنْهَا لَمَا يَشَّقَّقُ فَيَخْرُ جُ مِنْهُ الْمَآ ءُ ط
وَاِنَّ مِنْها لَمَا يَهْبِطُ مِنْ خَشْيَةِ اللّٰهِ ط وَمَا اللّٰهُ بِغَافِلٍ عَمَّا تَعْمَلُوْنَ (سورة البقرة آیت ۷۳)

گردے اور پتے کی پتھری دور کرنے کیلئے اکتالیس (۴۱) بار پڑھ کر پانی پر دم کر کے اس وقت تک پلائیں جب تک کامیابی نہ ہو۔

★ پتھری کیلئے (دوسرا عمل) ★

اگر گردے میں پتھری ہو تو سورۃ الم نشرح ۱۱ مرتبہ پڑھ کر پانی پر دم کر کے پیا کرے انشاء اللہ پتھری نکل جائیگی۔

★ موذی جانور سے حفاظت ★

صُمٌّ بُكْمٌ عُمْيٌ فَهُمْ لَايَرْجِعُوْنَ (سورة البقرة . آیت ۱۸)

راستے میں کسی موذی جانور یا دشمن سے خوف محسوس ہو تو سات (۷) مرتبہ اسے پڑھ کر پھونکیں۔

★ گھبراہٹ کیلئے ★

اَلَّذِيْنَ اٰمَنُوْا وَتَطْمَئِنُّ قُلُوْبُهُمْ بِذِكْرِ اللّٰهِ ط اَلَا بِذِكْرِاللّٰهِ تَطْمَئِنُّ الْقُلُوْبُ ؕ

دل کی بیماری اور گھبراہٹ دور کرنے کیلئے اکتالیس (۴۱) بار پانی پر دم کر کے پئیں۔ (الرعد. آیت ۲۸)

★ نظر کے لئے ★

بِسْمِ اللّٰهِ الرَّحْمٰنِ الرَّحِيْم وَمَآ اَنْفَقْتُمْ مِّنْ نَّفَقَةٍ اَوْنَذَرْتُم مِّنْ نَّذْرٍ فَاِنَّ اللّٰهَ يَعْلَمُهٗ وَمَا لِلظّٰلِمِيْنَ مِنْ اَنْصارٍ. (البقرة. ۲۷۰)

اس آیت کو سات (۷) مرتبہ پڑھ کر دم کریں۔ انشاء اللہ نظر سے محفوظ رہیگا

★ برائے بخار ★

یٰنَارُ کُوْنِیْ بَرْدًا وَّسَلٰمًا عَلٰیٓ اِبْرٰھِیْمَ . (الانبیاء. ۶۹)

بخار کی تیزی ختم کرنے کیلئے طاق عدد (۵/۳) پڑھ کر مریض پر دم کریں اور غصہ اور ضد کو ختم کرنے کیلئے بھی اس دعاء کا استعمال مفید ہے۔

★ برائے غم دور کرنے کیلئے ★

وَاُفَوِّضُ اَمْرِیْٓ اِلَی اللّٰہِ ط اِنَّ اللّٰہَ بَصِیْرٌۢ بِالْعِبَادِ. (الغافر. ۴۴)

عشاء کی نماز کے بعد ایک سو ایک (۱۰۱) دفعہ پڑھنے سے ہر رنج و غم دور کرنے کیلئے غیب سے مدد کا دروازہ کھلتا ہے۔

★ برائے جادو کا خاتمہ ★

قُلْنَا لَا تَخَفْ اِنَّکَ اَنْتَ الْاَعْلٰی وَاَلْقِ مَا فِیْ یَمِیْنِکَ تَلْقَفْ مَا صَنَعُوْا ط اِنَّمَا صَنَعُوْا کَیْدُ سٰحِرٍ ط وَلَا یُفْلِحُ السّٰحِرُ حَیْثُ اَتٰی. (طٰہٰ. ۶۸، ۶۹)

اگر کسی کو شک ہو کہ اس پر جادو کیا گیا ہے یا علامتیں محسوس ہو رہی ہو تو جادو کے اثرات کو ختم کرنے کے لئے گیارہ دن تک سو (۱۰۰) دفعہ پڑھ کر اپنے اوپر پھونکیں، یا اور کسی پر شک ہو تو اس کو پڑھ اس پر پھونکیں۔ اس دعاء کے دوران کوئی دوسرا عمل نہ پڑھیں۔

★ برائے محبت ★

وَمِنْ اٰیٰتِہٖٓ اَنْ خَلَقَ لَکُمْ مِّنْ اَنْفُسِکُمْ اَزْوَاجًا لِّتَسْکُنُوْٓا اِلَیْھَا وَجَعَلَ بَیْنَکُمْ مَّوَدَّۃً وَّرَحْمَۃً ط اِنَّ فِیْ ذٰلِکَ لَاٰیٰتٍ لِّقَوْمٍ یَّتَفَکَّرُوْنَ (الروم. ۲۱)

اگر میاں بیوی میں اختلاف ہے، آپس میں محبت نہیں ہے تو اس آیت کو ننانوے (۹۹) دفعہ کسی مٹھاس پر تین دن پڑھ کر دم کریں اور دونوں کو کھلائیں۔

★ برائے خاتمہ ناجائز محبت ★

قُلْ لَّایَسْتَوِی الْخَبِیْثُ وَالطَّیِّبُ وَلَوْ اَعْجَبَکَ کَثْرَۃُ الْخَبِیْثِ ج فَاتَّقُوااللّٰہَ یٰٓ اُولِی الْاَلْبَابِ لَعَلَّکُمْ تُفْلِحُوْنَ (المائدہ. ۱۰۰)

اگر کسی عورت کا خاوند کسی دوسری عورت سے ناجائز تعلقات رکھتا ہو یا حرام کی کمائی گھر میں لاتا ہو تو اسے باز رکھنے کے لئے گیارہ دن تک ایک سو اکتالیس (۱۴۱) مرتبہ اس دعاء کو کسی کھانے کی چیز پر پڑھ کر کے کھلائیں، انشاءاللہ کامیابی ہوگی۔

★ برائے رشتہ ★

اَمَّنْ یُّجِیْبُ الْمُضْطَرَّ اِذَا دَعَاہُ وَیَکْشِفُ السُّوْٓءَ (النمل. ۶۲) جس کی اولاد کا رشتہ نہ ہوتا ہو وہ اٹھتے بیٹھتے اس کا ورد جاری رکھیں۔

★ برائے رشتہ (دوسرا عمل) ★

رَبِّ اِنِّیْ لِمَآ اَنْزَلْتَ اِلَیَّ مِنْ خَیْرٍ فَقِیْرٌ. (القصص. ۲۴)

اگر کسی لڑکی کے لئے رشتہ نہ آتا ہو یا رشتہ آتا ہو مگر پسند نہ کرتے ہو تو وہ ایک سو تیرہ (۱۱۳) دفعہ اس دعاء کو بعد عشاء اور تین دفعہ سورۃ الضحیٰ بعد فجر پڑھیں۔ کم از کم تین مہینے یہ عمل جاری رکھیں۔

★ برائے رشتہ (تیسرا عمل) ★

وَھُوَ الَّذِیْ خَلَقَ مِنَ الْمَآءِ بَشَرًا فَجَعَلَہٗ نَسَبًا وَّصِھْرًا ط وَکَانَ رَبُّکَ قَدِیْرًا. (الفرقان. ۵۴)

جس کے بیٹے یا بیٹی کا عقد نہ ہوتا ہو تو اس کے لئے اکیس (۲۱) دن تک تین سو تیرہ (۳۱۳) دفعہ بعد نماز عشاء پڑھے اور دعا کرے۔

★ برائے لاعلاج مرض ★

فَدَعَا رَبَّهُ أَنِّي مَغْلُوبٌ فَانْتَصِرْ (القمر. ١٠)

اگر کسی شخص کو کوئی بیماری ہو اور ڈاکٹر کی سمجھ سے باہر ہو یا کوئی دوا اثر نہ کرتی ہو، یا کوئی مظلوم ہو اور ظالم کا ظلم انتہا تک پہنچ چکا ہو تو روزانہ تین سو تیرہ (٣١٣) دفعہ پڑھ کر آسمان کی طرف منہ کر کے پھونکیں اور مریض کو پانی پر دم کر کے پلائیں۔ یہ عمل اکیس (٢١) دن کریں۔

★ برائے لاعلاج مرض (دوسرا عمل) ★

رَبِّ اَنِّیْ مَسَّنِیَ الضُّرُّ وَاَنْتَ اَرْحَمُ الرَّاحِمِیْنَ. (الانبیاء. ٨٣)

جو ایسی بیماری میں مبتلا ہو جو نہ سمجھ میں آنیوالی ہو یا لاعلاج ہو تو وہ بذاتِ خود اس آیت کا کثرت سے ورد کرے یا صبح و شام کم از کم ایک تسبیح پڑھے۔

★ برائے لاعلاج مرض (تیسرا عمل) ★

وَكَذٰلِكَ مَكَّنَّا لِيُوسُفَ فِي الْاَرْضِ ج يَتَبَوَّاُ مِنْهَا حَيْثُ يَشَآءُ ط نُصِيْبُ بِرَحْمَتِنَا مَنْ نَّشَاءُ ط وَلَا نُضِيْعُ اَجْرَ الْمُحْسِنِيْنَ (یوسف. ٥٦)

اگر کوئی بچہ یا شخص بیمار رہو یا کمزور رہو یا سوکھتا چلا جا رہا ہو اور بظاہر کوئی بیماری نظر نہ آتی ہو تو اول و آخر تین مرتبہ درود شریف پڑھ کر اکیس دن (١٤١) دفعہ بعد نماز عشاء اس کو پڑھے۔

★ رزق کی تنگی دور کرنے کا مجرب عمل ★

جو شخص رزق کی ترقی سے پریشان ہے۔ وہ صبح ستر (٧٠) مرتبہ پابندی سے یہ آیت پڑھے انشاء اللہ رزق کی تنگی دور ہو گی اس عمل کو حاجی امداد اللہ مہاجر مکیؒ اور مولانا عبدالغنی پھولپوریؒ نے بھی مجرّب بتلایا ہے۔

اَللّٰهُ لَطِيْفٌ بِعِبَادِهٖ يَرْزُقُ مَنْ يَّشَآءُ وَهُوَ الْقَوِيُّ الْعَزِيْزُ. (الشوریٰ. ١٩)

اَللّٰھُمَّ اجْعَلْ اَوْ سَعْ رِزْقِکَ عَلَیَّ عِنْدَ کِبَرِ سِنِّی وَانْقِطَاعِ عُمْرِیْ ۔ یہ دعا ہر نماز کے بعد ۱۱ مرتبہ پڑھے (جامع صغیر ج ۱ ص ۵۷ ترغیب)

★ برائے روزی ★

وَلَقَدْ مَکَّنّٰکُمْ فِی الْاَرْضِ وَجَعَلْنَا لَکُمْ فِیْھَا مَعَایِشَ ط قَلِیْلًا مَّا تَشْکُرُوْنَ

(الأعراف. ۱۰)

اگر کسی کے پاس رہنے کی جگہ یا مکان نہ ہو یا روزی کا ذریعہ نہ ہو یا رزق سے تنگ ہو یا مسافر ہو اور اسکے پاس کوئی سامان نہ ہو تو وہ اس آیت کو ایک سو اکیاون (۱۵۱) دفعہ روزانہ پڑھے، جب تک کامیابی نہ ہو۔ انشاء اللہ کامیابی ہوگی۔

★ برائے رزق ★

اَللّٰہُ یَبْسُطُ الرِّزْقَ لِمَنْ یَّشَآءُ مِنْ عِبَادِہٖ وَیَقْدِرُ لَہٗ ط اِنَّ للّٰہَ بِکُلِّ شَیْءٍ عَلِیْمٌ (العنکبوت. ۶۲) رزق کی کشادگی کیلئے گیارہ (۱۱) دفعہ فجر کی نماز کے بعد پڑھیں۔

★ برائے رزق (دوسرا عمل) ★

لِلّٰہِ مَافِی السَّمٰوٰتِ وَالْاَرْضِ ط اِنَّ اللّٰہَ ھُوَالْغَنِیُّ الْحَمِیْدُ (لقمان. ۲۶)

رزق کی کشادگی کے لئے، کاروبار کی ترقی کے لئے یا نیا کاروبار شروع کرنے سے پہلے اس آیت کو روزانہ ایک سو اکتالیس (۱۴۱) دفعہ بعد نماز عشاء پڑھیں۔

★ رزق کی تنگی دور کرنے کی دعا ★

اَللّٰھُمَّ اکْفِنِیْ بِحَلَالِکَ عَنْ حَرَامِکَ وَأَغْنِنِیْ بِفَضْلِکَ عَمَّنْ سِوَاکَ

ہر نماز کے بعد ۷ مرتبہ پڑھے اور دُعا کرتا رہے۔ (ترمذی، ج ۲ ص ۱۹۶)

★ مرض کی شدّت اور زندگی سے بیزاری کے وقت یہ دعا پڑھے ★

اَللّٰهُمَّ أَحْيِنِیْ مَا كَانَتِ الْحَيٰوةُ خَيْرًا لِّیْ وَتَوَفَّنِیْ اِذَاكَانَتِ الْوَفَاةُ خَيْرًا لِّیْ

اے اللہ تو مجھے زندہ رکھ جب تک زندگی میرے لئے بہتر ہو اور موت دیدے جب کہ مرنا میرے لئے بہتر ہو۔ (بخاری ج ۲ ر صفحہ ۸۴۷)، مشکوۃ ج ر ص ۱۳۹)

★ دل کے مریض کے لئے ★

جس شخص کو دل کی تکلیف ہو یا دل کمزور ہو گیا ہو یا گھبراہٹ ہوتی ہو اس کو روزانہ سورہ یٰسین پانی پر دم کر کے پلانا دل کی قوت کا باعث ہوتا ہے۔ قرآن میں اللہ تعالیٰ نے سورہ یٰسین کو قرآن کا دل فرمایا ہے۔ زچگی کے دوران تین دفعہ اس سورۃ کو پڑھ کر پانی پر دم کر کے پلانے سے زچگی (ولادت) میں آسانی ہو جاتی ہے۔ سورۃ انشقاق پارہ ۳۰ کی شروع سے ۵ آیات گڑ یا میٹھی چیز پر دم کر کے کھلائیں، ولدت میں آسانی ہوگی، آپریشن ٹل جائیگا۔

★ برائے بلڈ پریشر ★

وَالْكَاظِمِيْنَ الْغَيْظَ وَالْعَافِيْنَ عَنِ النَّاسِ ط وَاللّٰهُ يُحِبُّ الْمُحْسِنِيْنَ. (آل عمران. ۱۳۴)

جو بلڈ پریشر کا مریض ہو وہ اس دعاء کو ایک سو ایک (۱۰۱) مرتبہ روزانہ پڑھے یا ہر نماز کے بعد ے مرتبہ پڑھے انشاء اللہ تعالیٰ ضرور فائدہ پہنچے گا۔

★ برائے شوگر ★

رَبِّ اَدْخِلْنِیْ مُدْخَلَ صِدْقٍ وَّاَخْرِجْنِیْ مُخْرَجَ صِدْقٍ وَّاجْعَلْ لِّیْ مِنْ لَّدُنْكَ سُلْطٰنًا نَّصِيْرًا . (الاسراء. ۸۰)

جس کو شوگر کی بیماری ہو وہ اس دعاء کو اکتالیس (۱۴۱) مرتبہ روزانہ پڑھے یا ہر نماز کے بعد ے مرتبہ پڑھے انشاء اللہ تعالیٰ فائدہ ہوگا۔ نیز میٹھی چیز پر کبھی کبھی ایک مرتبہ دم کر کے کھائیں عادت نہ بنائیں

★ طلب اولاد کی دعا ★

رَبِّ لَاتَذَرْنِیْ فَرْداً وَأَنْتَ خَیْرُالْوَارِثِیْنَ ۔(الانبیاء۔۱۹) اے رب مجھے اکیلا نہ رکھ اور سب وارثوں سے آپ ہی بہتر ہے، یہ دعا حضرت زکریاؑ نے بھی اللہ سے مانگی۔ ہر نماز کے بعد میاں بیوی سات بار پڑھیں۔

★ اولاد کی فرمانبرداری کے لئے ★

ہر فرض نماز کے بعد مندرجہ ذیل آیت ۷ مرتبہ پڑھا کرے:

رَبَّنَاهَبْ لَنَا مِنْ اَزْوَا جِنَا وَ ذُرِّیّٰتِنَا قُرَّةَ اَعْیُنٍ وَّ جْعَلْنَا لِلْمُتَّقِیْنَ اِمَا مًا. (الفرقان. ۷۴)

★ برائے بینائی ★

آنکھوں میں اگر روشنی کم ہو تو وضو کرنے کے کے بعد آسمان کی طرف دیکھ کر سورۃ القدر ایک مرتبہ پڑھ لیا کرے۔ انشاءاللہ روشنی میں اضافہ ہوتا جائیگا۔

★ برائے اولاد ★

وَیُمْدِ دْکُمْ بِاَمْوَالٍ وَّبَنِیْنَ وَیَجْعَلُ لَّکُمْ جَنّٰتٍ وَّیَجْعَلْ لَّکُمْ اَنْهٰرًا. (نوح. ۱۲)

کسی کے یہاں اولاد نرینہ نہیں ہے تو حمل ٹھہرتے ہی نو مہینے تک ایک سو گیارہ (۱۱۱) مرتبہ روزانہ پڑھے۔ دوسرا عمل: سورۃ کوثر ۱۰۱ مرتبہ بعد عشاء پڑھکر پانی پر دم کر کے دونوں پیا کریں دُعا کریں

★ برائے نافرمان اولاد ★

رَبِّ اَوْزِعْنِیْٓ اَنْ اَشْکُرَ نِعْمَتَکَ الَّتِیْٓ اَنْعَمْتَ عَلَیَّ وَعَلٰی وَالِدَیَّ وَاَنْ اَعْمَلَ صَالِحًا تَرْضٰهُ وَاَصْلِحْ لِیْ فِیْ ذُرِّیَّتِیْ ط اِنِّیْ تُبْتُ اِلَیْکَ وَاِنِّیْ مِنَ الْمُسْلِمِیْنَ (النمل. ۱۹) اولاد کی فرمانبرداری کیلئے اور خدا کے پسندیدہ عمل کرنے کیلئے ہر نماز کے بعد تین

دفعہ روزانہ پڑھیں۔ انشاءاللہ مقصد پورا ہوگا۔

★ حاملہ عورت یہ دعا مانگے ★

رَبِّ هَبْ لِیْ مِنَ الصّٰلِحِیْنَ۔ (الصافات۔۱۰۰) اے رب مجھے نیک بیٹا عطا فرما۔ حاملہ خاتون اپنے پیٹ پر ہاتھ پھیرتے ہوئے دم کرے انشاءاللہ نیک اولاد ہوگی۔

مہلک بیماریوں کے لئے جن کا کوئی علاج نہیں ہے ان کے لئے بہترین دعاء

اَلَایَعْلَمُ مَنْ خَلَقَ وَهُوَاللَّطِیْفُ الْخَبِیْرُ" (الملک. ۱۴)

ہر جمعہ اول و آخر ۲۱-۲۱ مرتبہ درود شریف اور دو ہزار بائیس ۲۰۲۲ مرتبہ اس آیت کو تلاوت کر کے پانی پر دم کر کے مریض کو پلائیں اور اس پر دم کریں انشاءاللہ شفایاب ہوں گے۔

★ ہمہ اقسام کے درد کیلئے مجرب دعا ★

ایک حدیث کا مفہوم ہے کہ حضورؐ نے فرمایا۔ اپنا ہاتھ درد والے حصّہ پر رکھو اور یہ دعا پڑھو انشاء اللہ درد ختم ہوجائیگا۔ بسم اللہ الرحمٰن الرحیم تین (۳) مرتبہ اور اسکے بعد سات (۷) مرتبہ اَعُوْذُ بِاللّٰهِ وَ قُدْرَتِهٖ مِنْ شَرِّمَااَجِدُ وَاُحَاذِرُ۔ (مسلم ج ص ۱۷۸۲)

نوٹ: ایک روایت میں اَعُوْذُبِعِزَّةِ اللّٰهِ بھی آیا ہے۔

★ متعدی امراض سے حفاظت کی دعا ★

حضرت عمرؓ اور حضرت ابو ہریرہؓ سے روایت ہے کہ حضور ﷺ نے فرمایا۔ جو شخص کسی غم یا مرض (بیماری) میں مبتلا شخص کو دیکھکر یہ دعا پڑھے انشاء اللہ اس بیماری سے محفوظ رہیگا۔ اَلْحَمْدُلِلّٰهِ الَّذِیْ عَافَانِیْ مِمَّا ابْتَلَاکَ بِهٖ وَفَضَّلَنِیْ عَلٰی کَثِیْرٍ مِّمَّنْ خَلَقَ تَفْضِیْلاً۔ (ترمذی جزءالاعمال، ص۳۳)

★ چار بیماریوں سے موت تک حفاظت کی دعا ★

ایک حدیث کا مفہوم ہے کہ حضورؐ نے فرمایا۔ جس شخص نے یہ دعا تین مرتبہ صبح وشام پڑھا اللہ تعالیٰ اسکی چار بیماریوں سے موت تک حفاظت فرمائینگے۔

۱) جذام ۲) جنون (پاگل پن) ۳) اندھا ہونا ۴) فالج (لقوہ)

سُبۡحَانَ اللّٰہِ الۡعَظِیۡمِ وَ بِحَمۡدِہٖ وَ لَا حَوۡلَ وَلَا قُوَّۃَ اِلَّا بِاللّٰہِ (مجمع الزوائد)

★ حفاظت جنّات ★

بِسۡمِ اللّٰہِ شَجَّۃٌ قَرۡنِیَّۃٌ مِلۡحَۃُ بَحۡرٍ

حدیث شریف کا مفہوم ہے: آپؐ فرماتے ہیں کہ حضرت سلیمان علیہ السلام نے جنات سے یہ عہد لیا تھا کہ جو اِن کلمات کو پڑھے گا تم ان کو نہیں چھیڑو گے اور نہ ہی ان کو ستاؤ گے۔

"اَعُوۡذُ بِکَلِمَاتِ اللّٰہِ التَامَّاتِ مِنۡ شَرِّ مَا خَلَقَ" موذی جانور سے بھی حفاظت ہوتی ہے، اور اگر جانور ڈس بھی لے تو اس سے نقصان نہیں پہنچتا۔

★ جن اور بھوت سے حفاظت کا عمل ★

ایک حدیث کا مفہوم ہے کہ حضورؐ نے فرمایا جو شخص جن اور بھوت سے حفاظت چاہتا ہے وہ اس عمل کی پابندی کرے (صبح وشام ایک مرتبہ پڑھے)

حٰمٓ تَنۡزِیۡلُ الۡکِتٰبِ مِنَ اللّٰہِ الۡعَزِیۡزِ الۡعَلِیۡمِ غَافِرُ الذَّنۡبِ وَ قَابِلُ التَّوۡبِ شَدِیۡدِ الۡعِقَابِ ذِی الطَّوۡلِ. لَا اِلٰہَ اِلَّا ھُوَ. اِلَیۡہِ الۡمَصِیۡرُ. (غافر۔۱،۲،۳) (اور آیت الکرسی مکمل پڑھے) (ترمذی ج ۲ ص ۱۱۱)

★ تسخیر قلوب ★

وَاَلَّفَ بَیۡنَ قُلُوۡبِھِمۡ ط لَوۡاَنۡفَقۡتَ مَافِی الۡاَرۡضِ جَمِیۡعًا مَّآ اَلَّفۡتَ بَیۡنَ قُلُوۡبِھِمۡ

وَلٰكِنَّ اللّٰهَ اَلَّفَ بَيْنَهُمْ ط اِنَّهٗ عَزِيْزٌ حَكِيْمٌ (الانفال. ۶۳)

جس شخص کے دل میں اپنی محبت ڈالنی ہو یا یہ آیت گیارہ (۱۱) دفعہ ہر نماز کے بعد پڑھے حتیٰ کے پالتو جانور کے لئے بھی یہ مجرب ہے۔

★ جب نیا کام شروع کرے یا نئی جگہ داخل ہو تو یہ دعا پڑھے ★

رَبِّ اَدْخِلْنِیْ مُدْخَلَ صِدْقٍ وَّاَخْرِجْنِیْ مُخْرَجَ صِدْقٍ وَّاجْعَلْ لِّیْ مِنْ لَّدُنْكَ سُلْطَانًا نَّصِيْرًا (سورۃ اسراء آیت ۸۰)

اللہ تعالیٰ نے ہجرت کے وقت حضور ﷺ کو یہ دعا تلقین فرمائی۔ تاکہ مکہ سے نکلنا اور پھر مدینہ پہنچنا دونوں خیر وخوبی کے ساتھ ہو جائے۔ (ترمذی، حدیث نمبر ۳۰۶۴)

چنانچہ ہجرت کے وقت تعاقب (پیچھا) کرنے والے کفار کی زد سے محفوظ رہے اور مدینہ کی حاضری سازگار بن گئی۔ لہذا اسلافِ صالحین و بزرگانِ دین نے یہ فرمایا کہ یہ دعا ہر مسلمان کو اپنے عام مقاصد کے آغاز میں پڑھنا چاہیئے۔

میاں بیوی کے درمیان ناچاقی۔ نوکر و آقا کے درمیان جھگڑا ہو تو دوکان و مکان میں داخل ہونے سے پہلے یہ دعا پڑھکر داخل ہوں انشاء اللہ ایک دوسرے کیلئے نرم ہو جائینگے۔

★ نیند میں ڈر جانے کی دعا ★

أَعُوْذُ بِكَلِمَاتِ اللّٰهِ التَّامَّاتِ مِنْ غَضَبِهٖ وَ عِقَابِهٖ وَ شَرِّ عِبَادِهٖ وَمِنْ هَمَزَاتِ الشَّيَاطِيْنِ وَ أَنْ يَّحْضُرُوْنِ (ترمذی ج ۲ / صفحہ ۱۸۳)

حضورؐ نے فرمایا کہ جب تم نیند میں ڈر جاؤ تو اس دعا کو پڑھ لیا کرو۔ کوئی جن بھوت شیطان تمہیں تکلیف نہ پہنچا سکے گا۔

حضرت عبداللہ بن عمرو بن عاصؓ اس دعا کو اپنے بچوں کو یاد کرا دیتے تھے۔ جب نیند میں کوئی

ڈر جائے یا بُرا خواب دیکھکر بیدار ہو تو کروٹ بدل دے، تھتکارے اور پھر تین مرتبہ أعُوذُبِاللّٰہِ مِنَ الشَّیطَانِ الرَّجِیمِ پڑھکر مذکورہ دعاء پڑھے۔(ابن۔۔صفحہ۱۹۳)

★ دشمن سے حفاظت کی دعا ★

یَااَللّٰہُ یَا رَحمٰنُ یَا رَحِیمُ یَا ذَاالجَلَالِ وَالاِکرَامِ یَا حَیُّ یَا قَیُّومُ بِرَحمَتِکَ اَستَغِیثُ (مشکوۃ ج۲/صفحہ۱۶)

کسی کی پریشانی یا کسی کی ایذاء رسانی سے تکلیف ہو یا کوئی ایسی مشکل درپیش ہو جس کا حل بہت مشکل ہو تو کثرت سے یہ دعا پڑھے۔ ہر نماز کے بعد (۷) یا (۱۱) مرتبہ پڑھ لیں۔

★ دشمن سے حفاظت کی دوسری دعا ★

اَللّٰھُمَّ اِنَّا نَجعَلُکَ فِی نُحُورِھِم وَ نَعُوذُبِکَ مِن شُرُورِھِم (مشکوۃ ج۱/صفحہ۲۱۵،ابوداؤد ج۱/ص۲۲۲)

★ برائے پریشانی ★

اِلَّارَحمَةً مِّن رَّبِّکَ ط اِنَّ فَضلَهٗ کَانَ عَلَیکَ کَبِیرًا. (الاسراء. ۸۷)

اگر کوئی شخص غم میں یا کوئی اور پریشانی میں ہو یا اسکی مالی حالت بگڑتی جارہی ہو تو ہر نماز کے بعد ۱۱ مرتبہ پڑھے جب تک مقصد پورا نہ ہو۔

★ برائے پریشانی (دوسرا عمل) ★

حَسبِیَ اللّٰہُ لَآاِلٰہَ اِلَّاھُوَعَلَیهِ تَوَکَّلتُ وَھُوَرَبُّ العَرشِ العَظِیمِ. (التوبہ. ۱۲۹)

ہر نماز کے بعد سات سات مرتبہ پڑھنا چاہئے اللہ تعالیٰ اسکے معاملات درست کرے گا، پریشانیاں دور ہوں گی۔ حضرت ابوالدرداءؓ فرماتے ہیں کہ یہ کلمات تو سچے دل سے پڑھے یا جھوٹے دل سے، ہر حال میں اللہ تیرا کام بنائے گا۔

★ جھوٹا مقدمہ ★

وَيُحِقُّ اللّٰهُ الْحَقَّ بِكَلِمٰتِهٖ وَلَوْ كَرِهَ الْمُجْرِمُوْنَ. (یونس. ۸۲)
اگر کوئی جھوٹے مقدمے میں پھنس گیا ہو یا کسی نے جھوٹی تہمت لگائی ہو یا کسی کی عزت پر کوئی حرف آیا ہو وہ اس دعاء کو ہر نماز کے بعد ۱۱ رمرتبہ پڑھے۔انشاء اللہ اسے کامیابی حاصل ہوگی۔

★ مقدمہ میں کامیابی کیلئے ★

وَقُلْ جَآءَ الْحَقُّ وَزَهَقَ الْبَاطِلُ اِنَّ الْبَاطِلَ كَانَ زَهُوْقاً. (الاسراء. ۸۱)
مقدمہ کی کامیابی کے لئے روزانہ کسی بھی نماز کے بعد ایک سو تینتیس (۱۳۳) دفعہ پڑھیں،حق پر ہوتو پڑھے،ناحق پڑھنے والا خود مصیبت میں گرفتار ہوسکتا ہے۔

★ برائے عزّت ★

فَسُبْحٰنَ الَّذِىْ بِيَدِهٖ مَلَكُوْتُ كُلِّ شَىْءٍ وَّاِلَيْهِ تُرْجَعُوْنَ (یٰس. ۸۳) اگر کوئی شخص لوگوں کی نظر سے گر گیا ہو اور چاہتا ہو کہ اسکی عزت قائم ہو جائے تو وہ اس آیت کو گیارہ (۱۱) دفعہ پڑھ کر اپنے اوپر پھونک لے۔انشاء اللہ اسے کامیابی ہوگی۔

★ بدنامی سے بچنے کیلئے ★

وَلَايَحْزُنْكَ قَوْلُهُمْ اِنَّ الْعِزَّةَ لِلّٰهِ جَمِيْعًا ط هُوَالسَّمِيْعُ الْعَلِيْمُ. (یونس. ۶۵)
اگر کوئی کسی کو بدنام کرنے پر تلا ہے اور اس کو اپنی عزت کا خطرہ ہے تو وہ اس دعاء کو صبح وشام اکتالیس (۴۱) مرتبہ پڑھ کر اپنے اوپر پھونک دے۔

★ غصّہ کم کرنے کیلئے ★

وَالْكَاظِمِيْنَ الْغَيْظَ وَالْعَافِيْنَ عَنِ النَّاسِ ط وَاللّٰهُ يُحِبُّ الْمُحْسِنِيْنَ
(آل عمران. ۱۳۴)

غصہ کو دور کرنے کے لئے چینی پر ایک سو ایک (۱۰۱) دفعہ اکیس (۲۱) دن تک پڑھیں اور پلائیں۔

★ قرضہ وصول ہونے کی دعاء ★

ہر نماز کے بعد ۱۱ مرتبہ اور جمعہ کے دن ۳۱۳ مرتبہ پڑھے۔

اُحْضُرُوا بِحَقِّ بِسْمِ اللّٰهِ الرَّحْمٰنِ الرَّحِيْمِ

★ برائے ظالم ★

فَقُطِعَ دَابِرُ الْقَوْمِ الَّذِيْنَ ظَلَمُوْا ط وَالْحَمْدُ لِلّٰهِ رَبِّ الْعٰلَمِيْنَ. (الانعام. ۴۵)

ظالم کو دفع کرنے کیلئے تین دن تک اکیس (۲۱) دفعہ ہر نماز کے بعد پڑھنا مفید ہے۔ یہ آیت بڑی جلالی ہے اس کو ناجائز کام کیلئے پڑھنا اپنے آپکو ہلاک میں ڈالنا ہے۔ جب ظالم کا ظلم ناقابل برداشت ہوجائے تب اس دعاء کا استعمال کریں۔

★ طالبعلم کو سبق آسان ہونے اور جلد یاد ہونے کیلئے دعا ★

کتاب کے مطالعہ سے پہلے ایک مرتبہ یہ آیت پڑھکر دعا کرے۔

قَالَ رَبِّ اشْرَحْ لِيْ صَدْرِيْ وَيَسِّرْ لِيْ أَمْرِيْ۔ (طہ۔۲۵،۲۶)

انشاءاللہ کامیابی حاصل ہوگی۔

★ برائے زیارتِ رسولؐ ★

اِنَّ اللّٰهَ وَمَلٰٓئِكَتَهٗ يُصَلُّوْنَ عَلَى النَّبِيِّ ط يٰٓاَيُّهَا الَّذِيْنَ اٰمَنُوْا صَلُّوْا عَلَيْهِ وَسَلِّمُوْا تَسْلِيْمًا. (الاحزاب. ۵۶)

جو حضور صلی اللہ علیہ وسلم سے ہم کلام ہونے کا یا حضور کی زیارت کا خواہشمند ہو وہ رات کو سوتے وقت ۳ یا ۵ تسبیح پڑھے، انشاءاللہ جلد ہی خواہش پوری ہوگی۔

مؤلف کتاب کا مختصر تعارف

مرہٹواڑہ کے مشہور عالمِ دین مولانا محفوظ الرحمٰن فاروقی رحمانی (امیر مرکز علوم شرعیہ اورنگ آباد) ایک بے باک مقرر، جیّد حافظِ قرآن، عالمی شہرت یافتہ قاری اور ایک کامیاب تاجر ہیں، آپ کو اللہ تعالیٰ نے بڑی خوبیوں اور صلاحیتوں سے نوازا ہے، آپ اپنے علاقہ کے علماء اور داعیوں میں امتیازی شان رکھتے ہیں، ایک طرف آپ نے اپنی تقریروں کے ذریعے مسلمانوں میں عملی جوش کو ابھارا، تو دوسری طرف کئی دینی وعصری درس گاہوں کی بنیاد رکھ کر مسلم طلباء وطالبات کو عصری ودینی علوم سے بہرور کرنے کی کوشش کی، ایک طرف آپ نے مسلمانوں کے ملّی تحفّظ کے خاطر قربانی دی اور جیل کی صعوبت برداشت کی، تو دوسری طرف ہر مکتبہ فکر کے علماء کو ایک پلیٹ فارم پر جمع کر کے ملّی اتحاد کا پیغام دیا۔ علاقہ کی متعدد تنظیموں، اداروں اور جماعتوں کے آپ سرپرست ہیں۔ مولانا موصوف کی ذات اس حقیقت کی ایک عملی مثال ہے کہ مال، عہدہ، عزّت سب انسان کے تابع ہیں نا کہ انسان ان چیزوں کے تابع ہیں۔ ضلع ہنگولی سے تعلق رکھنے والی مولانا کی شخصیت، مقامی ابتدائی تعلیم کے بعد اعلیٰ دینی تعلیم کے لئے معہد ملت مالیگاؤں پہونچے، گیارہ سال کی عمر میں حفظ وقرأت کی تکمیل، حافظ محمد فہیم وقاری کرنل بسم اللہ بیگ (حیدرآباد) سے کی، عالمیت کے چند سال بعد گجرات کے مشہور ادارہ دارالعلوم اشرفیہ راندیر سے سندِ فراغت ۱۹۷۳ء میں حضرت مولانا قاری محمد طیب صاحبؒ کے دستِ مبارک سے حاصل کی، سندِ تجوید تین اداروں سے حاصل کی، اور حیدرآباد کے مشہور قاری عبدالباری، قاری کلیم اللہ حسینی وقاری حبیب عمر الکاف سے شرف تلمذ حاصل کیا۔

● **بیعت ونسبت:** گجرات میں تدریسی خدمات کے دوران حضرت شیخ الحدیث مولانا محمد زکریاؒ سے بیعت کی اور بار بار سہارنپور حضرت شیخ کی خانقاہ میں جاتے رہے اور معتکف بھی رہے،

حضرت شیخ الحدیثؒ کی رحلت کے بعد آپ نے حضرت مولانا محمد ولی رحمانی (سجادہ نشین خانقاہ رحمانی مونگیر بہار) کو اپنا شیخ ومربی بنایا، راہِ سلوک میں کچھ عرصہ گزرنے کے بعد شیخِ محترم نے اپنا خلیفہ ومجازِ بیعت بنایا۔

● **دعوت وتبلیغ:** فراغت کے بعد آپ کے والد محترم قاری عبد الستار رحمانیؒ نے آپ کو مرکز نظام الدین دہلی بزرگوں کی خدمت میں روانہ کیا (چونکہ آپ کے والد حضرت جی مولانا محمد یوسف صاحبؒ کے صحبت یافتہ اور مولانا محمد عمر پالنپوریؒ کے مشورے سے وقت لگاتے تھے) اس لئے اپنے صاحبزادے کی تربیت اسی کام میں بہتر سمجھی، مولانا موصوف نے مرکز کے ذمہ داروں کے مشوروں سے ایک چلہ علماء کے ساتھ اور عربوں کی جماعت کے ساتھ لگایا۔ حضرت مولانا احمد لاڈ صاحب کی امارت میں دیوبند، سہارنپور اور کیرانہ کے اطراف وقت لگا کر گجرات واپس ہوئے۔ شیخ الحدیث مولانا محمد رضا اجمیریؒ، مولانا سید ابرار احمد دھلویؒ، مولانا احمد اشرفؒ کے مشورے سے ضلع سورت کے مقام بوڈھان اور کوساڑی میں صدر مدرس کی حیثیت سے تقریباً چھ سال دینی خدمت انجام دینے میں مصروف رہے، ممبئ جوگیشور علاقہ کی میمن کالونی مسجد میں چار سال رمضان المبارک میں تراویح میں کلامِ پاک سنایا اور بعد تراویح آپ کی تفسیر سننے کے لئے شائقین دور دور سے تشریف لاتے تھے۔ ضلع سورت (گجرات) کے مقام بوڈھان وکوساڑی میں بھی آپ نے کئی سال تراویح میں کلامِ پاک سنایا۔ بفضلہٗ تعالیٰ آپ کے قرآن سنانے اور تلاوت کرنے کا ایسا بہترین انداز ہے کہ بدن کے رونگٹے کھڑے ہو جاتے ہے اور بعض اوقات مصلیان مسجد کے بے ساختہ آنسو نکل جاتے ہیں۔ ایک مرتبہ جس نے آپ کا قرآن سنا اس کی حلاوت کو زندگی بھر بھول نہیں سکتا۔ ساؤتھ افریقہ میں بھی چار سال اسطرح مسلسل ۲۷ رسال کلامِ پاک تراویح میں سُنانے کا شرف حاصل ہے۔

● **وطن واپسی:** ضلع پربھنی کے دینی کام کرنے والے احباب وعزیزوں کے بار بار اصرار اور شیخ الحدیث مولانا محمد حنیف ملیؒ کے مشورہ سے دارالعلوم پربھنی میں صدر مدرس اور مسجد قادر آباد میں امام وخطیب کی حیثیت سے اور کچھ عرصہ مدرسہ فیض القرآن میں تدریسی خدمات انجام دیں ۔اس دوران حضرت شاہ مولانا ابرارالحق صاحبؒ کی خدمت میں ہردوئی (یوپی) تشریف لے گئے، جہاں آپ نے فیض پایا، اورایک مدرسہ کی بنیاد ڈالی۔

● **دارالعلوم نعمانیہ پربھنی کی بنیاد:** حالات نے کروٹ لی، آپ کے حلقۂ احباب اور عقیدت مندوں نے دینی وعصری درس گاہ کے قیام پر مجبور کیا، آپ نے بزرگوں سے مشورہ کیا، جس کے بعد پربھنی شہر سے باہر شہری ہنگاموں سے دور پرسکون و پرفضاء مقام پر خانقاہی طرز کا ادارہ دارالعلوم نعمانیہ کی بنیاد ۱۹۸۳ء میں ڈالی یہ حقیقت ہے کہ علاقہ مراٹھواڑہ کا یہ پہلا دینی اقامتی مدرسہ ہے جو شہر سے باہر قائم ہوا۔ پھراس کے بعد چراغ سے چراغ جلتے رہے۔ پاتھری روڈ ہائے وے پر کڑوڑوں کی بلڈنگوں کا حسین ودلکش منظر، باغات کے قلب میں مہمانانِ رسول کی تعلیم کا خوشنما اسلامی ماحول دیکھ کر روح خوش ہو جاتی ہے۔

● **جامعۃ المؤمنات کی بنیاد:** مولانا موصوف کے اہم کاموں میں مراٹھواڑہ میں لڑکیوں کے لئے اعلیٰ دینی تعلیم کی پہلی اقامتی درسگاہ "**جامعۃ المؤمنات**" کا قیام ہے۔ پربھنی شہر کو پہلی مرتبہ ۱۹۹۸ء میں یہ اعزاز نصیب ہوا کہ طالبات نے بخاری شریف کی تکمیل کی اور اسوقت بھی تقریباً ۳۰۰ سے زائد طالبات دارالاقامہ میں رہکر تعلیم حاصل کر رہی ہیں۔ جامعۃ المؤمنات کی تقریباً ۴۰۰ عالمات فراغت کے بعد اپنے اپنے علاقوں میں دینی مکاتب و خواتین کی تعلیم اور اجتماعات میں خدمات انجام دے رہی ہیں۔

● **نعمانیہ اُردو پرائمری اسکول:** آپ کے تاریخی کارناموں میں نعمانیہ اردو پرائمری

اسکول کا قیام ہے۔ گورنمنٹ آف مہاراشٹر سے منظور شدہ وامداد یافتہ اسکول ہذا میں تقریباً ۴۰۰ طلباء وطالبات عصری علوم سے مستفید ہو رہے ہیں۔ ایک طرف اسکول کے طلبہ میں دینی ماحول کا اثر اور دوسری طرف دینی طلبہ کی عصری تعلیم سے آراستگی یہ ایک ایسا حسین سنگم ہے جس کی مثالیں بہت کم دیکھنے کو ملتی ہیں۔

آج یہ تینوں ادارے ایک کامپلکس میں تعلیم، اصلاح وتربیت کے عظیم الشان گہوارے ہیں۔

● **دیگر اداروں کی بنیاد:** اس کے علاوہ مولانا موصوف نے مرکز علوم شرعیہ مراٹھواڑہ دارالافتاء والارشاد، مولانا علی میاں کمپیوٹر انسٹی ٹیوٹ، نعمانیہ ٹیکنیکل انسٹی ٹیوٹ، نعمانیہ شفاء خانہ قائم کر کے نونہالانِ ملت کے لئے قابل تعریف وقابل تقلید کام انجام دیئے ہیں۔

● **ملّی قیادت:** آپ نے ہمیشہ قومی وملّی اور سماجی کاموں میں بڑھ چڑھ کر حصّہ لیا ہے حالات سے کبھی مرعوب نہیں ہوئے۔ مسلم پرسنل لاء کی تحریک اور شاہ بانو کیس کے موقعہ پر علاقہ کا دورہ کیا۔ حکومت وقت کے اشارہ پر پولس کے مظالم کے شکار ہوئے اور جیل کی صعوبت برداشت کی لیکن حوصلے مزید بلند ہوئے۔ اکابر علماء نے آپ کی خدمات کا اعتراف کیا پربھنی میں تمام مکاتب فکر کے علماء وقائدین کے مشترکہ پلیٹ فارم ''سیرت کمیٹی'' کے آپ متفقہ صدر رہے۔ مہاراشٹر جمعیۃ العلماء ہند نے ۱۹۹۱ء میں آپ کو سیکریٹری منتخب کیا۔ اس پانچ سال کی مدت میں آپ نے جمعیۃ العلماء کو پورے علاقہ میں فعال بنایا۔ پربھنی جمعیۃ العلماء کے آپ چار مرتبہ صدر رہے اور ضلع اورنگ آباد میں دو مرتبہ صدر کی حیثیت سے منتخب ہوئے۔ مجلس علماء پربھنی کے صدر نعمانیہ اسلامک ایجوکیشنل سوسائٹی کے سیکریٹری، آل انڈیا مسلم مجلس مشاورت مراٹھواڑہ کے کنوینر، تنظیم ائمہ مساجد کے سرپرست اور اس کے علاوہ کئی تنظیموں، مدرسوں کے سرپرست بھی ہیں۔ نیز آپ کی سرگرمیاں مرکز علوم شرعیہ مراٹھواڑہ کے امیر کی حیثیت سے جاری ہیں۔

حرمین شریفین میں اعزاز حرمین شریفین کی نسبت کے ساتھ کوئی خاک بھی عطا کرے تو سرمہ سے زیادہ قیمتی ہے۔ بفضلہٖ تعالےٰ حضرت مولانا کو ۱۹۹۴ء میں عالم اسلام کی مشہور شخصیت شیخ عبدالرحمٰن السدیس امامِ حرم پاک سے خصوصی ملاقات میں قرأت ونعت سنانے کا بھی شرف حاصل ہے۔ خانہ کعبہ کے غلاف" کا ہدیہ بھی بطور اعزاز کے عطا ہوا۔ (اکابر علماء دوست واحباب اسکی زیارت کرتے ہیں) یہی نہیں بلکہ مسجد نبویؐ مدینہ منوّرہ کے تین اماموں سے بھی خصوصی ملاقات کا شرف ملا۔ شیخ عبدالمحسن عبدالقاسم نے انھیں گرانقدر اجویٰ کھجوروں وغیرہ کا ہدیہ بھی پیش کیا۔ کئی عمرے وکئی حج کی سعادت ملی۔ اس دوران کتابِ ھٰذا کے بقیہ حصّہ کو تکمیل کرنے کا موقعہ بھی ملا اللہ تعالےٰ آپکی دونوں کتابوں اور سفر کو قبول فرمائے (آمین)

● **جنوبی افریقہ میں خدمات:** جنوبی افریقہ کے مشہور شہر ڈربن، جوہانسبرگ، کیپٹاؤن میں آپ نے چار سال رمضان میں قرآن مجید سنایا آپ کے علمی ودینی بیانات کئی مساجد ومدارس میں ہوئے۔ اسی دوران مشہور مبلغ ومناظر اسلام شیخ احمد دیدات، امام حرم عبدالرحمٰن السدیس، مفتی محمد تقی عثمانی اور مولانا حکیم اختر صاحبان (پاکستان) کے ساتھ تقریر کا بھی شرف ملا۔ اسی طرح زامبیا، لیسوتو، بوچوانا، سعودی، متحدہ عرب امارات میں بھی آپ نے دعوتِ دین اور اصلاح کی خدمت انجام دی، دبئی کی مشہور مسجدِ غریر اور جارڈن کی جامع مسجد میں خطبہ ونمازِ جمعہ پڑھانے کا شرف بھی ملا۔ مولانا موصوف ایک اچھے ماہر روحانی عامل بھی ہیں، تقریباً تیس (۳۰) سال سے مخلصانہ خدمت خلق کررہے ہیں۔ آپ سے ہزاروں لوگوں نے فیض اٹھایا، آپ نے تعویذات کو دعوتِ دین کا میدان بنا کر اُمت کی صحیح رہنمائی فرمائی ہے۔ قرآنی عملیات میں آپ کی مہارت کا اندازہ اس سے لگایا جاسکتا ہے کہ اکابر وعلماء ومفتیان کرام نے آپ کی خدمات کا اعتراف تحریراً بھی کیا ہے۔

سپاس نامہ اور ایوارڈ: عالمی مقابلۂ قرأت میں تین مرتبہ شرکت کی ،ڈربن (جنوبی افریقہ حیدرآباد اور دہلی میں توصیفی سند اور مومنٹو سے نوازا گیا، عالمی مظاہرۂ قرأت اورنگ آباد میں دو مرتبہ شرکت کرکے مومنٹو واعزازی انعام حاصل کیا۔

- مالیگاؤں میں ''محسن مراٹھواڑہ'' کا ایوارڈ وسپاس نامہ، چنئی میں ''خادم قرآن'' ایوارڈ وسپاس نامہ اسی طرح کئی تنظیموں کی جانب سے دیگر اعزازات سے نوازا گیا۔

- **تجارت:** مولانا موصوف عالم و عامل ہونے کے ساتھ ساتھ ایک کامیاب تاجر بھی ہے، مراٹھواڑہ اور اس کے باہر آپ کی تجارتی سرگرمیاں جاری ہے اور مارکیٹ میں مولانا موصوف کی شناخت ''ایم، آر، ایف'' (MRF) سے کی جاتی ہے۔

ایم آر ایف ایکسپورٹ اینڈ امپورٹ کے ذریعہ بیرون ممالک میں بھی آپ کی تجارتی سرگرمیاں جاری رہی۔ مولانا موصوف ایک علمی گھرانے سے تعلق رکھتے ہیں یہی وجہ ہے کہ مولانا موصوف کے گھرانے میں اس وقت تقریباً سترہ (۱۷) سے زیادہ حفاظ وعلماء موجود ہیں۔ مولانا مناظر احسن گیلانیؒ نے ایک جگہ فرمایا ہے کہ یورپ میں جو کام ایک اکادمی کرتی ہے وہ ہمارے یہاں ایک آدمی کرتا ہے مولانا موصوف بھی اس کے مصداق ہے۔ آپ کی خدمت کی فہرست طویل ہے۔ مولانا موصوف کے قریب رہنے اور آپ کی سرپرستی میں کام کرنے کا مجھے اللہ نے موقعہ دیا اس لئے ان چند خدمات کا تذکرہ کرسکا۔ ورنہ سفینہ چاہئے اس بحر بیکراں کے لئے اللہ تعالیٰ آپ کی خدمات کو قبول فرمائیں اور آپ کو دنیا وآخرت میں سرخرو فرمائیں۔ (آمین)

والسلام: محمد صادق ندوی (ایم اے۔ بی ایڈ)

ڈاکٹر ذاکر حسین جونیئر کالج اورنگ آباد

مؤلفِ کتاب اکابر علماء کی نظر میں

ہندوستان کے مشہور اکابر علماء کرام نے مؤلف کتاب حضرت مولانا محفوظ الرحمٰن فاروقی رحمانی کے علمی و دعوتی کاموں اور دینی وعصری درسگاہوں کا قریب سے معائنہ کر کے کتاب الرائے میں اپنے احساسات وجذبات کو قلم بند کیا ہے، ان کی ایک طویل فہرست ہے۔

چند مشہور شخصیات کے ناموں کا تذکرہ کیا جارہا ہے جس سے اندازہ لگایا جاسکتا ہے کہ مؤلف کتاب کا مقام کتنا بلند اور معتبر ہے گویا مندرجہ ذیل علماء کا اعتماد ان کو حاصل ہے۔

☆ مفتی اعظم پنجاب حضرت مولانا فضیل الرحمٰن ہلال عثمانی

جامعہ دارالسلام مالیرکوٹلہ پنجاب

عام اداروں سے ہٹ کر وقت کی ضرورت کے مطابق مسائل شرعیہ میں رہنمائی علماء اکرام کی عزّت افزائی مدارس دینیہ کا جابجا قیام ، خدمت خلق کے جذبہ سے حضرت مولانا محفوظ الرحمٰن فاروقی نے اس ادارہ (مرکز علومِ شرعیّہ) کو قائم کر کے ملّی ضرورت کو پورا کیا ہے۔

☆ جانشین حکیم الاسلام حضرت مولانا محمد سالم صاحب قاسمی

مہتمم دارالعلوم (وقف) دیوبند

یہ ادارہ مرکز علومِ شرعیّہ مختلف قدیم وجدید دینی اداروں میں باہم خدماتی قرب کے ساتھ نئی مسلم نسل کو فکری اور دینی تربیت میں غیر معمولی مفید واہم ثابت ہوگا۔

مولانا محفوظ الرحمٰن فاروقی نے وقت کے تقاضوں کو پہچان کر علم و دین کی خدمت کا بہت بڑا اقدام کیا ہے۔

☆ قاضی شریعت حضرت مولانا عبدالاحد صاحب ازہری شیخ الحدیث

معہد ملت مالیگاؤں

میری نظر میں یہ ادارہ مرکز علومِ شرعیّہ اپنی نوعیت کا ملک بھر میں ایک منفرد وممتاز ادارہ ہے یہ نہ صرف ملّی خدمات کا مرکز ہے بلکہ دین اسلام کی تبلیغ واشاعت کا ایک مضبوط مرکز بھی ہے مولانا محفوظ الرحمٰن فاروقی نے اس کے زیر انصرام دارالافتاء والارشاد کو جاری کر کے اس کے فیض کو دوآتشہ بنادیا ہے۔

☆ شیخ طریقت مفکر اسلام حضرت مولانا محمد ولی رحمانی سجادہ نشین

خانقاہِ رحمانی مونگیر (بہار)

اس ہمہ جہتی ادارہ مرکز علومِ شرعیّہ کے قیام سے موجودہ دینی وعلمی اداروں کو مزید تقویت ملے گی۔مولانا محفوظ الرحمٰن فاروقی رحمانی نے مراٹھواڑہ میں قوم وملت کے لئے تاریخی کارنامے انجام دیئے ہیں۔

کئی اداروں کے بانی وسرپرست ہونے کی وجہ سے وقت کے تقاضوں کو اور ملت کے مسائل کو حل کرنے کا بہترین تجربہ رکھتے ہیں۔اس ادارہ کے اغراض ومقاصد وسیع اور زمانہ کے عین مطابق ہیں ۔ امیر مرکز علوم شرعیہ نے علماء کے اعترافِ خدمات وحوصلہ افزائی کے لئے ''مولانا علی میاں ندوی ایوارڈ'' جاری کیا اور اس سے قبل مولانا علی میاں کمپیوٹر انسٹی ٹیوٹ قائم کر کے حضرتؒ کی یاد کو زندہ وتابندہ رکھنے کا قابل تقلید اقدام کیا ہے۔

اللہ تعالیٰ اس ادارہ کو مزید ترقّی عطا فرمائے (آمین)۔

چند مشہور اکابرِ علماء کے نام جنہوں نے تحریراً مؤلفِ کتاب کی خدمات کا اعتراف کیا ہے

☆ حضرت مولانا محمد سید رابع حسنی ندوی۔ صدر آل انڈیا مسلم پرسنل لاء بورڈ
☆ حضرت مولانا شاہ ابرار الحق صاحبؒ ناظم مجلس دعوۃ الحق ہردوئی (یوپی)
☆ حضرت مولانا انظر شاہ کشمیری شیخ الحدیث دارالعلوم (وقف) دیوبند
☆ حضرت مولانا مفتی فضیل الرحمٰن ہلال عثمانی۔ شیخ الجامعہ دارالسلام، مالیرکوٹلہ، پنجاب
☆ حضرت مولانا سعید الرحمٰن اعظمی ندوی۔ مہتمم دارالعلوم ندوۃ العلماء، لکھنؤ
☆ حضرت مولانا حمید الدین عاقل حسامیؒ امیر ملت اسلامیہ، حیدرآباد
☆ حضرت مولانا سید اسعد مدنیؒ امیر الہند و صدر جمیعۃ العلماء ہند
☆ حضرت مولانا عبدالکریم صاحب پاریکھؒ۔ خازن مسلم پرسنل لاء بورڈ
☆ حضرت مولانا قمر الزماں صاحب۔ خلیفہ و مجاز شاہ وصی اللہ الہٰ آباد
☆ حضرت مولانا کفایت اللہ صاحب پالنپوریؒ خلیفہ و مجاز حضرت شیخ زکریا صاحبؒ
☆ حضرت مولانا سید سلمان حسینی ندوی۔ ناظم جامعہ سید احمد شہیدؒ کٹولی (یوپی)
☆ حضرت مولانا برہان الدین سنبھلی۔ استاد ندوۃ العلماء لکھنؤ
☆ حضرت مولانا محمد خالد ندوی غازی پوری۔ استاد ندوۃ العلماء لکھنؤ
☆ حضرت مولانا عبدالقادر ندوی پٹنی۔ استاذ ندوۃ العلماء لکھنؤ
☆ حضرت مولانا محمد عیسیٰ منصوری۔ چیر مین ورلڈ اسلامک فورم لندن
☆ حضرت مولانا عبدالرحمٰن خان۔ صدر چسود علماء کونسل (جنوبی افریقہ)
☆ حضرت مولانا سید ابرار احمدؒ۔ شیخ الحدیث فلاح دارین ترکیسر گجرات
☆ حضرت مولانا محمد حنیفؒ۔ شیخ الحدیث معہد ملت مالیگاؤں
☆ حضرت مولانا محمد یونسؒ۔ امیر جماعت تبلیغ مہاراشٹر (پونا)
☆ حضرت مولانا تسنیم احمد قاسمی۔ رفیق فقہ اکیڈمی دہلی
☆ حضرت مولانا اسرار الحق قاسمی۔ (ایم، پی) صدر ملی تعلیمی فاؤنڈیشن دہلی

مؤلفِ کتاب کی دوسری دلچسپ و مستند کتاب پر تبصرہ

مصنف: مولانا محفوظ الرحمٰن فاروقی رحمانی مبصر: پروفیسر محمد عبدالوہاب جذب، اورنگ آباد

کتاب ''قرآن میری معراج ہے''

قرآن مجید پر غیر معمولی معلومات کا خزانہ ہے، ایک چھوٹی سی کتاب ہے لیکن دریا کو کوزے میں بند کر دیا گیا ہے، عموماً علمی مضامین سے مملو کتب خشک اور خالی از دلچسپی ہوتی ہیں، اس کے برعکس اس شہ پارے کو مولانا محفوظ الرحمٰن فاروقی رحمانی نے بہت دلچسپ بنا دیا ہے، بلکہ بعض محیر العقول واقعات سے آپ نے یہ ثابت کر دیا کہ حقیقت افسانے سے زیادہ دلچسپ ہوتی ہے۔

ہم کتاب کو دو حصوں میں تقسیم کرتے ہیں، ایک تو وہ حصہ جس میں قرآن کے پاروں' سورتوں اور آیات کے بارے میں معلومات ہیں، قرآن مجید کو زندگی بھر پڑھنے کے بعد ہم سرسری گزر گئے۔

ذرا سے تصرف کے ساتھ تم قرآن سے گزرے ☆ ورنہ ہر جا جہانِ دِگر تھا

قرآن میں درختوں اور پھلوں کے نام، جانوروں اور پرندوں کے نام، نیند سے بیدار ہونے کیلئے قرآنی نسخہ سورۃ کہف کے حوالے سے، ص ۵۶ پر، دوسرے حصے میں قرآن سے شغف رکھنے والے لوگوں کا ذکر ہے اور اسی حصے میں مولانا کے قرآن کی نسبت پر اسفار اور اہم شخصیات سے ملاقاتوں کا ذکر ہے، سفر ناموں کا ایک اچھوتا دلچسپ انداز کتاب میں اورنگ زیبؒ کے متعلق معلومات میں اضافہ یہ ہوا کہ اورنگ زیبؒ کے بارے میں یہ تو سب کو معلوم ہے کہ اپنے ہاتھ سے قرآن شریف لکھا کرتے تھے، لیکن بہت کم لوگ جانتے ہیں کہ ان کے شہزادے حافظِ قرآن تھے شہزادہ کے حافظِ قرآن ہونے پر والد محترم شاہ جہاں کا مبارکبادی پر وہ جملہ کاش کہ میرا بیٹا (یعنی اورنگ زیبؒ) بھی حافظ قرآن ہوتا، آپ نے اپنے والد کے منشاء کو قلیل عرصہ میں حافظ بنکر پورا کیا، والد کی خدمت میں حافظ ہوکر مبارکبادی لی اور دنیا کو پیغام دیا کہ ''بیٹا ہوتو

ایسا فرمانبردار‘‘ اور بادشاہ بھی حافظ قرآن بن سکتا ہے ایک عورت کا ذکر جو چالیس سال سے قرآن کا شغف رکھتی ہے (ص ۲۴ تا ص ۲۹) پر نہایت دلچسپ اور حیرت انگیز ہے جو ہر بات کا جواب قرآن کی آیتوں سے دیتی تھی، میری نظر میں یہی حصہ حاصل مطالعہ ہے حضرت عبداللہ بن مبارکؒ فرماتے ہیں کہ ایک مرتبہ میں حج کو گیا، ایک سفر کے دوران راستے میں مجھے ایک بُڑھیا ملی، میں نے اس سے گفتگو کی تو اس نے ہر بات کا جواب قرآن کی آیت سے دیا۔

صفحہ ۵۷ پر بحر مردار (Dead See) کے سفر کا ذکر ہے، میرا خیال ہے ہمارے درمیان مولانا محفوظ الرحمٰن وہ واحد زندہ شخص ہے جنھوں نے مردار سمندر Dead See کو دیکھا ہے، اور وہ مراٹھواڑہ کے واحد عالم دین ہیں جنھوں نے بیرونی ممالک میں اپنی دینی وعلمی خدمات کا سکہ جمایا ہے، موصوف حافظ قرآن ہونے کے ساتھ ساتھ بہترین تاجر بھی ہیں کئی دینی و عصری اداروں کے بانی و سرپرست، عالمگیر شخصیت کے مالک ہیں، بیرون ممالک میں ساؤتھ افریقہ، متحدہ عرب امارات، دبئ، ابوظہبی، سعودی عربیہ، زامبیا، کینیڈا، جارڈن وغیرہ میں کئی دینی ودعوتی واصلاحی پروگرام کر چکے ہیں، دبئ کی مشہور مسجد اَلعُزَیز میں آپکا خطاب عام ہو چکا ہے، وہ اپنی عزت وشہرت کا اصل کریڈیٹ قرآن پاک کو دیتے ہیں، مجھے امید ہے کہ علماء اور حفاظ کو اس کتاب سے ایک نیا حوصلہ ملیگا۔

رمضان ۲۰۰۵ء مدرسہ صولتیہ مکہ مکرمہ میں مصنف کو ایک تقریب میں تلاوت کلام پاک کی دعوت دی، جواُن کی زندگی کی سب سے بڑی سعادت تھی، شیخ الحدیث مولانا زکریاؒ کے دو خلیفہ اور کئی اکابر علماء افریقہ، امریکہ و برطانیہ کے بھی اُس وقت حرم کے اس مدرسے میں موجود تھے، مصنف نے مدرسہ صولتیہ کی تاریخ پر بھی روشنی ڈالی، مدرسہ ۱۸۷۴ء میں قائم ہوا، گویا قرآن کی خدمت میں اسے ۱۳۰ سال ہو چکے ہیں، نظام حیدرآباد نے حاجیوں کے قیام وآرام کے لیئے

مکہ مکرمہ و مدینہ منورہ میں رباط (مسافر خانہ) کی عمارت بنائی ہے ، وہ ان کیلئے قیامت تک یقیناً ثواب جاریہ کا سبب ہوگیا مگر بیچارے حج سے محروم رہے ، یہ عبرت ہے ٹال مٹول کرنے والوں کیلئے۔

جنوبی افریقہ کا ایک عجیب واقعہ: شہر پیتا منسبرگ کے مولانا محمود خطیب افریقی نے فون کر کے یہ اطلاع دی کہ اُن کے قریبی رشتہ دار کی لڑکی کو کسی نے اغواء کرلیا ہے، تین (۳) دن ہو گئے ابھی تک سُراغ نہیں ملا، مولانا موصوف کو اصرار کر کے مدعو کیا، چنانچہ مولانا خطیب صاحب اُس گھر مولانا کو لے جاتے ہیں، وہاں صفِ ماتم بچھی ہوئی تھیں، والدہ اور بہنیں زار و قطار رو رہی تھیں، مولانا محفوظ الرحمٰن فاروقی نے ایک کمرے میں وظیفہ پڑھا اور تھوڑی دیر کے بعد باہر آ کر تمام فیملی کے احباب کو دِلاسہ دیا اور فرمایا کہ انشاء اللہ مغرب تک بچی واپس آ جائیگی، مولانا محمود خطیب صاحب نے اور فیملی کے رشتہ داروں نے مزید درخواست کی دن بھر میں ہم مزید کچھ کر سکتے ہیں یا نہیں؟

اس پر مولانا نے فرمایا کہ بذریعہ کار ہم اُس سمت نکل سکتے ہیں اور تلاش کر سکتے ہیں، چنانچہ خطیب صاحب کار چلاتے ہوئے نکل پڑے، مولانا صاحب کچھ پڑھتے جاتے تھے، کبھی لیفٹ اور کبھی رائٹ موڑنے کیلئے ڈائریکشن دیتے تھے، ذرا سوچیئے ! یہ سب ایک اجنبی ملک کے ہائے وے پر ہو رہا ہے آخر میں ایک وقت خطیب صاحب نے کہا کہ ہم کب تک لیفٹ رائٹ کرتے رہینگے؟ مولانا محفوظ الرحمٰن صاحب اُس وقت فرماتے ہیں کہ فکر مت کرو انشاء اللہ ہم منزل کے قریب ہیں، اگر اللہ نے جاسوسی کرنے والے کتّوں کو یہ صلاحیت دی ہے کہ وہ سونگتے سونگتے مجرم تک پہنچ جاتے ہیں آخر ہم تو اشرف المخلوقات ہیں اور اللہ کا کلام پڑتے ہوئے وہاں کیوں نہیں پہنچ سکتے؟ ایسا لگتا ہے جیسے مولانا مشہور جاسوس شرلاک ہومز کا کردار ادا کر رہے ہیں،

آخر وہ ۲۰۰ / دوسو کلومیٹر جانے کے بعد ایک شاپنگ سینٹر کے قریب پہنچ گئے، پارکنگ کے احاطہ میں کار روک کر دونوں نے نماز پڑھی دُعاء میں مولانا نے خوب گڑگڑایا دونوں کو روتا ہوا دیکھ کر انگریز قوم جمع ہوگئی، دُعاء ختم کرتے ہی جو آنکھ کھولی تو دیکھا کہ ایک بہت بڑے مجمع نے گھیر رکھا ہے خطیب صاحب نے انگلش میں اُنہیں سمجھایا وہ چلے گئے، اُس کے بعد خطیب صاحب کے موبائیل کی گھنٹی بجی مولانا محفوظ صاحب نے کہا کہ اُس لڑکی کا فون ہے، نرمی سے بات کیجئے اللہ کی شان دیکھئے کہ اِدھر دُعاء کی اور اُدھر اُسی کا فون آگیا، اُس لڑکی نے بتایا کہ ہم شاپنگ سینٹر کے پیچھے ہیں، روڈ کراس کر کے مولانا اور خطیب صاحب وہاں پہنچے تو لڑکی چند بندوق بردار نوجوانوں کے گھیرے میں کھڑی نظر آئی، خطیب صاحب نے دور سے بات کی، اغواء کرنے والوں کے ڈیمانڈ کو مانا اور اُن کو سمجھایا ساتھ چلنے کیلئے درخواست کی، مولانا محفوظ صاحب پڑھتے رہے اُن لوگوں کی طرف غیر محسوس طریقے سے پھونکتے رہے، اسطرح لڑکی کو لیکر گھر پہنچے تو ماتم خانہ شادی خانہ میں بدل گیا، یہ ایک نمونہ تھا ایسے کئی واقعات ہیں جس سے عملیات قرآنی کے پاورفل ہونے کا ثبوت ملتا ہے۔

مولانا نے کتاب میں اہم شخصیات سے یادگار ملاقات کے سلسلہ میں بھی تذکرہ کیا، ۱۹۹۴ء میں ساؤتھ افریقہ میں قیام کے دوران امام حرم الشیخ عبدالرحمٰن السدیس سے ملاقات کا حال سناتے ہیں کہ کس طرح امام صاحب سے ملاقات ہوئی اور انھوں نے ایک پروگرام میں مولانا محفوظ الرحمٰن کی قرأت ونعت بھی سنی اوران کے ساتھ رہنے کا بھی شرف ملا اور انکی صحبت سے فائدہ بھی اُٹھایا، آپ کو دُنیائے اسلام کے مشہور مبلغ شیخ احمد دیداتؒ سے ۱۹۹۲ء میں ملاقات کا شرف حاصل ہوا، جمعہ کے ایک خطبے میں بھی دونوں کی شرکت رہی جس کی یادگار تحریر شیخ احمد دیداتؒ نے مولانا محفوظ الرحمٰن فاروقی صاحب کو دی، وہ تحریر ان کے لیٹر پیڈ پر کتاب میں

موجود ہے،سورہ رحمٰن میں مَرَجَ الْبَحْرَیْنِ یعنی دوسمندروں کے ملنے کا ذکر ہے،آپ نے وہ منظر بھی دیکھا صفحہ ۹۰ پر اس کی تفصیل موجود ہے،ایرانی علماء کرام سے ملاقات اور ڈربن کی ایک خانقاہ کا تذکرہ یہ سب باتیں الف لیلوی لگتی ہیں،مگر ہیں حقیقت پر مبنی۔

آخر میں صدر جمہوریہ ہنداے پی جے عبدالکلام نے جو قرأتِ قرآن کی تقریب منعقد کی اسکا تذکرہ نہایت دلچسپ ہے اس سے ثابت ہوتا ہے کہ صدر جمہوریہ کو قرآن سے کس قدر شغف ہے کہ پہلی بار قرأت قرآن کا ایسا مظاہرہ راشٹر پتی بھون میں ہوا حالانکہ ڈاکٹر ذاکر حسین، فخر الدین علی احمد بھی مسلم صدر جمہوریہ تھے افسوس کہ ایسے قرآن سے محبت کرنے والے صدر کے بارے میں ایک اسلامی اسکالر نے کہا تھا کہ کلام میں مسلمانوں جیسی کیا بات ہے؟ خیر کتاب کیا ہے ایک سیر بین ہے جس میں قرآن کی روشنی ہی میں اکثر مناظر دکھائے جارہے ہیں، کتاب قرآن پر اپنی نوعیت کی واحد کتاب ہے،مولانا محفوظ الرحمٰن صاحب نے آخر میں مساجد و مدارس کی انتظامیہ کے تعلق سے بڑی تلخ باتیں کہی ہیں جو حقیقت پر مبنی ہے،

بقول غالبؔ

رکھیو غالبؔ مجھے اس تلخ نوائی سے معاف
آج کچھ درد میرے دل میں سوا ہوتا ہے

ساتھ ہی اس سے متعلق ایک فتویٰ بھی شامل ہے جو مفتی اعظم گجرات مولانا عبدالرحیم لاجپوریؒ کی فتاوی رحیمیہ سے ماخوذ ہے،بہر حال اکابر علماء کی تقاریظ نے اس کتاب کو چار چاند لگا دیئے اور اس کو مستند قرار دیا اب اس کی مقبولیت کا اندازہ لگانا بھی مشکل نہیں ہے۔

مصنف سے رابطہ کیلئے فون نمبر **9822629596** سے رابطہ کر سکتے ہیں، اللہ تعالیٰ اس کتاب کو مقبول و مفید بنائے،(آمین)

بدنظر کے لئے

ترکیب:۔جس بچے کو نظر لگ جائے ، یا ضد کرتا ہو، یا سوتے میں ڈرتا ہوتو سورۃ قُلْ اَعُوْذُ بِرَبِّ الْفَلَقِ پوری اور سورۃ قُلْ اَعُوْذُ بِرَبِّ النَّاسِ پوری سورت تین دفعہ پڑھ کر اس پر دم کرے اور یہ آیات اور دعا لکھ کر تعویذ بنا کر موم جامہ کر کے بچے کے گلے میں ڈالے۔وہ آیا اور دعا یہ ہے:

يَا مَعْشَرَ الْجِنِّ وَالْاِنْسِ اِنِ اسْتَطَعْتُمْ اَنْ تَنْفُذُوْا مِنْ اَقْطَارِ السَّمٰوٰتِ وَالْاَرْضِ فَانْفُذُوْا لَاتَنْفُذُوْنَ اِلَّا بِسُلْطَانٍ ط فَبِاَيِّ اٰلَآءِ رَبِّكُمَا تُكَذِّبٰنِ ٥ اَعُوْذُ بِكَلِمَاتِ اللّٰهِ التَّآمَّاتِ مِنْ شَرِّ كُلِّ شَيْطٰنٍ وَّ هَامَّةٍ وَّ عَيْنٍ لَّامَّةٍ ۔

دیگر (نظر بد کے لئے)

ترکیب:۔جس کسی کو بدنظر لگ گئی ہوتو اس مریض پر ان آیات شریفہ کو پانچ بار یا سات بار پڑھ کر دم کرے۔انشاءاللہ تعالیٰ نظر بد کا اثر جاتا رہے گا۔

وہ آیت مبارکہ یہ ہیں:

بِسْمِ اللّٰهِ الرَّحْمٰنِ الرَّحِيْمِ ط لَخَلْقُ السَّمٰوٰتِ وَالْاَرْضِ اَكْبَرُ مِنْ خَلْقِ النَّاسِ وَلٰكِنَّ اَكْثَرَ النَّاسِ لَايَعْلَمُوْنَ فَارْجِعِ الْبَصَرَ هَلْ تَرٰى مِنْ فُطُوْرٍ ط ثُمَّ ارْجِعِ الْبَصَرَ كَرَّتَيْنِ يَنْقَلِبْ اِلَيْكَ الْبَصَرُ خَاسِئاً وَّهُوَ حَسِيْرٌ ط وَاِنْ يَّكَادُ الَّذِيْنَ كَفَرُوْا لَيُزْلِقُوْنَكَ بِاَبْصَارِهِمْ لَمَّا سَمِعُوْا الذِّكْرَ وَ يَقُوْلُوْنَ اِنَّهٗ لَمَجْنُوْنٌ ط وَمَا هُوَ اِلَّا ذِكْرٌ لِّلْعَالَمِيْنَ ط ۔

دیگر (بدنظر کے لئے)

ترکیب:۔جس بڑے یا بچے کو بدنظر لگ گئی ہوتو اس کو چاہیے کہ ان آیات شریفہ کولکھ کر موم جامہ کر کے بچے کے گلے میں ڈال دے اور بڑا اپنے بازو پر باندھے۔انشاء اللہ تعالیٰ بدنظر کا اثر جاتا رہے گا۔وہ آیات شریفہ یہ ہیں:

بِسْمِ اللّٰهِ الرَّحْمٰنِ الرَّحِيْمِ ط اَعُوْذُ بِكَلِمَاتِ اللّٰهِ التَّآمَّةِ مِنْ شَرِّ كُلِّ شَيْطَانٍ وَّ هَآمَّةٍ وَّ عَيْنٍ لَّآمَّةٍ تَحَصَّنْتُ بِحِصْنِ اَلْفَ اَلْفَ لَاحَوْلَ وَلَا قُوَّةَ اِلَّا بِاللّٰهِ الْعَلِيِّ الْعَظِيْمِ ۔

''تسخیر وحب''

تسخیر خلائق عام لوگوں کو مسخر کرنے اور اپنی طرف متوجہ کرنے کے لئے مندرجہ ذیل آیات گیارہ مرتبہ بعد نماز فجر اور بعد نماز مغرب پڑھے۔ اول آخر گیارہ مرتبہ ''درود شریف'' مجرب ہے۔

یُحِبُّوْ نَھُمْ کَحُبِّ اللّٰہِ وَالَّذِیْنَ اٰمَنُوْٓا اَشَدُّ حُبّاً لِلّٰہِ وَالْکَاظِمِیْنَ الْغَیْظَ وَالْعَا فِیْنَ عَنِ النَّاسِ وَاللّٰہُ یُحِبُّ الْمُحْسِنِیْنَ۔

دیگر

عمل اسم باری تعالیٰ (اللہ) تسخیر کے لئے مجرب ہے۔ اگر چاہیں کہ کسی کو دوست اور مسخر بنائیں یا کسی امیر سے نفع حاصل کرنا ہو تو چاہئے کہ عروج ماہ میں جمعرات یا جمعہ کے روز اس عمل کو شروع کریں۔ اس ترتیب سے کہ رات کے وقت دوزانو روبقبلہ ہوکر بیٹھیں اور اپنی آنکھیں بند کریں پہلے گیارہ بار آیۃ الکرسی **اَلْعَلِیُّ الْعَظِیْمُ** ہ تک پڑھیں۔ بعدہٗ ایک ہزار مرتبہ اسم ذات مع عبارت کے پڑھیں اور اپنے مطلوب کو سامنے دست بستہ کھڑا ہوا تصور کریں۔ جب اسم تمام ہو جائے اس کے سینہ پر دم کریں۔ اور اپنے دل میں اشارہ کریں کہ میرا مطیع ہو جا۔ اسی طرح پندرہ روز تک بدستور پڑھیں اگر ممکن ہو تو کسی چیز پر دم کر کے مطلوب کو کھلائیں۔ انشاء اللہ مطیع اور فرمانبردار ہو جائے گا۔

اگر اس اسم کی زکوٰۃ چالیس روز تک ہر روز ہزار ۱۰۰، ہزار ۱۰۰۰، بار پڑھیں تو اس مبارک اسم کے عامل ہو جائیں۔ پس جب وہ تسخیر میں (خواہ اپنے لئے ہو خواہ غیر کے لئے) عمل مذکورہ کام آتا ہے یعنی جس چیز پر دم کر کے کھلائیں یا پلائیں بڑا اثر پیدا ہو۔ زکوٰۃ میں آیۃ الکرسی بدستور مذکور ہر روز پڑھنی چاہیے اور جب چلہ تمام ہو تو شربت پر دم کرے اور تھوڑا تھوڑا وظیفہ جاری رکھیں تا کہ ہمیشہ عمل میں رہے۔ اسم ذات کے ساتھ یہ عبارت پڑھنی ہوگی۔: **یَا مُقَلِّبَ الْقُلُوْبِ قَلِّبِ قَلْبَہٗ اِلَیَّ** اور اگر عورت ہو تو کہیں **قَلْبَھَا اَلَیَّ**۔

دیگر

بادشاہ، حکام اور رؤساء وامراء کے تابع کرنے کے لئے یَا رَحْمٰنَ کُلِّ شَیْءٍ وَ رَاحِمَہٗ ۔ تین دن تک برابر ہر روز ۵۰۰ بار پڑھے اور چوتھے دن غسل کر کے ۱۰۰۰ امرتبہ پڑھے اور اپنی ہتھیلی پر لکھے۔ اور امیر کے پاس جا کر اس کے سامنے ۱۵ بار پڑھے انشاء اللہ تعالیٰ محبت سے پیش آئے گا۔

دیگر (برائے حب)

برائے اصلاح زوجین (میاں بیوی کی موافقت)

ترکیب:۔ ہر نماز کے بعد ے مرتبہ اول اخر درود شریف تین مرتبہ پڑھے

یٰۤاَیُّهَا النَّاسُ اِنَّا خَلَقْنٰكُمْ مِّنْ ذَكَرٍ وَّ اُنْثٰى وَ جَعَلْنٰكُمْ شُعُوْبًا وَّ قَبَآئِلَ لِتَعَارَفُوْا اِنَّ اَكْرَمَكُمْ عِنْدَ اللّٰهِ اَتْقٰىكُمْ اِنَّ اللّٰهَ عَلِیْمٌ خَبِیْرٌ تک وَ اَلِّفْ بَیْنِ فُلَانْ بِنْ فلان وَفلانته بنت فلانته كَمَا اَلَّفْتَ بَیْنَ مُوْسٰے عَاصُفُوْرَا وَمَثَلُ كَلِمَةٍ طَیِّبَةٍ كَشَجَرَةٍ طَیِّبَةٍ اَصْلُهَا ثَابِتٌ وَفَرْعُهَافِی السَّمَآءِ تُؤْتِیْ اُكُلَهَا كُلَّ حِیْنٍ بِاِذْنِ رَبِّهَا وَ یَضْرِبُ اللّٰهُ الْاَمْثَالَ لِلنَّاسِ لَعَلَّهُمْ یَتَذَكَّرُوْنَ ہ تک، انشاء اللہ تعالیٰ کامیابی ہوگی۔

دیگر (برائے حب)

تھوڑا سرمہ لے کر اس پر سورہ فاتحہ اکیس (۲۱) بار پڑھ کر دم کر کے اپنی آنکھوں میں لگا کر جس کے سامنے جاوے وہ محبت کرنے لگے مگر اس کے دونوں کے نام اور اپنا نام اور اپنی ماں کا نام بھی ہوں۔

بغض وعدوات

عمل (برائے دشمنی)

ترکیب: نمک کی سات کنکریاں لے کر دونوں شخصوں کے نام مع ان کی ماؤں کے نام کے ساتھ یہ آیت ہر کنکر پر سات سات مرتبہ پڑھ کر دم کرے اور آگ میں ڈالے دونوں میں جدائی ہو جائے گی۔ یہ عمل شنبہ یا سہ شنبہ کو کرنا چاہیے۔

آیت یہ ہے۔

وَجَعَلْنَا مِنْ بَيْنِ اَيْدِيْهِمْ سَدًّا وَّ مِنْ خَلْفِهِمْ سَدًّا فَاَغْشَيْنَاهُمْ فَهُمْ لَا يُبْصِرُوْنَ ط

دیگر (برائے دشمنی)

(سورہ القارعہ کا عمل)

ترکیب:۔ اگر دو شخصوں میں جدائی کرنی منظور ہو تو اس سورۂ مبارکہ یعنی سورۂ قارعہ کو ایک کچی اینٹ پر سیاہی سے لکھیں اور دریا میں ڈالیں۔ یہ عمل سات دن تک برابر کریں انشاء اللہ تعالیٰ اسی ہفتہ میں کامیابی حاصل ہوگی۔ سورۂ مبارکہ پوری لکھنے کے بعد اس کے نیچے یہ عبارت لکھے۔

البغض و النفاق و العداوة بين فلان بن فلان و فلان بن فلان

دیگر (برائے زبان بندی)

فَسَيَكْفِيْكَهُمُ اللّٰهُ وَهُوَ السَّمِيْعُ الْعَلِيْمُ (بِحَقِّ) صُمٌّ بُكْمٌ عُمْيٌ فَهُمْ لَا يَرْجِعُوْنَ

صُمٌّ بُكْمٌ عُمْيٌ فَهُمْ لَا يَعْقِلُوْنَ

صُمٌّ بُكْمٌ عُمْيٌ فَهُمْ لَا يَفْقَهُوْنَ

صُمٌّ بُكْمٌ عُمْيٌ فَهُم لَا يَمْكُرُوْنَ

صُمٌّ بُكْمٌ عُمْيٌ فَهُم لَا يَنْطِقُوْنَ

صُمٌّ بُكْمٌ عُمْيٌ فَهُم لَا يَتَكَلَّمُوْنَ

صُمٌّ بُكْمٌ عُمْيٌ فَهُمْ لَا يُبْصِرُوْنَ

ہر نماز کے بعد ۷ مرتبہ سوتے وقت ۲۱ مرتبہ پڑھے اور دشمن کا تصور کر کے دعا کرے۔

دیگر (برائے زبان بندی)

ترکیب:۔ ہر نماز کے بعد ۱۱۸ مرتبہ اور سوتے وقت ۲۱ مرتبہ پڑھ کر دعا کریں۔ دشمن کی زبان بندی بند کرنے کے لئے یہ آیتیں نہایت مجرب ہیں:

يَوْمَئِذٍ يَّتَّبِعُوْنَ الدَّاعِيَ لَا عِوَجَ لَهٗ وَ خَشَعَتِ الْاَصْوَاتُ لِلرَّحْمٰنِ فَلَا تَسْمَعُ اِلَّا هَمْسًا يَوْمَئِذٍ لَّا تَنْفَعُ الشَّفَاعَةُ اَلَّا مَنْ اَذِنَ لَهُ الرَّحْمٰنُ وَرَضِيَ لَهٗ قَوْلًا وَ عَنَتِ الْوُجُوْهُ لِلْحَيِّ الْقَيُّوْمِ وَقَدْ خَابَ مَنْ حَمَلَ ظُلْمًا ہ

برائے ترقی رزق

ترکیب :۔ آیت مندرجہ ذیل کی زکوٰۃ ۔۔۔اتوار کی رات کو عشاء کی نماز کے بعد تنہائی میں دو رکعت نماز نفل ادا کرے اور سورۃ فاتحہ کے بعد ۲۱ بار یہ آیت پڑھے۔

بِسْمِ اللّٰهِ الرَّحْمٰنِ الرَّحِيْم ط فَتَقَبَّلَهَا رَبُّهَا بِقَبُوْلٍ حَسَنٍ وَّاَنْبَتَهَا نَبَا تًا حَسَنًا وَّكَفَّلَهَا زَكَرِيَّا. كُلَّمَا دَخَلَ عَلَيْهَا زَكَرِيَّا الْمِحْرَابَ وَجَدَ عِنْدَهَا رِزْقًا۔

نماز کے بعد ۳۵ ۷ بار اس آیت وَمَنْ يَّتَّقِ اللّٰهَ يَجْعَلْ لَّهٗ مَخْرَجًا وَّيَرْزُقْهُ مِنْ حَيْثُ لَا يَحْتَسِبُ ط وَمَنْ يَّتَوَكَّلْ عَلَى اللّٰهِ فَهُوَ حَسْبُهٗ اِنَّ اللّٰهَ بَالِغُ اَمْرِهٖ ط قَدْ جَعَلَ اللّٰهُ لِكُلِّ شَيْءٍ قَدْرًا پڑھے اور سجدے میں سر رکھے۔ سو بار (۱۰۰) یاواسع کہے اور اس کے بعد ۷۵ بار ہر روز آیت مذکورہ تنہائی میں پڑھتا رہے۔ خدا کے فضل سے بلاواسطہ رزق کو پہنچتا رہے گا۔

مجرب ہے یہ عمل جس روز چاند دیکھے اسی روز سے شروع کرے۔

دیگر

(برائے ادائیگی قرض)

ترکیب: عشاء کی نماز پڑھ کر اسی جگہ پر سورۃ نصر یعنی اِذَا جَآءَ نَصْرُ اللّٰهِ وَ الْفَتْحُ کو ۴۱ بار ۴۱ روز تک برابر پڑھیں۔ انشاءاللہ قرض سے سبکدوش ہو جائیں گے۔ مجرب و اکسیر ہے۔ اول آخر گیارہ گیارہ بار درود شریف پڑھیں۔

دیگر (برائے ادائے قرض)

ترکیب: جو اس دعا کو فجر کی نماز کے بعد یا عشاء کی نماز کے بعد ستر (۷۰) بار پڑھے گا۔ وہ دعا یہ ہے:۔

اَللّٰهُمَّ فَالِقَ الْاِصْبَاحِ وَجَعَلَ اللَّيْلَ سَكَناً وَّ الشَّمْسَ وَ الْقَمَرَ حُسْبَانًا اِقْضِ عَنِّى الدَّيْنَ وَ اَغْنِنِىْ مِنَ الْفَقْرِ وَمَتِّعْنِىْ بِسَمْعِىْ وَ بَصَرِىْ وَقُوَّتِىْ فِىْ سَبِيْلِكَ۔

دیگر (برائے دردسر)

ترکیب:۔ جس کے سر میں درد ہو تو مقام درد پر ہاتھ رکھ کر اس آیت شریفہ کو ۳ مرتبہ پڑھ کر دم کیا جائے۔ اس کے علاوہ جسم کے کسی حصہ میں بھی درد ہو۔ درد کی جگہ ہاتھ رکھ کر اس آیت شریفہ کو پڑھ کر دم کیا جائے گا۔ انشاءاللہ تعالیٰ دردسر اور تمام دردوں کے لئے مجرب ہے۔ اور جملہ امراض کے لئے بھی دم کرنا ان آیات کا مجرب ہے۔

بِسۡمِ اللّٰهِ الرَّحۡمٰنِ الرَّحِيۡمِ ۔ وَبِالۡحَقِّ اَنۡزَلۡنٰهُ وَ بِالۡحَقِّ نَزَلَ ؕ وَ مَا اَرۡسَلۡنٰكَ اِلَّا مُبَشِّرًا وَّ نَذِيۡرًا ؕ۔

دیگر (برائے دردسر)

ترکیب:۔ اگر کوئی شخص یہ چاہے کہ میرے سر میں درد کبھی نہ ہو وہ شخص فجر کی نماز کے بعد سر پر ہاتھ رکھ کر اور اسی طرح مغرب کی نماز کے بعد سر پر ہاتھ رکھ کر سات سات مرتبہ اس آیت شریفہ کو پڑھ کر دم کرے۔ انشاءاللہ تعالیٰ نہ کبھی سر میں درد ہوگا نہ کبھی آنکھیں دکھیں گی۔

يُسَبِّحُ لِلّٰهِ مَا فِى السَّمٰوٰتِ وَ مَا فِى الۡاَرۡضِ لَهُ الۡمُلۡكُ وَلَهُ الۡحَمۡدُ وَهُوَ عَلٰى كُلِّ شَىۡءٍ قَدِيۡرٌ ؕ

(قیدی کی رہائی کے واسطے)

ترکیب:۔ پنج گانہ نماز میں پانچوں وقت سو (۱۰۰) سات دن تک پڑھیں۔ انشاءاللہ تعالیٰ رہائی ہوگی۔ قیدی کے ماں باپ بیوی بچے بھی پڑھ سکتے ہیں۔ آیت یہ ہے: **يٰبَنِىَّ لَا تَدۡخُلُوۡا مِنۡۢ بَابٍ وَّاحِدٍ وَّ ادۡخُلُوۡا مِنۡ اَبۡوَابٍ مُّتَفَرِّقَةٍ وَمَاۤ اُغۡنِىۡ عَنۡكُمۡ مِّنَ اللّٰهِ مِنۡ شَىۡءٍ اِنِ الۡحُكۡمُ اِلَّا لِلّٰهِ عَلَيۡهِ تَوَكَّلۡتُ وَ عَلَيۡهِ فَلۡيَتَوَكَّلِ الۡمُتَوَكِّلُوۡنَ يَا خَالِصُ يَا مُخۡلِصُ**

دیگر (برائے حمل)

ترکیب:۔ ہر نماز کے بعد میاں بیوی ۱۱ مرتبہ پڑھیں۔ انشاءاللہ تعالیٰ لڑکا پیدا ہوگا۔ آیت یہ ہے:

بِسۡمِ اللّٰهِ الرَّحۡمٰنِ الرَّحِيۡمِ ؕ فَاَوۡجَسَ مِنۡهُمۡ خِيۡفَةً ؕ قَالُوۡا لَا تَخَفۡ ؕ وَبَشَّرُوۡهُ بِغُلٰمٍ عَلِيۡمٍ ؕ فَاَقۡبَلَتِ امۡرَاَتُهٗ فِىۡ صَرَّةٍ فَصَكَّتۡ وَجۡهَهَا وَقَالَتۡ عَجُوۡزٌ

عَقِيْمٌ قَالُوْا كَذٰلِكِ ط قَالَ رَبُّكِ اِنَّهٗ هُوَ الْحَكِيْمُ الْعَلِيْمُ ط

دیگر (برائے حمل)

ترکیب:۔ ہر نماز کے بعد ۱۱ مرتبہ اور سوتے وقت ۲۱ مرتبہ پڑھ کر دعا کرتے رہیں۔

بِسْمِ اللّٰهِ الرَّحْمٰنِ الرَّحِيْمِ ط هُنَالِكَ دَعَا زَكَرِيَّا رَبَّهٗ قَالَ رَبِّ هَبْ لِيْ مِنْ لَّدُنْكَ ذُرِّيَّةً طَيِّبَةً ط اِنَّكَ سَمِيْعُ الدُّعَآءِ فَنَادَتْهُ الْمَلٰٓئِكَةُ وَهُوَ قَآئِمٌ يُّصَلِّيْ فِي الْمِحْرَابِ اِنَّ اللّٰهَ يُبَشِّرُكَ بِيَحْيٰى مُصَدِّقًا بِكَلِمَةٍ مِّنَ اللّٰهِ وَسَيِّدًا وَّ حَصُوْرًا وَّنَبِيًّا مِّنَ الصّٰلِحِيْنَ قَالَ رَبِّ اَنّٰى يَكُوْنُ لِيْ غُلَامٌ وَّ قَدْ بَلَغَنِيَ الْكِبَرُ وَ امْرَاَتِيْ عَاقِرٌ ط قَالَ كَذٰلِكَ اللّٰهُ يَفْعَلُ مَا يَشَآءُ ط ۔

دیگر (برائے حمل)

ترکیب:۔ اگر حاملہ عورت کا خون جاری ہو جائے اور حمل گر جانے کا خوف ہو تو یہ آیت شریفہ لکھ کر حمل پر باندھے۔ انشاء اللہ تعالیٰ حمل گرنے سے محفوظ رہے گا۔ مجرب ہے۔ وہ آیت مبارکہ یہ ہے۔

اِنَّ اللّٰهَ يُمْسِكُ السَّمٰوٰتِ وَالْاَرْضَ اَنْ تَزُوْلَا وَلَئِنْ زَالَتَآ اِنْ اَمْسَكَهُمَا مِنْ اَحَدٍ مِّنْ بَعْدِهٖ اِنَّهٗ كَانَ حَلِيْمًا غَفُوْرًا ط ۔

بچہ پیدا ہوتے ہی مرجاتا

سورۃ الشّمس

جس عورت کے بچے مرجاتے ہوں اس کیلئے حمل کے پہلے مہینے میں پاؤ بھر دیسی اجوائن، آدھ پاؤ سیاہ مرچ، ڈھائی پاؤ شہد خالص پر چاند کے شروع میں پیر کے دن اشراق کی نماز کے بعد ۴۱ مرتبہ اس مبارک سورۃ کو پڑھ کر دم کرنا پھر روزانہ ایام حمل میں ایک چٹکی اجوائن کے تین دانے سیاہ مرچ کی ایک انگلی شہد کی روزانہ کھانا نہایت مجرب ہے اگر اشیاء ختم ہو جائیں تو دوبارہ پھر پڑھ کر تیار کر لی جائیں۔

دیگر (برائے مسان)

ترکیب:۔ جس بچے کو مسان کی شکایت ہو۔ ان آیات مکرم کو شہد پر پڑھ کر چٹاتے رہے انشاء اللہ تعالیٰ بچہ مسان اور جملہ آفات سے محفوظ رہے گا۔

بِسۡمِ اللّٰهِ الرَّحۡمٰنِ الرَّحِيۡمِ ط وَخَابَ كُلُّ جَبَّارٍ عَنِيۡدٍ ۙ مِّنۡ وَّرَآئِهٖ جَهَنَّمُ وَيُسۡقٰى مِنۡ مَّآءٍ صَدِيۡدٍ ۙ يَّتَجَرَّعُهٗ وَلَا يَكَادُ يُسِيۡغُهٗ وَيَاۡتِيۡهِ الۡمَوۡتُ مِنۡ كُلِّ مَكَانٍ وَّمَا هُوَ بِمَيِّتٍ ط وَمِنۡ وَّرَآئِهٖ عَذَابٌ غَلِيۡظٌ ۔

بھاگنے والے کے لئے عمل

ترکیب:۔ جو شخص کہ بھاگ گیا ہو تو اس کو واپس لانے کے لئے سات مرتبہ سورۂ یٰسین شریف پڑھے جب مکرمین پر آئیں تو بھاگے ہوئے کا نام لیں اور دعائیہ کلمات کہے مجرب ہے۔ سورۂ یٰس شریف پوری پڑھی جائے گی۔

دیگر (بھاگنے والے کے لئے)

ترکیب:۔ اگر کسی شخص کا چھوٹا بچہ کھو یا جائے۔ یا بڑا آدمی بھاگ جائے تو اس آیت کریمہ کو ایک ہزار تین سو اکیس (۱۳۲۱) بار پڑھ کر دعا کرنا اور اس آیت شریفہ کو ایک سفید کاغذ پر تین مرتبہ مع بسم اللہ کے لکھ کر درخت پر لٹکانا بے حد مفید ہے۔ خدا کے فضل و کرم سے بہت جلد بچہ اور بڑا واپس چلا آئے گا۔ آیت یہ ہے۔

فَرَدَدۡنٰهُ اِلٰۤى اُمِّهٖ كَىۡ تَقَرَّ عَيۡنُهَا وَلَا تَحۡزَنَ وَ لِتَعۡلَمَ اَنَّ وَعۡدَ اللّٰهِ حَقٌّ وَّ لٰكِنَّ اَكۡثَرَهُمۡ لَا يَعۡلَمُوۡنَ ط۔

برائے درد (عمل)

ترکیب:۔ جس شخص کے پیٹ میں درد ہو اس کے لئے دو ہاتھ کی مقدار کی لکڑی مضبوطی سے لے کر اس کے دونوں سرے اپنے دونوں ہاتھوں سے پکڑ کر جس مقام پر درد ہو رکھ کر سات مرتبہ **قُلۡ اَعُوۡذُ بِرَبِّ النَّاسِ** پوری پڑھ کر دم کرے درد کی جگہ پر لکڑی کو معمولی طریقے سے دبائے۔ اگر درد جاتا رہے تو ضرورت نہیں، اور اگر درد دوسری جگہ منتقل ہو گیا ہے یعنی اس جگہ سے دوسری جگہ ہے، تو دوسری جگہ پر بھی اسی طرح سے پڑھ کر دم کرے اور دبائے۔

انشاءاللہ تعالیٰ درد جاتا رہے گا۔ مجرب ہے۔

دیگر (برائے درد)

ترکیب:۔ جس شخص کو خون کے دست درد کے ساتھ آتے ہوں اس کے لئے روزانہ لکھ کر کاغذ پر دھوکر پلائیں اور کاغذ بچے ہوئے کو بھی چبا کر کھالیں۔ انشاء اللہ تعالیٰ بہت جلد شفاء ہوگی۔ وہ آیت مبارکہ یہ ہے۔

بِسْمِ اللّٰهِ الرَّحْمٰنِ الرَّحِيْمِ ط اِذْ قَالَتِ امْرَاَةُ عِمْرَانَ رَبِّ اِنِّی نَذَرْتُ لَكَ مَافِیْ بَطْنِیْ مُحَرَّرًا فَتَقَبَّلْ مِنِّی اِنَّكَ اَنْتَ السَّمِیْعُ الْعَلِیْمُ ط ۔

دیگر (برائے درد خواتین)

ترکیب:۔ جس عورت کے ناف کے نیچے یعنی پیڑو میں درد ہوتو، یہ آیت مبارکہ لکھ کر پلاوے۔ انشاءاللہ تعالیٰ شفاء ہوگی۔ وہ آیت یہ ہے:

نَحْنُ خَلَقْنٰهُمْ وَ شَدَدْنَا اَسْرَهُمْ وَ اِذَا شِئْنَا بَدَّلْنَا اَمْثَالَهُمْ تَبْدِيْلًا ط ۔

برائے آسانی پیدائش عمل

ترکیب:۔ مندرجہ ذیل دعا کو کسی پاک طشتری پر لکھے اور دھوکر پلائے۔ تھوڑا سا اس کے پیٹ اور ناف پر مل دے۔ انشاءاللہ تعالیٰ جلد آسانی سے بچے کی ولادت ہوگی۔ دعا یہ ہے:

كَاَنَّهُمْ يَوْمَ يَرَوْنَهَا لَمْ يَلْبَثُوْٓا اِلَّا عَشِيَّةً اَوْ ضُحٰهَا لَقَدْ كَانَ فِیْ قَصَصِهِمْ عِبْرَةٌ لِّاُولِی الْاَلْبَابِ مَا كَانَ حَدِيْثًا يُّفْتَرٰی وَلٰكِنْ تَصْدِيْقَ الَّذِیْ بَيْنَ يَدَيْهِ وَ تَفْصِيْلَ كُلِّ شَیْءٍ وَّهُدًی وَّ رَحْمَةً لِّقَوْمٍ يُّؤْمِنُوْنَ ط اِذَا السَّمَآءُ انْشَقَّتْ وَ اَذِنَتْ لِرَبِّهَا وَ حُقَّتْ وَاِذَا الْاَرْضُ مُدَّتْ وَاَلْقَتْ مَا فِيْهَا وَ تَخَلَّتْ ○ ۔

دیگر (برائے آسانی پیدائش)

ترکیب: تھوڑے گڑ پر اکیس (۲۱) بار دم کرے، پھر عورت کو وہ کھلائے۔ مجرب ہے۔

اِذَا السَّمَآءُ انْشَقَّتْ وَ اَذِنَتْ لِرَبِّهَا وَ حُقَّتْ وَاِذَا الْاَرْضُ مُدَّتْ وَاَلْقَتْ مَا فِيْهَا وَ تَخَلَّتْ وَ اَذِنَتْ لِرَبِّهَا وَ حُقَّتْ ○ ۔ اللهم سهل عليها الولاده۔

دیگر (بچہ کے رونے دھونے کے لئے)

ترکیب:۔اگر بچہ روتا ہو یا دودھ نہ پیتا ہو۔ایک کاغذ پر ان مبارک آیتوں کا ورد کر کے دم کرتے رہے نہایت مجرب ہے۔آیتیں یہ ہیں:

وَهٰذَا كِتَابٌ مُّصَدِّقٌ لِّسَانًا عَرَبِيًّا لِّيُنْذِرَ الَّذِيْنَ ظَلَمُوْا وَ بُشْرٰى لِلْمُحْسِنِيْنَ ○ اِنَّ الَّذِيْنَ قَالُوْا رَبُّنَا اللّٰهُ ثُمَّ اسْتَقَامُوْا فَلَا خَوْفٌ عَلَيْهِمْ وَلَا هُمْ يَحْزَنُوْنَ ○ اُولٰئِكَ اَصْحَابُ الْجَنَّةِ خَالِدِيْنَ فِيْهَا جَزَآءً بِمَا كَانُوْا يَعْمَلُوْنَ ○ ۔

دودھ (بڑھ جانے کے لئے) عمل

ترکیب:۔جس عورت کے دودھ کی کمی ہو یا دودھ خشک ہو گیا ہو۔اس کو جاری کرنے کے لئے اس آیت مبارکہ کو نمک لاہوری پر پڑھ کر سات مرتبہ اول آخر تین تین مرتبہ درود شریف اپنے کھانے کی چیزوں میں ملا کر استعمال کرے۔انشاءاللہ تعالیٰ دودھ بڑھ جائے گا۔

وہ آیت مبارکہ یہ ہے۔

مَثَلُ الَّذِيْنَ يُنْفِقُوْنَ اَمْوَالَهُمْ فِيْ سَبِيْلِ اللّٰهِ كَمَثَلِ حَبَّةٍ اَنْبَتَتْ سَبْعَ سَنَابِلَ فِيْ كُلِّ سُنْبُلَةٍ مِّائَةُ حَبَّةٍ ط وَاللّٰهُ يُضَاعِفُ لِمَنْ يَّشَآءُ ط وَاللّٰهُ وَاسِعٌ عَلِيْمٌ ○ ۔

دیگر (دودھ بڑھ جانے کے لئے)

ترکیب:۔اگر کسی جانور کا کسی بیماری کی وجہ سے دودھ خشک ہو جائے۔تین روز تک پاؤ بھر چنے کا آٹا لے کر گیارہ مرتبہ الحمد شریف اور گیارہ مرتبہ آیت

وَاِنَّ لَكُمْ فِي الْاَنْعَامِ لَعِبْرَةً نُسْقِيْكُمْ مِمَّا فِيْ بُطُوْنِهٖ مِنْ بَيْنِ فَرْثٍ وَّ دَمٍ لَّبَنًا خَالِصًا سَآئِغًا لِّلشّٰرِبِيْنَ ○ ۔

پڑھ کر آٹے پر دم کر کے جانور کو کھلائے۔انشاءاللہ تعالیٰ پہلے سے زیادہ دودھ دینے لگے گا۔

دیگر (عورت کے مخصوص ایام)

ترکیب:۔جس عورت کی ماہواری میں کمی ہو اور اس سے تکلیف ہو تو ان آیات کو لکھ کر کمر میں باندھیں۔اس صورت میں کہ تعویذ رحم پر پڑا رہے۔

آیات یہ ہیں:

پہلی آیت:۔ بِسْمِ اللّٰہِ الرَّحْمٰنِ الرَّحِیْمِ ط وَجَعَلْنَا فِیْهَا جَنّٰتٍ مِّنْ نَّخِیْلٍ وَّ اَعْنَابٍ وَّفَجَّرْنَا فِیْهَا مِنَ الْعُیُوْنِ لِیَاْكُلُوْا مِنْ ثَمَرِهٖ ۙ وَ مَا عَمِلَتْهُ اَیْدِیْهِمْ اَفَلَا یَشْكُرُوْنَ

دوسری آیت:۔ اَوَلَمْ یَرَ الَّذِیْنَ كَفَرُوْۤا اَنَّ السَّمٰوٰتِ وَالْاَرْضَ كَانَتَا رَتْقًا فَفَتَقْنٰهُمَا وَجَعَلْنَا مِنَ الْمَآءِ كُلَّ شَیْءٍ حَیٍّ اَفَلَا یُؤْمِنُوْنَ ۙ انشاءاللہ تعالیٰ شفاء ہوگی۔

دیگر (عورت کے مخصوص ایام)

ترکیب:۔ جس عورت کی ماہواری میں زیادتی ہو۔ اس آیت کو لکھ کر کمر میں باندھیں اس صورت میں کہ تعویذ رحم پر پڑا رہے۔ وہ آیت یہ ہے:

بِسْمِ اللّٰہِ الرَّحْمٰنِ الرَّحِیْمِ ط وَقِیْلَ یٰۤاَرْضُ ابْلَعِیْ مَآءَكِ وَ یٰسَمَآءُ اَقْلِعِیْ وَغِیْضَ الْمَآءُ وَ قُضِیَ الْاَمْرُ وَاسْتَوَتْ عَلَى الْجُوْدِیِّ وَقِیْلَ بُعْدًا لِّلْقَوْمِ الظّٰلِمِیْنَ ۙ ۔ انشاءاللہ تعالیٰ شفاء ہوگی۔

بخار کے لئے عمل

ترکیب:۔ ان آیات مبارکہ کو لکھ کر بخار والے مریض کے گلے میں ڈال دے انشاءاللہ تعالیٰ بخار جاتا رہے گا۔ مجرب ہے۔

بِسْمِ اللّٰہِ الرَّحْمٰنِ الرَّحِیْمِ ط بَرَآءَةٌ مِّنَ اللّٰہِ الْعَزِیْزِ الْحَكِیْمِ بِفُلَانَ بِنْ فلان (فلان بن فلان کی جگہ مریض کا اور مریض کی ماں کا نام لکھا جائے۔) مِنْ كُلِّ مَا یَعُوْذُ بِاِذْنِ اللّٰہِ تَعَالٰی اَوْ كَالَّذِیْ مَرَّ عَلٰی قَرْیَةٍ وَّ هِیَ خَاوِیَةٌ عَلٰی عُرُوْشِهَا قَالَ اَنّٰی یُحْیٖ هٰذِهِ اللّٰهُ بَعْدَ مَوْتِهَا فَاَمَاتَهُ اللّٰهُ مِائَةَ عَامٍ فَانْظُرْ اِلٰی طَعَامِكَ وَ شَرَابِكَ لَمْ یَتَسَنَّهْ ج وَانْظُرْ اِلٰی حِمَارِكَ وَلِنَجْعَلَكَ اٰیَةً لِّلنَّاسِ وَانْظُرْ اِلَی الْعِظَامِ كَیْفَ نُنْشِزُهَا ثُمَّ نَكْسُوْهَا لَحْمًا ط فَلَمَّا تَبَیَّنَ لَهٗ لا قَالَ اَعْلَمُ اَنَّ اللّٰهَ عَلٰی كُلِّ شَیْءٍ قَدِیْرٌ قُلْنَا یَا نَارُ كُوْنِیْ بَرْدًا وَّ سَلٰمًا عَلٰی اِبْرَاهِیْمَ وَ اَرَادُوْا بِهٖ كَیْدًا فَجَعَلْنٰهُمُ الْاَخْسَرِیْنَ ۙ ۔

دیگر (دل کی گھبراہٹ کے لئے)

ترکیب:۔ ہول کے مرض، اضطراب قلب خفقان کے لئے مینہہ کے پانی سے اس آیت کا سات مرتبہ سات روز تک لکھ کر پلانا یا بارش کے پانی سے زعفران گھول کر سات مرتبہ آیت کو لکھ کر مریض کے گلے میں ڈالنا بفضلہٖ تعالیٰ مفید ہے۔ آیت یہ ہے:

اِذْ یُغَشِّیْکُمُ النُّعَاسَ اَمَنَةً مِّنْهُ وَ یُنَزِّلُ عَلَیْکُمْ مِنَ السَّمَآءِ مَآءً لِیُطَهِّرَکُمْ بِهٖ وَ یُذْهِبَ عَنْکُمْ رِجْزَ الشَّیْطَانِ وَلِیَرْبِطَ عَلٰی قُلُوْبِکُمْ وَ یُثَبِّتَ بِهِ الْاَقْدَامَ ۔

دیگر (دل کی گھبراہٹ)

ترکیب:۔ جس شخص کو اختلاج قلب یا دل کی دھڑکن یا دل کے درد کی شکایت ہو تو تین بار آیۃ الکرسی پاک صاف برتن پر لکھیں پھر صاف پانی سے دھو کر پلائیں اور پیتے وقت یوں کہیں کہ میں نے شفاء کی نیت لی اور جو مرض ہو اس نام لے انشاء اللہ تعالیٰ مریض شفاء پائے گا۔ اس کے علاوہ درد جگر کی شکایت ہو یا پیٹ میں مروڑ ہو اس قسم کے مریض کو بھی تین بار آیۃ الکرسی پاک و صاف برتن پر لکھیں۔ پھر صاف پانی سے دھو کر پلائیں۔

دیگر (دل کی گھبراہٹ کے لئے)

ترکیب:۔ جس شخص کو اختلاجِ قلب یا دل کی دھڑکن کی شکایت ہو تو ان آیات مبارکہ کو لکھ کر موم جامہ کر کے گلے میں ڈالے اور اس کا ڈورا اتنا لمبا رکھا جائے کہ تعویذ مریض کے دل پر پڑا رہے۔ وہ آیات مبارکہ یہ ہیں:

بِسْمِ اللّٰهِ الرَّحْمٰنِ الرَّحِیْمِ ٥ اَلَّذِیْنَ اٰمَنُوْا وَ تَطْمَئِنُّ قُلُوْبُهُمْ بِذِکْرِ اللّٰهِ اَلَا بِذِکْرِ اللّٰهِ تَطْمَئِنُّ الْقُلُوْبُ وَرَبَطْنَا عَلٰی قُلُوْبِهِمْ وَرَبَطْنَا عَلٰی قَلْبِهَا لِتَکُوْنَ مِنَ الْمُؤْمِنِیْنَ وَلِیَرْبِطَ عَلٰی قُلُوْبِکُمْ ٥ ۔

دیگر (سوئے ہوئے خواب میں ڈرنے والے کے لئے)

ترکیب:۔ جو شخص پریشان خواب دیکھے اور ڈرے تو اس آیت کا تعویذ بنا کر گلے میں ڈالے۔ بد خوابی جاتی رہے گی۔ وہ آیت مبارکہ یہ ہے:

بِسْمِ اللّٰهِ الرَّحْمٰنِ الرَّحِیْمِ ط یٰٓاَیُّهَا الَّذِیْنَ اٰمَنُوا اصْبِرُوْا وَصَابِرُوْا وَ

رَابِطُوْا وَاتَّقُوا اللّٰہَ لَعَلَّکُمْ تُفْلِحُوْنَ (فلان)۔درخواب نرسد

دیگر (سوتے ہوئے خواب میں ڈرنے والے کے لئے)

ترکیب:۔خواب میں ڈرنا، رونا، نیند کے اچاٹ ہو جانے کے دفعیہ کے لئے ایک کاغذ پر زعفران سے لکھ کر تعویذ بنا کر گلے میں ڈالے۔نہایت مجرب ہے۔آیتیں یہ ہیں:

یٰٓاَیُّھَا الْمُدَّثِّرُ قُمْ فَاَنْذِرْ وَرَبَّکَ فَکَبِّرْ وَ ثِیَابَکَ فَطَهِّرْ وَالرُّجْزَ فَاهْجُرْ وَلَا تَمْنُنْ تَسْتَکْثِرُ وَ لِرَبِّکَ فَاصْبِرْ ○ ۔

دیگر (سوئے ہوئے خواب میں ڈرنے والے کے لئے)

ترکیب:۔جو شخص پریشان خواب دیکھے اور ڈرے تو اس آیت کا تعویذ بنا کر گلے میں ڈالے۔بدخوابی جاتی رہے گی۔وہ آیت مبارکہ یہ ہے:

بِسْمِ اللّٰہِ الرَّحْمٰنِ الرَّحِیْمِ ط یٰٓاَیُّھَا الَّذِیْنَ اٰمَنُوا اصْبِرُوْاوَصَابِرُوْاوَ رَابِطُوْا وَاتَّقُوا اللّٰہَ لَعَلَّکُمْ تُفْلِحُوْنَ (فلان)۔درخواب نرسد

دیگر (سوتے ہوئے خواب میں ڈرنے والے کے لئے)

ترکیب:۔خواب میں ڈرنا، رونا، نیند کے اچاٹ ہو جانے کے دفعیہ کے لئے ایک کاغذ پر زعفران سے لکھ کر تعویذ بنا کر گلے میں ڈالے۔نہایت مجرب ہے۔آیتیں یہ ہیں:

یٰٓاَیُّھَا الْمُدَّثِّرُ قُمْ فَاَنْذِرْ وَرَبَّکَ فَکَبِّرْ وَ ثِیَابَکَ فَطَهِّرْ وَالرُّجْزَ فَاهْجُرْ وَلَا تَمْنُنْ تَسْتَکْثِرُ وَ لِرَبِّکَ فَاصْبِرْ ○ ۔

مرگی والے کے لئے عمل

ترکیب:۔جس شخص کو مرگی کا مرض ہو تو ان آیات کو لکھ کر موم جامہ کر کے گلے میں ڈال دیا جائے۔انشاءاللہ تعالیٰ شفاء ہوگی۔

بِسْمِ اللّٰہِ الرَّحْمٰنِ الرَّحِیْمِ ۔رَبِّ اِنِّی مَسَّنِیَ الشَّیْطٰنُ بِنُصْبٍ وَّعَذَابٍ ○ رَبِّ اِنِّی مَسَّنِیَ الضُّرُّ وَاَنْتَ اَرْحَمُ الرّٰحِمِیْنَ رَبِّ اِنِّی اَعُوْذُبِکَ مِنْ هَمَزٰتِ الشَّیٰطِیْنِ وَ اَعُوْذُ بِکَ رَبِّ اَنْ یَّحْضُرُوْنَ ○ ۔

دیگر (چیچک کے لئے)

ترکیب:۔ اگر چیچک نکلنے کا اندیشہ ہو تو یہ آیت لکھ کر تعویذ بنا کر گلے میں ڈالے۔ انشاء اللہ چیچک ہرگز نہ نکلے گی اور اگر نکل آئی ہو تو لکھ کر دھو کر پلاتے رہیں۔ اللہ تعالیٰ کے فضل و کرم سے صحت ہوگی۔ آیت شریفہ یہ ہے:

بِسۡمِ اللّٰهِ الرَّحۡمٰنِ الرَّحِیۡمِ ط بَلۡ اِیَّاہُ تَدۡعُوۡنَ فَیَکۡشِفُ مَاتَدۡعُوۡنَ اِلَیۡهِ اِنۡ شَآءَ وَ تَنۡسَوۡنَ مَا تُشۡرِکُوۡنَ ط ۔

بچہ کی پسلی کے لئے عمل

ترکیب:۔ جس بچہ کی پسلیاں چلتی ہوں تو چاہیے کہ ایک چاقو یا چھری لے۔ لیکن چاقو ایسا ہو کہ جس کا دستہ بھی لوہے کا ہو اور چھری بھی پوری لوہے کی ہونی چاہیے اس چاقو یا چھری کو بچے کے سینے سے ناف تک بار بار لاوے اور یہ آیت شریف سات مرتبہ یا گیارہ مرتبہ پڑھے اور ہر مرتبہ دم کرتا جاوے۔ یہ عمل دونوں وقت تین روز تک مسلسل کیا جائے گا۔ انشاء اللہ العزیز بہت جلد شفاء ہوگی۔

مجرب ہے۔ وہ آیت شریفہ یہ ہے:

بِسۡمِ اللّٰهِ الرَّحۡمٰنِ الرَّحِیۡمِ ط وَاِذۡ قَتَلۡتُمۡ نَفۡساً فَادّٰرَءۡتُمۡ فِیۡهَا وَاللّٰهُ مُخۡرِجٌ مَّا کُنۡتُمۡ تَکۡتُمُوۡنَ ط ۔

دیگر (بواسیر کے لئے)

ترکیب:۔ جس شخص کو بواسیر کی شکایت ہو تو پیر کی صبح یا جمعہ کی صبح کو لکھ کر موم جامہ کر کے کمر میں اس طرح باندھے کہ تعویذ پشت پر رہے۔

وہ عبارت یہ ہے:

بِسۡمِ اللّٰهِ الرَّحۡمٰنِ الرَّحِیۡمِ ط یَا رَحِیۡمُ کُلَّ صَرِیۡخٍ وَّمَکۡرُوۡبٍ یَا رَحِیۡمُ وَ صَلَّی اللّٰهُ عَلٰی خَیۡرِ خَلۡقِهٖ مُحَمَّدٍ وَّ اٰلِهٖ وَ اَصۡحَابِهٖ اَجۡمَعِیۡنَ ط ۔ انشاء اللہ تعالیٰ شفاء ہوگی۔